わかりや

JN036334

薬学系の 数学・ 統計学演習

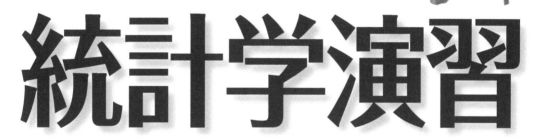

小林 賢・熊倉隆二［編］

岩﨑祐一・上田晴久・齋藤 博・佐古兼一［著］

講談社

編集

小林　　賢　日本薬科大学特任教授
熊倉　隆二　元 日本薬科大学講師

執筆者

岩﨑　祐一　元 日本薬科大学講師　　（1.1〜1.4、2.1〜2.2、3.1〜3.4節、4章、5.1〜5.5節）
上田　晴久　星薬科大学名誉教授　　（1.5、2.3、3.5、5.6節）
熊倉　隆二　元 日本薬科大学講師　　（6章、7.1〜7.2、8.1〜8.2節、9章）
小林　　賢　日本薬科大学特任教授　（7.3、8.3節、11章）
齋藤　　博　日本薬科大学准教授　　（10章）
佐古　兼一　日本薬科大学准教授　　（11章）

　　　　　　　　　（五十音順、かっこ内は担当箇所）

はじめに

　「わかりやすい薬学系の数学・統計学演習」は、薬学部の学生向けの教材であり、薬学準備教育のガイドラインに従っています。数値の取り扱い、指数関数、対数関数、三角関数、数列、微分法、積分法、行列・ベクトル、確率、統計に焦点を当て、これらのテーマにおいて数学の基礎的な概念をわかりやすく解説し、多様な演習問題を通じて概念の定着と実践的な応用力の養成を目指しています。例題と演習問題は基本から応用にかけて徐々に難易度を上げ、計算の手順には具体的な数値を使った分かりやすい解説を心がけました。これによって、数式の背景にある概念の理解が深まり、応用力が身につくことを意図しています。各章では、学んだ数学が薬学にどのように応用されるかを示し、国家試験の具体的な問題を解きながら解説しています。

　この演習書は、「わかりやすい薬学系」シリーズの一環で、「わかりやすい薬学系の数学・統計学入門」で、もし演習問題が不足している場合に補完的な問題を提供するものです。章構成は一貫していますが、この演習本だけでも学習が進められるように配慮されています。

　また、医療現場で遭遇する問題を事例として取り上げ、医薬品の有効性評価や副作用の発生率などに焦点を当て、学生の興味と実践的な理解を引き出す工夫が施されています。国家試験の対策も兼ね、過去の試験問題も豊富に取り入れられています。

　本演習書を通じた学習を通して、データの解析や論文の読解など、薬学において不可欠な基礎的な数学スキルが身につくことを期待しています。是非、問題に取り組みながら、数学の力を身につけ、将来の医療や薬学のプロフェッショナルとしての道を切り拓いてください。この演習書が皆様の学びに寄与できることを心から願っております。

編者を代表して

小林　賢

詳細な解法については、ウェブサイト（www.kspub.co.jp）の本書のページに掲載しています。

第1章

数値の取り扱い

1.1 四則計算

四則計算の優先順位

優先順位

( ) の中→累乗・平方根→乗法と除法→加法と減法の順に計算します。

① 第1優先　複数の括弧で囲まれた式では、最も内側の括弧の中から計算します。

最も内側の括弧内の計算が終わったら、外側の括弧へ向けて計算していきます。

[例] $10 \times [2 \times \{6-(4+1)\}] = 10 \times [2 \times \{6-5\}] = 10 \times [2 \times 1] = 10 \times 2 = 20$

優先順位

② 第2優先　累乗と平方根を計算します。

[例] $4 \times 3^2 = 4 \times 9 = 36$ 　　　　　　$24 \div 2\sqrt{9} = 24 \div 6 = 4$

③ 第3優先　乗法と除法を優先して計算します。

[例] $3 + 4 \times 5 = 3 + 20 = 23$ 　　　　　　$6 - 24 \div 6 = 6 - 4 = 2$

④ 第4優先　加法と減法を計算します（最も優先順位が低い演算子です）。

例題 1-1　計算しなさい。

(1) $6 \times 7 - 27 \div (4-1)^2$ 　　　(2) $2 \times 5^2 + \{3 \times 4^2 - (45 - 4 \times 3^2)\}$

①( ) 内が第1優先　　　②累乗が第2優先　　④加法・減法が第4優先

(1) $6 \times 7 - 27 \div (4-1)^2 = 6 \times 7 - 27 \div 3^2 = 6 \times 7 - 27 \div 9 = 42 - 3 = 39$

③乗法・除法が第3優先

(2) $2 \times 5^2 + \{3 \times 4^2 - (45 - 4 \times 3^2)\}$ 　　　最も内側の ( ) 内の**累乗**を計算します

$= 2 \times 5^2 + \{3 \times 4^2 - (45 - 4 \times 9)\}$ 　　　最も内側の ( ) 内の**乗法**を計算します

$= 2 \times 5^2 + \{3 \times 4^2 - (45 - 36)\}$ 　　　最も内側の ( ) 内の**減法**を計算します

$= 2 \times 5^2 + \{3 \times 4^2 - 9\}$ 　　　外側の { } 内の**累乗**を計算します

$= 2 \times 5^2 + \{3 \times 16 - 9\}$ 　　　外側の { } 内の**乗法**を計算します

$= 2 \times 5^2 + \{48 - 9\}$ 　　　外側の { } 内の**減法**を計算します

$= 2 \times 5^2 + 39$ 累乗を計算します

$= 2 \times 25 + 39$ 乗法を計算します

$= 50 + 39$ 加法を計算します

$= 89$

問 1-1 計算しなさい。

(1) $4 - 18 \div (-3)^2$ (2) $3 \div (16 \div 2^3)^2$ (3) $2^2 \times \{4^2 \div 2 + (54 - 5 \times 3^2)\}$

分数の計算

① 分数は、分母、分子に同じ数 $n\,(n \neq 0)$ をかけても、割っても、等号が成り立ちます。

$$\frac{a}{b} = \frac{a \times n}{b \times n} = \frac{a}{b} \qquad \frac{a}{b} = \frac{a \div n}{b \div n} = \frac{\frac{a}{n}}{\frac{b}{n}} = \frac{a}{n} \times \frac{n}{b} = \frac{a}{b}$$

② 分数の加法と減法は、分母の最小公倍数を求め、通分してから計算します。

[例] $\dfrac{5}{7} + \dfrac{2}{5} = \dfrac{5 \times 5}{7 \times 5} + \dfrac{2 \times 7}{5 \times 7} = \dfrac{25}{35} + \dfrac{14}{35} = \dfrac{25 + 14}{35} = \dfrac{39}{35}$

$\dfrac{3}{4} - \dfrac{1}{2} = \dfrac{3}{4} - \dfrac{1 \times 2}{2 \times 2} = \dfrac{3}{4} - \dfrac{2}{4} = \dfrac{3 - 2}{4} = \dfrac{1}{4}$

③ 分数の除法は、割る数の逆数をかけることで計算できます。

$$a \div b = a \times \frac{1}{b} \qquad a \div \frac{b}{c} = a \times \frac{c}{b} \qquad \frac{a}{b} \div c = \frac{a}{b} \times \frac{1}{c} \qquad \frac{a}{b} \div \frac{c}{d} = \frac{a}{b} \times \frac{d}{c}$$

④ 分母に小数や分数があるときは、分母を整数にする数を分母と分子にかけてから計算すると、わかりやすくなります。

$$\frac{a}{\frac{b}{c}} = \frac{a \times c}{\frac{b}{c} \times c} = \frac{a \times c}{b} \qquad \frac{a}{0.12} = \frac{a \times 100}{0.12 \times 100} = \frac{100a}{12} = \frac{25}{3}a$$

例題 1-2 値を求めなさい。

(1) $\dfrac{7}{16} + \dfrac{5}{12}$ (2) $\dfrac{64}{33} \div \dfrac{40}{9}$ (3) $\dfrac{0.693}{0.05}$

解答

(1) 分数の計算②から、$\dfrac{7}{16} + \dfrac{5}{12} = \dfrac{7 \times 3}{16 \times 3} + \dfrac{5 \times 4}{12 \times 4} = \dfrac{21}{48} + \dfrac{20}{48} = \dfrac{21 + 20}{48} = \dfrac{41}{48}$

16 と 12 の最小公倍数は 48 ですから、分母を 48 に揃えます。

(2) 分数の計算③から、$\dfrac{64}{33} \div \dfrac{40}{9} = \dfrac{\overset{8}{64}}{\underset{11}{33}} \times \dfrac{\overset{3}{9}}{\underset{5}{40}} = \dfrac{8 \times 3}{11 \times 5} = \dfrac{24}{55}$

約分してから計算します

(3) 分数の計算④から、$\dfrac{0.693}{0.05} = \dfrac{0.693 \times 20}{0.05 \times 20} = \dfrac{13.86}{1} = 13.86$

問 1-2 値を求めなさい。

(1) $\dfrac{20}{0.1} - \dfrac{10}{0.5}$ 　　 (2) $\dfrac{1}{0.01} \div \dfrac{1}{0.1}$

(3) $\dfrac{3}{4} \div (1-0.75)$ 　　 (4) $0.4 \times \dfrac{3.6}{12} \times \dfrac{500}{25} \div 0.01$

1.2 連分数

ある数を以下のように分数表記したときに、分数の分母中にさらに分数が含まれる形の分数を**連分数**といいます。

$$K = b_0 + \cfrac{a_1}{b_1 + \cfrac{a_2}{b_2 + \cfrac{a_3}{b_3 + \cdots}}}$$

例題 1-3 簡単にしなさい。

(1) $\cfrac{1}{2 + \cfrac{1}{3 + \cfrac{1}{5}}}$ 　　 (2) $1 - \cfrac{1}{1 - \cfrac{1}{1 - \cfrac{1}{2}}}$ 　　 (3) $1 + \cfrac{1}{2 + \cfrac{1}{\sqrt{2} + 1}}$

解答

(1) $\cfrac{1}{2 + \cfrac{1}{3 + \cfrac{1}{5}}} = \cfrac{1}{2 + \cfrac{1 \times 5}{\left(3 + \cfrac{1}{5}\right) \times 5}} = \cfrac{1}{2 + \cfrac{5}{3 \times 5 + \cfrac{1}{5} \times 5}} = \cfrac{1}{2 + \cfrac{5}{15 + 1}}$

$\qquad = \cfrac{1}{2 + \cfrac{5}{16}} = \cfrac{1 \times 16}{\left(2 + \cfrac{5}{16}\right) \times 16} = \cfrac{16}{2 \times 16 + \cfrac{5}{16} \times 16} = \cfrac{16}{32 + 5} = \cfrac{16}{37}$

分数の計算④を利用して求めます。

(2) $1 - \cfrac{1}{1 - \cfrac{1}{1 - \cfrac{1}{2}}} = 1 - \cfrac{1}{1 - \cfrac{1}{\cfrac{1}{2}}} = 1 - \cfrac{1}{1 - 1 \times \cfrac{2}{1}} = 1 - \cfrac{1}{1 - 2} = 1 - (-1) = 2$

分数の除法は逆数をかけます

(3) $1 + \cfrac{1}{2 + \cfrac{1}{\sqrt{2} + 1}} = 1 + \cfrac{1}{2 + \cfrac{1 \times (\sqrt{2} - 1)}{(\sqrt{2} + 1) \times (\sqrt{2} - 1)}} = 1 + \cfrac{1}{2 + \cfrac{\sqrt{2} - 1}{2 - 1}}$

有理数にするために、分母・分子に $(\sqrt{2} - 1)$ をかけます

$\qquad = 1 + \cfrac{1}{2 + \sqrt{2} - 1} = 1 + \cfrac{1}{\sqrt{2} + 1} = 1 + \cfrac{1 \times (\sqrt{2} - 1)}{(\sqrt{2} + 1) \times (\sqrt{2} - 1)}$

$\qquad = 1 + \cfrac{\sqrt{2} - 1}{2 - 1} = 1 + \sqrt{2} - 1 = \sqrt{2}$

問 1-3 簡単にしなさい。

(1) $\dfrac{6}{1+\dfrac{1}{\dfrac{1}{2}}}$ (2) $\dfrac{3}{5.5-\dfrac{1}{1-0.75}}$ (3) $2+\dfrac{1}{1-\dfrac{1}{1-\dfrac{1}{3}}}$

(4) $1-\dfrac{2}{2-\dfrac{2}{1-\dfrac{1}{x}}}$ (5) $1+\dfrac{1}{2+\dfrac{1}{3+\dfrac{1}{4}}}$

1.3 有効数字

有効数字の桁数を決める約束事

左側からみて、0でない最初の数字から右側へ数を読み、すべての桁数を数えます。

[例]	$\overset{1\ 2\ 3}{10.5}$	3桁	$\overset{1\,2\,3\,4\,5}{80002}$	5桁
	$0.000\overset{1}{3}$	1桁	$0.0\overset{1\,2\,3\,4}{8037}$	4桁
	70.00	4桁	0.0010	2桁
	2.3200×10^{11}	5桁	1.50×10^{-7}	3桁

$a\times10^{n}$ ($1\leqq a<10$、nは整数)は、これで1つの数を表します。

1, 10, 100 など   1桁   100.0   4桁

例題 1-4 有効桁数を答えなさい。

(1) 0.0083 g   (2) 508.031 m   (3) 2.37×10^{8} km

(1) 約束事から、2桁   (2) 約束事から、6桁   (3) 約束事から、3桁

問 1-4 有効桁数を答えなさい。

(1) 0.000308 g   (2) 51.050 mol   (3) 2.37×10^{8} m

有効数字の計算

① 加法・減法

小数点以下の位取りの最も高いものに合わせます。答えは四捨五入して、小数点以下の位取りの最も高いものに合わせて丸めます。

[例] $23.64 + 103.5053 = 127.1453 = 127.15$　　　　$3.7 + 6.3 = 10.0$

小数第2位	小数第4位	小数第3位で四捨	小数第1位	小数第1位	小数第1位まで有効
まで有効	まで有効	五入して、小数第2位までにします	まで有効	まで有効	最後の0は省略してはいけません

② 乗法・除法

有効数字の桁数の最も少ないものに合わせます。答えは四捨五入して、有効数字の桁数の最も少ないものに合わせて丸めます。

[例] $5.53 \times 7.6 = 42.028 = 42$

有効数字3桁	有効数字2桁	有効数字が2桁となるよう、小数第1位で四捨五入します

例題 1-5　有効数字に注意して計算しなさい。

(1) $24.1 + 7.561$　　　(2) $5.84 - 1.8$　　　(3) 1.020×6.10

(4) $(1.1 \times 10^3) \times (1.41 \times 10^2)$　　　(5) 55.47×9.5

 解答

(1) $24.1 + 7.561 = 31.661 = 31.7$

小数第1位	小数第3位	小数第2位で四捨五入	小数第1位

(2) $5.84 - 1.8 = 4.04 = 4.0$

小数第2位	小数第1位	小数第2位で四捨五入	小数第1位

(3) $1.020 \times 6.10 = 6.222 = 6.22$

4桁	3桁	4桁目で四捨五入	3桁

(4) $1.1 \times 10^3 \times 1.41 \times 10^2 = 1.551 \times 10^5 = 1.6 \times 10^5$

2桁	3桁	3桁目で四捨五入	2桁

(5) $55.47 \times 9.5 = 526.965 = 5.3 \times 10^2$

4桁	2桁	3桁目で四捨五入	2桁

有効数字の桁数が2桁となるので、計算結果で1位の6を四捨五入して 5.3×10^2 と有効数字2桁とします

問 1-5　有効数字に注意して計算しなさい。

(1) $3.78 + 54.7 + 0.586$　　　(2) $5.065 - 3.2$　　　(3) 3.2×0.60

(4) 148×7.6　　　(5) 9.50×4000　　　(6) $(3.40 \times 10^{-3}) \div (6.022 \times 10^{23})$

1.4 割合・比・率

　数値が大きすぎたり、小さすぎたりした場合は、単位の前に 10 の累乗の倍数を意味する接頭辞をつけます。主な接頭辞を下に示します。

倍　数	10^{-15}	10^{-12}	10^{-9}	10^{-6}	10^{-3}	10^{-2}	10^{-1}	10^{1}	10^{2}	10^{3}	10^{6}	10^{9}	10^{12}
接頭辞	フェムト	ピコ	ナノ	マイクロ	ミリ	センチ	デシ	デカ	ヘクト	キロ	メガ	ギガ	テラ
記　号	f	p	n	μ	m	c	d	Da	h	k	M	G	T

> **例題 1-6** 　（　　）にあてはまる数値を書き入れなさい。
>
> (1)　1 g ＝（　　　）mg　　　(2)　150 mg ＝（　　　）g　　　(3)　0.2 L ＝（　　　）mL
>
> (4)　100 mL ＝（　　　）dL　　　(5)　5 ng ＝ $5 \times 10^{(\ \ )}$ g　　　(6)　54 mmol ＝（　　　）mol

解答

(1)　1 g ＝（ 1000 ）mg　　　(2)　150 mg ＝（ 0.15 ）g　　　(3)　0.2 L ＝（ 200 ）mL

(4)　100 mL ＝（ 1 ）dL　　　(5)　5 ng ＝ $5 \times 10^{(-9)}$ g　　　(6)　54 mmol ＝（ 0.054 ）mol

問 1-6　（　　）にあてはまる数値を書き入れなさい。

(1)　28 mg ＝（　　　）g　　　(2)　39 mL ＝（　　　）dL

(3)　583 mL ＝ $5.83 \times 10^{(\ \ )}$ L　　　(4)　23.5 pmol ＝ $2.35 \times 10^{(\ \ )}$ mol

(5)　4.48×10^{-1} L ＝（　　　）mL　　　(6)　5784 μg ＝（　　　）g

割合の表示法

$$\text{割合} = \frac{\text{部分(比較する量)}}{\text{全体(基準となる量)}} = \frac{a}{a+b} \quad \Leftrightarrow \quad \text{全体}(a+b) \times \text{割合}\left(\frac{a}{a+b}\right) = \text{部分}(a)$$

百分率　：100 に対する割合で、0.01 を 1 %（パーセント）と表します。

百万分率：100 万に対する割合で、10^{-6}（1/1,000,000）を 1 ppm と表します。

十億分率：10 億に対する割合で、10^{-9}（1/1,000,000,000）を 1 ppb と表します。

％と ppm の換算：ppm 値を 0.0001 倍（$\times 10^{-4}$）すれば、％値になります。

　　　　　　　　　（1 % ＝ 10,000 ppm）

　　　　　　　　　％値を 10000 倍（$\times 10^{4}$）すれば、ppm 値になります。

　　　　　　　　　（0.0001 % ＝ 1 ppm）

> **例題 1-7** 　（　　）内に示す割合に変換しなさい。
>
> (1)　0.25 %（ppm）　　　(2)　632 ppb（ppm）　　　(3)　6548 ppm（%）

解答

(1)　$0.25 \times 10000 = 2500$ ppm　　　別解：$0.25 \times 10^{4} = 2.5 \times 10^{3}$ ppm

(2)　$632 \div 1000 = 0.632\ \text{ppm}$　　別解：$632 \times 10^{-3} = 6.32 \times 10^{-1}\ \text{ppm}$

(3)　$6548 \div 10000 = 0.6548\ \%$　　別解：$6548 \times 10^{-4} = 6.548 \times 10^{-1}\ \%$

問 1-7　（　）内に示す割合に変換しなさい。

(1)　0.015 (%)　　　(2)　13.2% (小数)　　　(3)　$0.3\ \%$ (ppm)　　　(4)　$2356\ \text{ppb}$ (ppm)

化学で使う割合・比・率

質量百分率 $= \dfrac{\text{溶質の質量(g)}}{\text{溶質の質量(g)}+\text{溶媒の質量(g)}} \times 100$

$ = \dfrac{\text{溶質の質量(g)}}{\text{溶液の質量(g)}} \times 100\ (\text{wt}\%)$

　　　　　　　　　　日本薬局方では、wt％を％と表記することになっています。

質量対容量百分率 $= \dfrac{\text{溶質の質量(g)}}{\text{溶液の体積(mL)}} \times 100\ (\text{w/v}\%)$

体積百分率 $= \dfrac{\text{溶質の体積(mL)}}{\text{溶液の体積(mL)}} \times 100\ (\text{vol}\%)$

モル濃度 $= \dfrac{\text{溶質の物質量(mol)}}{\text{溶液の体積(L)}}\ (\text{mol/L})$　　　密度 $= \dfrac{\text{物質の質量(g)}}{\text{物質の体積(mL)}}\ (\text{g/mL})$

例題 1-8　質量百分率が 98 wt%、密度 1.84 g/mL、分子量 98.08 の濃硫酸について、(1)から(4)の問に答えなさい。

(1)　濃硫酸 100 g 中に含まれる硫化水素 (H_2SO_4) の質量を求めなさい。

(2)　濃硫酸 100 g の体積を求めなさい。

(3)　濃硫酸 1000 mL 中に含まれる硫化水素 (H_2SO_4) の質量を求めなさい。

(4)　濃硫酸含まれる硫化水素 (H_2SO_4) のモル濃度を求めなさい。

解答

(1)　溶質の質量 $=$ 溶液の質量(g)$\times \dfrac{\text{質量百分率(wt\%)}}{100} = 100 \times \dfrac{98}{100} = 98\ \text{g}$

(2)　質量を体積に変換するときは、質量を密度で割ります。したがって、

　　溶液の体積 $= \dfrac{\text{溶質の質量(g)}}{\text{密度(g/mL)}} = \dfrac{100}{1.84} = 54.3478 = 54.3\ \text{mL}$

(3)　濃硫酸の体積を質量に変換します。$1000(\text{mL}) \times 1.84(\text{g/mL}) = 1840\ (\text{g})$

　　溶質の質量 $=$ 溶液の質量(g)$\times \dfrac{\text{質量百分率(\%)}}{100} = 1840 \times \dfrac{98}{100} = 1803.2\ \text{g}$

(4)　(3)から、濃硫酸 1000 mL 中の H_2SO_4 は 1803.2 g である。したがって、

　　求めるモル濃度は、$\dfrac{\text{1000 mL中の質量}}{\text{分子量}} = \dfrac{1803.2}{98.08} = 18.385 = 18.4\ \text{mol/L}$

問 1-8　質量百分率が 28 wt%、密度 0.90 g/mL、分子量 17.03 のアンモニア水について、(1)から(4)の問に答えなさい。

(1) アンモニア水 500 g 中に含まれる NH_3 の質量を求めなさい。

(2) アンモニア水 100 g の体積を求めなさい。

(3) アンモニア水 1000 mL 中に含まれる NH_3 の質量を求めなさい。

(4) アンモニア水のモル濃度を求めなさい。

例題 1-9 (1)から(3)の問に答えなさい。

(1) 0.1 w/v％ 溶液を 5 mL とり、精製水を加えて 100 mL に希釈した。希釈溶液の質量対容量百分率を求めなさい。

(2) 4 wt％ 細粒 12 g に含まれる原薬量を求めなさい。

(3) 20 wt％ ドライシロップ 1 日量 200 mg（原薬量）を 10 日分処方された患者がいる。計量調剤における本剤の総秤取量を求めなさい。

(1) 0.1 w/v％ 溶液 5 mL 中に含まれる溶質の質量は、$5(\mathrm{mL}) \times \dfrac{0.1(\mathrm{w/v\%})}{100} = 0.005$ g

です。したがって、

$$\frac{0.005(\mathrm{g})}{100(\mathrm{mL})} \times 100 = 0.005 \ \mathrm{w/v\%}$$

（別解）

5 mL を 100 mL に希釈するのは、20 倍希釈したことになりますので、

$0.1(\mathrm{w/v\%}) \times \dfrac{5(\mathrm{mL})}{100(\mathrm{mL})} = 0.005 \ \mathrm{w/v\%}$ と求めることもできます。

(2) $12(\mathrm{g}) \times \dfrac{4(\mathrm{wt\%})}{100} = 0.48$ g

(3) 1 日の秤取量 $= \dfrac{1 \text{日の原薬量}}{\text{パーセント数} \times 10}$ $(\mathrm{g/日})$ で求められます。

総秤取量 ＝ 1 日の秤取量 × 日数 となります。

したがって、1 日の秤取量 $= \dfrac{200}{20 \times 10} = \dfrac{200}{200} = 1 \ \mathrm{g/日}$

総秤取量 ＝ 1(g／日) × 10(日) ＝ 10 g となります。

（別解）

1 日原薬量 200 mg を 10 日間ですから、全量原薬量は 0.2(g) × 10 ＝ 2 g となります。したがって、必要とする 20 wt％ ドライシロップの量は、

$$2(\mathrm{g}) \div \frac{20(\mathrm{wt\%})}{100} = 2(\mathrm{g}) \times \frac{100}{20(\mathrm{wt\%})} = 10 \ \mathrm{g} \ \text{となります。}$$

問 1-9 (1)から(3)の問に答えなさい。

(1) 原薬 10 g に乳糖 90 g を混ぜたときの原薬の質量百分率を求めなさい。

(2) 40 wt％ 細粒 20 g 中に含まれる原薬量を求めなさい。

(3) 10 wt％ 細粒 1 日量 240 mg（原薬量）を 5 日分処方された患者がいる。計量調剤における本剤の総秤取量を求めなさい。

1.5 薬学への応用

　薬学や化学計算では、有効数字と誤差を考慮し、近似式を用いて計算の効率と精度を保つことが重要です。測定 (観測) 値 (長さ、質量、時間など) は近似値であって、真の値ではありません。たとえば、天秤で測定した薬品 A 10 g は近似値で、真の値ではありません。そこには誤差が含まれています。誤差とは、測定 (観測) された値と真の値との差を表します。近似値は簡略化のための表現であり、有効数字は測定結果や計算の信頼性を示すための数学的な概念です。近似値は簡略化のための表現であり、有効数字は測定結果や計算の信頼性を示すための数学的な概念です。

近似式の公式 ($|x| \ll 1$、$|y| \ll 1$、1 より非常に小さいことを表します)

① $(1+x)^n \fallingdotseq 1+nx$　$\left((1+x)^n \fallingdotseq 1+nx+\dfrac{n(n-1)}{2}x^2 \right)$

② $\sqrt{1+x} \fallingdotseq 1+\dfrac{x}{2}$　$\left(\sqrt{1+x} \fallingdotseq 1+\dfrac{x}{2}-\dfrac{x^2}{8} \right)$

③ $\dfrac{1}{1+x} \fallingdotseq 1-x$　$\left(\dfrac{1}{1+x} \fallingdotseq 1-x+x^2 \right)$　④ $(a+x)^n \fallingdotseq a^n\left(1+n\dfrac{x}{a} \right)$　$(x \ll a)$

⑤ $(1+x)(1+y) \fallingdotseq 1+x+y$　　　⑥ $e^x \fallingdotseq 1+x$　$\left(e^x \fallingdotseq 1+x+\dfrac{x^2}{2} \right)$

⑦ $\ln(1+x) \fallingdotseq x$　$\left(\ln(1+x) \fallingdotseq x-\dfrac{x^2}{2} \right)$

　カッコ内の式は、より精度の高い近似式になります。

例題 1-10　近似値を求めなさい。

(1) $\sqrt{1.01}$　　　(2) $\ln 1.1$　　　(3) $e^{0.1}$　　　(4) $\dfrac{1}{0.998}$

解答

(1) $\sqrt{1+x} \fallingdotseq 1+\dfrac{x}{2}$ から、$\sqrt{1.01} \fallingdotseq 1+\dfrac{0.01}{2} = 1+0.005 = 1.005$

　　または、

$$\sqrt{1.01} \fallingdotseq 1+\dfrac{0.01}{2}-\dfrac{0.01^2}{8} = 1+0.005-\dfrac{0.0001}{8} = 1.005-0.0000125 = 1.0049875$$

　　実際の値は、1.00499…です。

(2) $\ln(1+x) \fallingdotseq x$ から、$\ln 1.1 \fallingdotseq 0.1$

　　または、$\ln 1.1 \fallingdotseq 0.1-\dfrac{0.1^2}{2} = 0.1-\dfrac{0.01}{2} = 0.1-0.005 = 0.095$

　　実際の値は、0.0953102…です。

(3) $e^x \fallingdotseq 1+x$ から、$e^{0.1} \fallingdotseq 1+0.1 = 1.1$

　　または、$e^{0.1} \fallingdotseq 1+0.1+\dfrac{0.1^2}{2} = 1.1+\dfrac{0.01}{2} = 1.1+0.005 = 1.105$

実際の値は、1.105171…です。

(4) $\dfrac{1}{1+x} \fallingdotseq 1-x$ から、$\dfrac{1}{0.998} = \dfrac{1}{1+(-0.002)}$ ですから、$\dfrac{1}{0.998} = 1-(-0.002) = 1.002$

または、$\dfrac{1}{0.998} \fallingdotseq 1-(-0.002)+(-0.002)^2 = 1.002+0.000004 = 1.002004$

実際に値は、1.002004008…です。

問 1-10 近似値を求めなさい。

(1) $\sqrt[3]{1.006}$ (2) 1.07^2 (3) 3.06^2 (4) $\dfrac{1}{1.003}$

例題 1-11 質量百分率 36 wt%、密度 1.18 g/mL の濃塩酸のモル濃度を有効数字 3 桁で求めなさい。ただし、塩酸の分子量は 36.5 とする。

---

(1) 濃塩酸 1000 mL の質量は、体積 × 密度ですから、質量 = 1000×1.18 = 1180 g

36 wt% 濃塩酸 1840 g 中に含まれる塩酸は、1180×0.36 = 424.8 g

濃塩酸の物質量 $= \dfrac{質量}{分子量} = \dfrac{424.8}{36.5} = 11.638\,\mathrm{mol}$

濃塩酸のモル濃度は、溶質の物質量 (mol)÷溶液の体積 (L) = 11.638 mol/L

有効数字 3 桁ですので、11.6 mol/L となります。

問 1-11 54.0 g/dL のグルコース ($C_6H_{12}O_6$) 溶液のモル濃度を有効数字 3 桁で求めなさい。ただし、グルコースの分子量は 180.156 とする。

問 1-12 質量百分率 96 wt%、密度 1.84 g/mL の濃硫酸を精製水で 6 倍希釈したときのモル濃度を有効数字 3 桁で求めなさい。ただし、硫酸の分子量は 98 とする。

問 1-13 10 wt% 塩化ベンゼトニウム液を用いて 0.05 wt% 塩化ベンゼトニウム液を 1000 mL 調製するのに必要な薬液量を求めなさい。

問 1-14 5 wt% クロルヘキシジングルコン酸塩を用いて 0.2 wt% 希釈液を 2000 mL 調製するのに必要な薬液量を求めなさい。

問 1-15 「フロセミド注 15 mg を静脈内注射」の指示を受けた。注射薬のラベルに「20 mg/2 mL」と表示されていた。注射量を求めなさい。

例題 1-12 カロナール細粒 20 wt%、1 日 400 mg（原薬量）を 5 日分処方された患者がいる。計量調剤における本剤の総秤取量を求めなさい。

解答

1日の秤取量＝$\dfrac{1日の原薬量}{パーセント×10}$（g/ 日）で求められます。

総秤取量 ＝1 日の秤取量×日数で求められます。

1日の秤取量＝$\dfrac{400}{20×10}=\dfrac{400}{200}=2$ g/ 日

総秤取量＝2(g/日)×5(日)＝10 g

（別解）

1日原薬量 400 mg を5日間ですから、全量原薬量は0.4(g)×5＝2gとなります。

したがって、必要とする20％カロナール細粒の量は、

$$2(g)÷\dfrac{20(wt\%)}{100}=2(g)×\dfrac{100}{20(wt\%)}=10\,g\ となります。$$

問 1-16 テオフィリンシロップ 20 wt%、1日量 200 mg（原薬量）を 14 日分処方された小児がいる。計量調剤における本剤の総秤取量を求めなさい。

※シロップとありますが、剤形はドライシロップ剤で、性状は粉状または粒状です。

問 1-17 フロモックス小児用細粒 10 wt%、1日量 150 mg（原薬量）を 6 日分処方された小児がいる。計量調剤における本剤の総秤取量を求めなさい。

国試にチャレンジ

問 1-1 次の関係式のうち、正しいのはどれか。1つ選べ。

1. $1\,kHz = 1×10^{6}\,Hz$

2. $1\,nm = 1×10^{-9}\,m$

3. $1\,ppm = 1×10^{-3}\,\%$

4. $1\,\mu g = 1×10^{-3}\,g$

5. $1\,w/v\% = 1×10^{-2}\,g/L$

（第 102 回薬剤師国家試験 問 1）

問 1-2 単位に関する記述のうち、正しいのはどれか。1つ選べ。

1. 1 m は $1×10^{8}$ nm である。

2. 1 kg は $1×10^{6}$ μg である。

3. 1 mg/kg は 10 ppm である。

4. 1 % は $1×10^{4}$ ppm である。

5. 1 nmol/100 mL は $1×10^{3}$ pmol/L である。

（第 106 回薬剤師国家試験 問 2）

問 1-3 元素の原子量を H = 1.0079、C = 12.0107、O = 15.9994、Pb = 207.2 とするとき、酢酸鉛 (II) (Pb(CH$_3$COO)$_2$) の式量について、有効数字を考慮して求めなさい。 (第 105 回薬剤師国家試験 問 4 改変)

問 1-4 低ナトリウム血症治療のために、3 wt％ 塩化ナトリウム液の調製依頼があったので、生理食塩液 (0.9 wt％ 塩化ナトリウム液) 500 mL に 10 wt％ 塩化ナトリウム注射液を加えて調製した。10 wt％ 塩化ナトリウム注射液の添加量を求めなさい。 (第 99 回薬剤師国家試験 問 338 改変)

問 1-5 手術時に使う手指消毒薬としてクロルヘキシジングルコン酸塩を 0.2 w/v％ 含有する 70 vol％ エタノールを 3 L 調製したい。95 vol％ エタノール、5 w/v％ クロルヘキシジングルコン酸塩を用いて調製する場合、それぞれ何 mL 用いるか求めなさい。 (第 101 回薬剤師国家試験 問 333 改変)

問 1-6 58 歳男性。仕事が忙しくきちんと食事をとれていなかった。2 日前から、下肢の筋肉けいれんが頻発するため病院を受診した。血液検査の結果、低カルシウム血症 (血清カルシウム値 7.0 mg/dL) であることが判明し、医師は下記の薬剤を処方した。処方に基づいて調製された輸液のカルシウム濃度 (mEq/mL) を有効数字 2 桁で求めなさい。ただし、グルコン酸カルシウム水和物の分子式は C$_{12}$H$_{22}$CaO$_{14}$・H$_2$O、分子量は 448.4、カルシウムの原子量は 40 とする。

(処方) グルコン酸カルシウム注射液 8.5 ％ ^(注)　　10 mL
　　　　生理食塩液　　　　　　　　　　　　　　 90 mL
　　　　　　　　　　　　　　　　　　　　　　 1 日 1 回 2 時間で投与

(注：1 アンプル 10 mL 中にグルコン酸カルシウム水和物 850 mg を含む)

(第 104 回 問 327 改変)

(酸や塩基の分子量 (式量) を価数で除した値を当量といいます。これにグラムをつけた値がグラム当量です。2 価の酸で、分子量が 98 の硫酸のグラム当量は、98/2 = 49 g です。)

第2章

指数関数

2.1 指数と計算

指数の公式

① $a^0 = 1$　　② $a^{-n} = \dfrac{1}{a^n}\,(a \neq 0)$　　③ $a^m \times a^n = a^{m+n}$

④ $a^m \div a^n = \dfrac{a^m}{a^n} = a^{m-n}$　　⑤ $(a^m)^n = a^{mn} = (a^n)^m$　　⑥ $(ab)^n = a^n b^n$

⑦ $\left(\dfrac{a}{b}\right)^n = \dfrac{a^n}{b^n}\,(b \neq 0)$

累乗根の公式 ($a > 0$、$b > 0$、m、n、p は整数)

① $a^{\frac{m}{n}} = \sqrt[n]{a^m}$ (特に、$a^{\frac{1}{n}} = \sqrt[n]{a}$、$a^{\frac{1}{2}} = \sqrt{a}$)　　② $\sqrt[n]{0} = 0$

③ $\sqrt[n]{a^n} = a$　　④ $\sqrt[n]{a}\,\sqrt[n]{b} = \sqrt[n]{ab}$　　⑤ $\dfrac{\sqrt[n]{a}}{\sqrt[n]{b}} = \sqrt[n]{\dfrac{a}{b}}$

⑥ $\sqrt[m]{\sqrt[n]{a}} = \sqrt[mn]{a}$　　⑦ $(\sqrt[n]{a})^m = \sqrt[n]{a^m}$

⑧ $\sqrt[n]{a^m} = \left(a^{\frac{1}{n}}\right)^m = \left(a^{\frac{1}{np}}\right)^{mp} = \sqrt[np]{a^{mp}}$　　※指数が分数の場合は、累乗根で表します。

例題 2-1　計算しなさい。

(1) 10^{-1}　　(2) $\left(\dfrac{1}{10}\right)^{-1}$　　(3) $\dfrac{1}{10^{-2}}$　　(4) 0.2^{-2}

解答

$\boxed{a^{-n} = \dfrac{1}{a^n}}$

(1) $10^{-1} = \dfrac{1}{10} = 0.1$

$\boxed{\left(\dfrac{a}{b}\right)^n = \dfrac{a^n}{b^n}}$　$\boxed{\dfrac{1}{a^{-n}} = a^n}$

(2) $\left(\dfrac{1}{10}\right)^{-1} = \dfrac{1^{-1}}{10^{-1}} = \dfrac{1}{10^{-1}} = 10^1 = 10$

(3) $\dfrac{1}{10^{-2}} = \dfrac{1}{\dfrac{1}{10^2}} = 1 \times \dfrac{10^2}{1} = 100$

$\boxed{a^{-n} = \dfrac{1}{a^n}}$

$\boxed{(a^m)^n = a^{mn}}$

(4) $0.2^{-2} = \left(\dfrac{1}{5}\right)^{-2} = (5^{-1})^{-2} = 5^{(-1)\times(-2)} = 5^2 = 25$

$\boxed{0.2 = \dfrac{1}{5}}$

問 2-1 計算しなさい。ただし、$a>0$、$b>0$とする。

(1) $\left(\dfrac{1}{100}\right)^0$ (2) 25^{-1} (3) $\left(\dfrac{2}{5}\right)^{-1}$

(4) $\dfrac{1}{5^{-3}}$ (5) $a^{-\frac{1}{2}}\times a^{\frac{2}{3}}$ (6) $a^{\frac{3}{2}}b^{\frac{4}{3}}\times a^{-\frac{1}{2}}b^{\frac{5}{3}}$

例題 2-2 計算しなさい。

(1) $\sqrt[3]{2}\times\sqrt[3]{4}$ (2) $\dfrac{\sqrt[4]{48}}{\sqrt[4]{3}}$ (3) $(\sqrt[6]{8})^2$ (4) $\sqrt{\sqrt[3]{4}}$

解答

$\boxed{\sqrt[n]{a}\,\sqrt[n]{b}=\sqrt[n]{ab}}$ $\boxed{\dfrac{\sqrt[n]{a}}{\sqrt[n]{b}}=\sqrt[n]{\dfrac{a}{b}}}$

(1) $\sqrt[3]{2}\times\sqrt[3]{4}=\sqrt[3]{2\times4}=\sqrt[3]{8}=\sqrt[3]{2^3}=2$ (2) $\dfrac{\sqrt[4]{48}}{\sqrt[4]{3}}=\sqrt[4]{\dfrac{48}{3}}=\sqrt[4]{16}=\sqrt[4]{2^4}=2$

$\boxed{(\sqrt[n]{a})^m=\sqrt[n]{a^m}}$

(3) $(\sqrt[6]{8})^2=\sqrt[6]{8^2}=\sqrt[6]{(2^3)^2}=\sqrt[6]{2^6}=2$

$\boxed{\sqrt[m]{\sqrt[n]{a}}=\sqrt[mn]{a}}$

(4) $\sqrt{\sqrt[3]{4}}=\sqrt[2]{\sqrt[3]{4}}=\sqrt[2\times3]{4}=\sqrt[3]{\sqrt[2]{4}}=\sqrt[3]{\sqrt{4}}=\sqrt[3]{2}$

$\boxed{\sqrt{4}=2}$

問 2-2 計算しなさい。

(1) $\sqrt[3]{4}\times\sqrt[3]{16}$ (2) $\dfrac{\sqrt[4]{12}}{\sqrt[4]{4}}$ (3) $\sqrt[3]{\sqrt{64}}$ (4) $\sqrt{\sqrt[3]{49}}$

例題 2-3 式を$a^{\frac{m}{n}}$の形で表しなさい。

(1) $\sqrt{3}$ (2) $\dfrac{1}{\sqrt[3]{5}}$ (3) $\sqrt[4]{a^3}$ (4) $\dfrac{1}{\sqrt{a}}$

解答

(1) $\sqrt{3}=3^{\frac{1}{2}}$ (2) $\dfrac{1}{\sqrt[3]{5}}=\dfrac{1}{5^{\frac{1}{3}}}=5^{-\frac{1}{3}}$ (3) $\sqrt[4]{a^3}=a^{\frac{3}{4}}$ (4) $\dfrac{1}{\sqrt{a}}=\dfrac{1}{a^{\frac{1}{2}}}=a^{-\frac{1}{2}}$

$\boxed{\sqrt[n]{a^m}=a^{\frac{m}{n}}}$ $\boxed{\sqrt[n]{a^m}=a^{\frac{m}{n}}}$ $\boxed{\sqrt[n]{a^m}=a^{\frac{m}{n}}}$ $\boxed{\sqrt[n]{a^m}=a^{\frac{m}{n}}}$

問 2-3 式を$a^{\frac{m}{n}}$の形で表しなさい。

(1) $\sqrt{a}$ (2) $\dfrac{-3}{\sqrt[4]{a^5}}$ (3) $(\sqrt[4]{a})^{-3}$ (4) $\dfrac{1}{\sqrt[3]{a^2}}$ (5) $(\sqrt[4]{a})^5$

例題 2-4 計算しなさい。

(1) $\sqrt[4]{16^3}$ (2) $\sqrt{9^{-1}}$ (3) $\sqrt[3]{27^{-4}}$ (4) $\left(\sqrt[4]{3}\right)^8$ (5) $\sqrt[4]{\sqrt{256}}$

解答

$$\boxed{\sqrt[n]{a^m} = a^{\frac{m}{n}}} \qquad \boxed{(a^m)^n = a^{mn}}$$

(1) $\sqrt[4]{16^3} = 16^{\frac{3}{4}} = \left(2^4\right)^{\frac{3}{4}} = 2^{4 \times \frac{3}{4}} = 2^3 = 8$

$$\boxed{\sqrt{a} = a^{\frac{1}{2}}} \qquad \boxed{(a^m)^n = a^{mn}}$$

(2) $\sqrt{9^{-1}} = 9^{-\frac{1}{2}} = \left(3^2\right)^{-\frac{1}{2}} = 3^{2 \times \left(-\frac{1}{2}\right)} = 3^{-1} = \dfrac{1}{3}$

$$\boxed{\sqrt[n]{a^m} = a^{\frac{m}{n}}} \qquad \boxed{(a^m)^n = a^{mn}}$$

(3) $\sqrt[3]{27^{-4}} = 27^{-\frac{4}{3}} = \left(3^3\right)^{-\frac{4}{3}} = 3^{3 \times \left(-\frac{4}{3}\right)} = 3^{-4} = \dfrac{1}{3^4} = \dfrac{1}{81}$

$$\boxed{\sqrt[n]{a^m} = a^{\frac{m}{n}}}$$

(4) $\left(\sqrt[4]{3}\right)^8 = 3^{\frac{8}{4}} = 3^2 = 9$

$$\boxed{\sqrt[n]{a^m} = a^{\frac{m}{n}}} \qquad \boxed{(a^m)^n = a^{mn}}$$

(5) $\sqrt[4]{\sqrt{256}} = \sqrt[4]{\left(2^8\right)^{\frac{1}{2}}} = \left(\left(2^8\right)^{\frac{1}{2}}\right)^{\frac{1}{4}} = \left(2^8\right)^{\frac{1}{2} \times \frac{1}{4}} = \left(2^8\right)^{\frac{1}{8}} = 2^1 = 2$

問 2-4 計算しなさい。

(1) $\dfrac{1}{\sqrt[3]{125^2}}$ (2) $\sqrt[4]{81^3}$ (3) $\sqrt[3]{\left(\dfrac{125}{64}\right)^{-2}}$

(4) $\sqrt[4]{400}\sqrt[4]{0.25}$ (5) $\dfrac{\sqrt[4]{0.8}}{\sqrt[4]{0.05}}$ (6) $\dfrac{\left(\sqrt[3]{4}\right)^5}{\sqrt[3]{64}}$

例題 2-5 $a \times 10^n$ の形で表しなさい。ただし、$1 \leqq a < 10$、n は整数とする。

(1) $\dfrac{1}{4.0 \times 10^6}$ (2) $\dfrac{5 \times 10^7}{800}$ (3) $3.0 \times 10^3 + 5.0 \times 10^4$

解答

(1) $\dfrac{1}{4.0 \times 10^6} = \dfrac{1}{4.0} \times 10^{-6} = 0.25 \times 10^{-6} = 2.5 \times 10^{-7}$

(2) $\dfrac{5 \times 10^7}{800} = \dfrac{5}{800} \times 10^7 = 0.00625 \times 10^7 = 6.25 \times 10^4$

   （別解） $\dfrac{5 \times 10^7}{800} = \dfrac{5}{8 \times 10^2} \times 10^7 = \dfrac{5}{8} \times 10^7 \times 10^{-2} = 0.625 \times 10^5 = 6.25 \times 10^4$

(3) 大きい指数に合わせるために、指数の 3 乗を 4 乗にしてから計算します。

$$3.0 \times 10^3 + 5.0 \times 10^4 = 0.30 \times 10^4 + 5.0 \times 10^4 = 5.3 \times 10^4$$

問 2-5 $a \times 10^n$ の形で表しなさい。ただし、$1 \leq a < 10$、n は整数とする。

(1) $\dfrac{10^{-4}}{0.02}$　　(2) $\dfrac{1}{5.0 \times 10^{-6}}$　　(3) $\dfrac{2 \times 10^{-6}}{5000}$　　(4) $8.1 \times 10^{-4} + 0.5 \times 10^{-3}$

指数計算の手順

① 底が同じものどうしをまとめて計算します。

[例] $4^5 \times 4^3 = 4^{5+3} = 4^8$　　　$10^{0.43} \div 10^{0.21} = 10^{0.43-0.21} = 10^{0.22}$

② 除法は、乗法に直してから計算します。

[例] $3^2 \div 2^2 = 3^2 \times \dfrac{1}{2^2} = 3^2 \times 2^{-2}$

③ 累乗根($\sqrt[n]{a}$)は、指数に直してから計算します。

[例] $\sqrt[3]{9} = \sqrt[3]{3^2} = 3^{\frac{2}{3}}$

④ 小数は底を正の整数とする指数に直してから（小数を分数に直したのち、分母の指数を負にして分子にかけます）計算します。

[例] $0.9 = \dfrac{9}{10} = \dfrac{3^2}{2 \times 5} = 3^2 \times 2^{-1} \times 5^{-1}$

例題 2-6 計算しなさい。

(1) $\sqrt[4]{e} \times \sqrt[8]{e^3} \div \sqrt{e}$　　(2) $\left(\dfrac{5}{3}\right)^{\frac{5}{2}} \times 27^{\frac{1}{2}} \div 5^{\frac{3}{2}}$　　(3) $\sqrt[3]{54} \times \sqrt{7} \times \sqrt[3]{4} \div \sqrt[4]{49}$

解答

累乗根は指数にして計算します

(1) $\sqrt[4]{e} \times \sqrt[8]{e^3} \div \sqrt{e} = e^{\frac{1}{4}} \times e^{\frac{3}{8}} \times \dfrac{1}{e^{\frac{1}{2}}} = e^{\frac{1}{4}} \times e^{\frac{3}{8}} \times e^{-\frac{1}{2}} = e^{\frac{1}{4}+\frac{3}{8}-\frac{1}{2}} = e^{\frac{2}{8}+\frac{3}{8}-\frac{4}{8}} = e^{\frac{1}{8}}$

$\left(\dfrac{a}{b}\right)^n = \dfrac{a^n}{b^n}$

(2) $\left(\dfrac{5}{3}\right)^{\frac{5}{2}} \times 27^{\frac{1}{2}} \div 5^{\frac{3}{2}} = \dfrac{5^{\frac{5}{2}}}{3^{\frac{5}{2}}} \times (3^3)^{\frac{1}{2}} \times \dfrac{1}{5^{\frac{3}{2}}} = 5^{\frac{5}{2}} \times 3^{-\frac{5}{2}} \times 3^{\frac{3}{2}} \times 5^{-\frac{3}{2}} = 5^{\frac{5}{2}-\frac{3}{2}} \times 3^{-\frac{5}{2}+\frac{3}{2}}$

$\qquad\qquad = 5^{\frac{2}{2}} \times 3^{-\frac{2}{2}} = 5^1 \times 3^{-1} = \dfrac{5}{3}$

累乗根は指数にして計算します

(3)
$\sqrt[3]{54} \times \sqrt{7} \times \sqrt[3]{4} \div \sqrt[4]{49} = (2 \times 3^3)^{\frac{1}{3}} \times 7^{\frac{1}{2}} \times \sqrt[3]{2^2} \times \dfrac{1}{\sqrt[4]{7^2}} = (2 \times 3^3)^{\frac{1}{3}} \times 7^{\frac{1}{2}} \times 2^{\frac{2}{3}} \times 7^{-\frac{2}{4}}$

素因数分解します　　　$(3^3)^{\frac{1}{3}} = 3^{3 \times \frac{1}{3}} = 3^1 = 3$

$\qquad\qquad = 3 \times 2^{\frac{1}{3}} \times 2^{\frac{2}{3}} \times 7^{\frac{1}{2}} \times 7^{-\frac{1}{2}} = 3 \times 2^{\left(\frac{1}{3}+\frac{2}{3}\right)} \times 7^{\left(\frac{1}{2}-\frac{1}{2}\right)} = 3 \times 2^1 \times 7^0 = 6$

問 2-6 計算しなさい。

(1) $\sqrt{6} \times \sqrt[4]{54} \div \sqrt[4]{6}$ (2) $\sqrt{e} \times \sqrt[6]{e} \div \sqrt[3]{e}$ (3) $\sqrt[3]{54} \times \sqrt[3]{2} \times \sqrt[3]{16}$

(4) $\sqrt[3]{\sqrt{64}} \div \sqrt{16} \times \sqrt[3]{8}$ (5) $\sqrt[3]{243} \times \sqrt[6]{36} \div \sqrt[3]{16}$

問 2-7 計算しなさい。

(1) $2^{-\frac{1}{2}} \times 2^{\frac{5}{6}} \div 2^{\frac{1}{3}}$ (2) $\left\{ \left(\dfrac{16}{9}\right)^{-\frac{3}{4}} \right\}^{\frac{2}{3}}$ (3) $(4 \times 10^3) \times (2 \times 10^{-2}) \div (8 \times 10^{-5})$

(4) $2.68 \times 10^{-23} \div (9.11 \times 10^{-28})$ (5) $\left(\dfrac{1}{2}\right)^{\frac{1}{3}} \div \left(\dfrac{1}{2}\right)^{\frac{1}{2}} \times 2^{\frac{5}{6}}$

例題 2-7 $2 = 10^{0.3010}$ とするとき、5 と 50 を 10^n の形で表しなさい。

解答

$5 = 10 \div 2 = 10^1 \div 10^{0.3010} = 10^{1-0.3010} = 10^{0.6990}$

$50 = 5 \times 10 = 10^{0.6990} \times 10^1 = 10^{0.6990+1} = 10^{1.6990}$

問 2-8 $2 = 10^{0.3010}$ とするとき、0.5 と 0.8 を 10^n の形で表しなさい。

2.2 指数関数とそのグラフ

一般に、a を 1 以外の正の数とするとき、

$$y = a^x$$

で表される関数を a を底とする x の **指数関数** といいます。

指数関数 $y = a^x$ グラフの性質

① 点 $(0, 1)$、$(1, a)$ を通り、x 軸を漸近線としてもつ曲線

② $a > 1$ のとき、x の値が増加すると、y の値も増加します（**単調増加関数**）。
     底 a が 1 より大きい（$a > 1$）とき、右上がりの曲線

③ $0 < a < 1$ のとき、x の値が増加すると、y の値は減少します（**単調減少関数**）
     底 a が 1 より小さい（$0 < a < 1$）とき、右下がりの曲線

④ すべての実数 x に対して、y の値は正の数になります（定義域は実数全体、値域は正の数全体）。

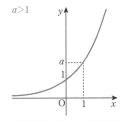
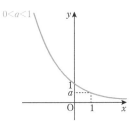

例題 2-8 関数 $y = 2^x$ のグラフを描きなさい。

解答

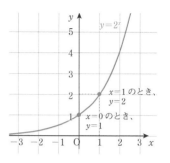

底が 1 より大きい ($a > 0$) ので、右上がりの曲線になります。

一般的に、座標はわかりやすい $x = 0, 1$ の 2 点をとります。

$x = 0$ のとき、$y = 1 \Rightarrow (0, 1)$

$x = 1$ のとき、$y = 2 \Rightarrow (1, 2)$

まず、この 2 点をとります。次に、x 軸を漸近線として、2 点を通る右上がりの曲線を描きます。

グラフが x 軸と交わらないように気をつけてください。

答のグラフは、右図になります。

問 2-9 あるウイルスを 1 人の感染者が何人に感染させるかを示す値を再生産数という。1 人が 2 人に感染させる場合、再生産数は 2 となる。今 1 人が感染し、再生産数 2 のペースで感染が拡大したとき感染回数を x、感染者数を y としてグラフを描きなさい。ただし、$x \geqq 0$ とする。

例題 2-9 関数 $y = \left(\dfrac{1}{2}\right)^x$ のグラフを描きなさい。$y = 2^x$ のグラフと y 軸に関して対称であることを示しなさい。

解答

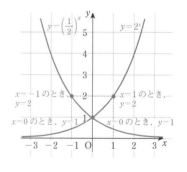

関数 $y = \left(\dfrac{1}{2}\right)^x$ のグラフは、底が $0 < a < 1$ なので、右下がりの曲線になります。

$x = 0$ のとき、$y = 1 \Rightarrow (0, 1)$

$x = -1$ のとき、$y = 2 \Rightarrow (-1, 2)$

まず、この 2 点をとります。次に、x 軸を漸近線として、2 点を通る右下がりの曲線を描きます。

グラフが x 軸と交わらないように気をつけてください。答のグラフは、右図になります。

$y = 2^x$ のグラフと $y = \left(\dfrac{1}{2}\right)^x$ のグラフを比べると、y 軸に関して対称であることは明らかです。

問 2-10 関数 $y = \left(\dfrac{1}{3}\right)^x$、$y = e^{-x}$ のグラフを描きなさい。ただし、$e = 2.718$ とする。

指数関数 $y = a^x$ のグラフの平行移動、対称移動

平行移動

x 軸方向に p だけ平行移動 ➡ x に $x-p$ を代入 ➡ $y = a^{x-p}$

y 軸方向に q だけ平行移動 ➡ y に $y-q$ を代入 ➡ $y - q = a^x$

対称移動

x 軸に関して対称移動 ➡ y に $-y$ を代入 ➡ $-y = a^x$

y 軸に関して対称移動 ➡ x に $-x$ を代入 ➡ $y = a^{-x}$

原点に関して対称移動 ➡ x に $-x$、y に $-y$ を代入 ➡ $-y = a^{-x}$

例題 2-10 関数のグラフを描き、関数 $y = 2^x$ との位置関係を述べなさい。

(1) $y = 2^{x-1}$　　(2) $y = -2^x$　　(3) $y = 2^{-x+1}$

解答

(1)　　　　　　　(2)　　　　　　　(3)

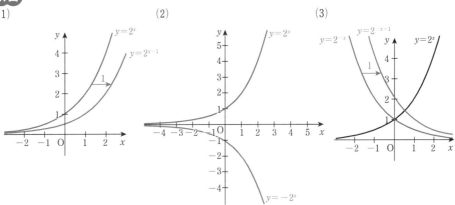

$y = 2^x$ のグラフを x 軸方向に 1 だけ平行移動したグラフになります。	$y = 2^x$ のグラフを x 軸に関して対称移動したグラフになります。	$y = 2^{-(x-1)}$ から、$y = 2^x$ のグラフを y 軸に関して対称移動した $y = 2^{-x}$ のグラフをさらに x 軸方向に 1 だけ平行移動したグラフになります。

問 2-11 関数のグラフを描き、関数 $y = \left(\dfrac{1}{2}\right)^x$ との位置関係を述べなさい。

(1)　$y = \left(\dfrac{1}{2}\right)^{x-1}$　　(2)　$y = 2^{x+1}$　　(3)　$y = \left(\dfrac{1}{2}\right)^{x+1} + 2$

2.3　薬学への応用

　右図のように、毛細管内壁で液面が上昇している状態では、「毛細管内壁で表面張力によって液面が上昇している力」と「液体に働く重力」は釣り合っています。そのため、表面張力の測定法のひとつである毛管上昇法では、次の関係式が成立しています。

$$2\pi r\gamma\cos\theta = \pi r^2 h\rho g$$

したがって、表面張力 γ は、

$$\gamma = \frac{h\rho gr}{2\cos\theta}$$

となります。ここで、γ：表面張力 (N/m)、θ：接触角 (°)、r：毛管の半径 (m)、g：重力加速度 (m/s^2)、ρ：液体の密度 (kg/m^3)、h：液体が上昇した高さ (m) です。

例題 2-11　水の表面張力 γ は、20 ℃で 72.74 mN/m です。直径 1 mm のガラス毛細管を水の中に垂直に立てたとき、水が毛細管中を何 cm 上昇するか、有効数字を考慮して求めなさい。ただし、ガラス毛細管と水の接触角 θ は 20°、$\cos 20° = 0.9397$、水の密度は 0.998×10^3 kg/m^3 とする。

解答

　$\gamma = \dfrac{h\rho gr}{2\cos\theta}$ の式を、液体が上昇した高さ h の式に変形すると、

$$h = \frac{2\gamma\cos\theta}{\rho gr}\ (\text{m}) \quad \cdots\cdots 2\text{-}(1)$$

となります。

単位を直してから計算します。

$\gamma = 72.74$ mN/m $= 72.74\times10^{-3}$ N/m、$r = 0.5$ mm $= 0.5\times10^{-3}$ m

$\rho = 0.998\times10^3$ kg/m^3

2-(1)式に、与えられた数値を代入すると、

$$h = \frac{2\times72.74\times10^{-3}\times0.9397}{0.998\times10^3\times9.8\times0.5\times10^{-3}} = \frac{136.707556\times10^{-3}}{4.8902} = 27.955412\times10^{-3}$$

$$= 2.8\times10^{-2}\ \text{m} = 2.8\ \text{cm}$$

問 2-12　水銀の表面張力 γ は 25 ℃で 482.1 mN/m である。直径 2 mm のガラス管を水銀中に垂直に立てたとき、水銀は液面から何 cm 低下するか有効数字を考慮して求めなさい。ただし、ガラスと水銀の接触角は 120°、$\cos 120° = -0.5$、水銀の密度は 13.53×10^3 kg/m^3 とする。

例題 2-12 比表面積が 500 m^2/g の活性炭がある。この活性炭 50 g の表面に吸着されるアンモニア分子数と吸着されたモル数を求めなさい。ただし、アンモニア分子の直径は 0.26 nm とし、各分子は活性炭の表面上で互いに密着しながら単層で吸着されるものとする。また、アボガドロ数は 6.022×10^{23}/mol とする。

解答

活性炭 50 g の表面積をまず計算します。

50×500 m^2

表面上の縦横 2.6×10^{-10} m（1 nm＝1×10^{-9} m）のマス目に 1 個のアンモニア分子が吸着されると考えられますので、吸着分子数は、

$$吸着分子数 = \frac{活性炭の表面積}{マス目の面積}$$

$$= \frac{50×500}{(2.6×10^{-10})^2} = \frac{2.5×10^4}{6.76×10^{-20}} = 0.36982×10^{24} = 3.7×10^{23} 個$$

$$吸着されたモル数 = \frac{吸着分子数}{アボガドロ数} = \frac{3.7×10^{23}}{6.022×10^{23}} = 0.6144 ≒ 0.61 \text{ mol}$$

国試にチャレンジ

問 2-1 医療用活性炭の品質管理を目的として、ガス吸着法による比表面積測定を行った。試料 2.0 g に対する窒素ガスの単分子吸着量が 3.0×10^{-2} mol であったとき、この試料の比表面積（m^2/g）を有効数字を考慮して求めなさい。

　　　ただし、アボガドロ定数を 6.0×10^{23}/mol、窒素分子の分子占有断面積を 1.6×10^{-19} m^2 とする。 　　　　　　　　（103 回薬剤師国家試験 問 175 改変）

問 2-2 1 価の弱酸性化合物（pK_a＝6.1）の水に対する溶解度は、pH＝1 のとき 0.1 µg/mL であった。この化合物の溶解度が 1 mg/mL となる pH を求めなさい。ただし、イオン形は完全に溶解するものとする。

　　　　　　　　　　　　　　　　　　　　　（101 回薬剤師国家試験 問 176 改変）

　　　弱酸性化合物の溶解度 C_s ＝ ［分子形の溶解度］ ·(1+10$^{pH-pK_a}$)

　　　で計算できます。

問 2-3 図は塩橋を用いたダニエル電池を示す。この電池の酸化還元平衡は次式で表せる。

Cu^{2+} ＋Zn ⇄ Cu＋Zn^{2+}

また、Zn 電極、Cu 電極の標準電極電位（25 ℃）E^0 はそれぞれ −0.763 V、0.337 V である。ダニエル電池の平衡定数を求めなさい。ただし、

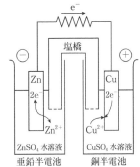

2.3 薬学への応用

21

標準起電力 $E^0 = 0.337 - (-0.763) = 1.10\,\text{V}$（単位は J/C）、ファラデー定数 $F = 9.6485 \times 10^4$ C/mol、気体定数 $R = 8.3144$ J K mol^{-1}、$T = 298.15$ K とする。また、$e^{40} = 2.354 \times 10^{17}$、$e^{5.62} = 275.90$ とする。

（第 89 回薬剤師国家試験 問 20 改変）

ダニエル電池の平衡定数 $K_a = \exp\left\{\left(\dfrac{2F}{RT}\right)E^0\right\}$

で計算できます。

物理や化学計算では、指数計算、対数計算の中身は無次元量（単位をもたない物理量）となると覚えましょう。たとえば、$e^{-E/RT}$、$\log(I_0/I)$ は無次元量です。やがて学びますが、電圧 V は (J/C) の単位で示されます。

第3章

対数関数

3.1 対数とその性質

対数の定義 $a > 0$、$a \neq 1$、$M > 0$ のとき、

指数 対数

$a^p = M \quad \Leftrightarrow \quad p = \log_a M \qquad$ すなわち $\qquad a^{\log_a M} = M$

底 真数 底 真数

（a：底、M：真数、p：a を底とする M の対数）

例題 3-1 $p = \log_a M$ の形に書きかえなさい。

(1) $2^5 = 32$ (2) $10^{-5} = 0.00001$ (3) $3^{\frac{1}{2}} = \sqrt{3}$

解答

指数
真数

(1) $2^5 = 32 \quad \rightarrow \quad \log_2 32 = 5$

底

指数
真数

(2) $10^{-5} = 0.00001 \quad \rightarrow \quad \log_{10} 0.00001 = -5$

底

指数
真数

(3) $3^{\frac{1}{2}} = \sqrt{3} \quad \rightarrow \quad \log_3 \sqrt{3} = \frac{1}{2}$

底

問 3-1 $p = \log_a M$ の形に書きかえなさい。

(1) $3^4 = 81$ (2) $5^0 = 1$ (3) $9^{\frac{1}{2}} = 3$ (4) $10^{-2} = 0.01$

例題 3-2 $a^p = M$ の形に書きかえなさい。

(1) $\log_{\sqrt{3}} 243 = 10$ (2) $\log_2 \dfrac{1}{8} = -3$ (3) $\log_{10} 0.1 = -1$

解答

(1) $\log_{\sqrt{3}} 243 = 10 \;\rightarrow\; (\sqrt{3})^{10} = 243$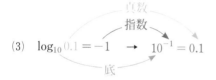

(2) $\log_2 \dfrac{1}{8} = -3 \;\rightarrow\; 2^{-3} = \dfrac{1}{8}$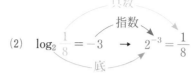

(3) $\log_{10} 0.1 = -1 \;\rightarrow\; 10^{-1} = 0.1$

問 3-2 $a^p = M$ の形に書きかえなさい。

(1) $\log_9 3 = \dfrac{1}{2}$ 　　(2) $\log_5 \dfrac{1}{125} = -3$ 　　(3) $\log_5 \sqrt[3]{5} = \dfrac{1}{3}$

(4) $\log_4 \sqrt{\dfrac{1}{64}} = -\dfrac{3}{2}$

例題 3-3 $a^{\log_a M} = M$ を利用して計算しなさい。

(1) $5^{\log_5 25}$ 　　(2) $8^{\log_2 3}$ 　　(3) $\sqrt{2}^{\log_2 25}$

解答

$\boxed{\text{底が 2 で揃うように直します}}$

(1) $5^{\log_5 25} = 25$ 　　(2) $8^{\log_2 3} = 2^{3\log_2 3} = 2^{\log_2 3^3} = 2^{\log_2 27} = 27$

(3) $\sqrt{2}^{\log_2 25} = \left(2^{\frac{1}{2}}\right)^{\log_2 5^2} = \left(2^{\frac{1}{2}}\right)^{2\log_2 5} = \left(2^{\frac{1}{2}\times 2}\right)^{\log_2 5} = 2^{\log_2 5} = 5$

$\boxed{\text{底が 2 で揃うように直します}}$

問 3-3 $a^{\log_a M} = M$ を利用して計算しなさい。

(1) $2^{\log_2 32}$ 　　(2) $9^{\log_8 4}$ 　　(3) $16^{\log_2 \sqrt{0.1}}$ 　　(4) $0.01^{\log_{10} 5}$ 　　(5) $2^{\log_{0.5} 5}$

対数の性質 　$a > 0$、$b > 0$、$a \neq 1$、$b \neq 1$、$M > 0$、$N > 0$、k は実数

① $\log_a a = 1 \;\Leftrightarrow\; a^1 = a$

② $\log_a 1 = 0 \;\Leftrightarrow\; a^0 = 1$

③ $\log_a \dfrac{1}{a} = -1 \;\Leftrightarrow\; a^{-1} = \dfrac{1}{a}$

④ 積の対数＝対数の和 　　$\log_a MN = \log_a M + \log_a N$

⑤ 商の対数＝対数の差 　　$\log_a \dfrac{M}{N} = \log_a M - \log_a N$ 　特に、$\log_a \dfrac{1}{M} = -\log_a M$

⑥ k 乗の対数＝対数の k 倍 　　$\log_a M^k = k \log_a M$

底の変換公式 　$a > 0$、$b > 0$、$c > 0$、$a \neq 1$、$b \neq 1$、$c \neq 1$

$\boxed{\text{真数は分子へ}}$

$\log_a b = \dfrac{\log_c b}{\log_c a}$ 　　　特に、$\log_a b = \dfrac{1}{\log_b a}$

$\boxed{\text{底は分母へ}}$

例題 **3-4**　計算しなさい。

(1)　$\log_3 27$　　　(2)　$\log_2 \dfrac{4}{3} + \log_2 24$　　　(3)　$\log_4 96 - \log_4 6$

解答

$$\boxed{\log_a M^k = k \log_a M}$$

(1)　$\log_3 27 = \log_3 3^3 = 3 \log_3 3 = 3$

$$\boxed{\log_a M + \log_a N = \log_a MN} \qquad \boxed{\log_a M^k = k \log_a M}$$

(2)　$\log_2 \dfrac{4}{3} + \log_2 24 = \log_2 \left(\dfrac{4}{3} \times 24 \right) = \log_2 32 = \log_2 2^5 = 5 \log_2 2 = 5$

$$\boxed{\log_a M - \log_a N = \log_a \dfrac{M}{N}} \qquad \boxed{\log_a M^k = k \log_a M}$$

(3)　$\log_4 96 - \log_4 6 = \log_4 \dfrac{96}{6} = \log_4 16 = \log_4 4^2 = 2 \log_4 4 = 2$

問 **3-4**　計算しなさい。

(1)　$2\log_2 6 + \log_2 \dfrac{2}{9}$　　　(2)　$4\log_2 \sqrt{5} - \log_2 50$　　　(3)　$2\log_2 \dfrac{2}{3} - \log_2 \dfrac{8}{9}$

(4)　$\log_2 \dfrac{\sqrt{2}}{3} + \dfrac{3}{2}\log_2 3 - \log_2 \dfrac{\sqrt{3}}{2}$　　　(5)　$\dfrac{1}{2}\log_3 \dfrac{1}{2} - \dfrac{3}{2}\log_3 \sqrt[3]{12} + \log_3 \sqrt{8}$

例題 **3-5**　計算しなさい。

(1)　$\log_9 27$　　　(2)　$\log_8 32$　　　(3)　$\log_5 2 \cdot \log_2 25$

解答

(1)　$\log_9 27 = \dfrac{\log_3 27}{\log_3 9} = \dfrac{\log_3 3^3}{\log_3 3^2} = \dfrac{3}{2}$　　　9 は 3^2、27 は 3^3 ですから、底を 3 に変換します。

(2)　$\log_8 32 = \dfrac{\log_2 32}{\log_2 8} = \dfrac{\log_2 2^5}{\log_2 2^3} = \dfrac{5}{3}$　　　8 は 2^3、32 は 2^5 ですから、底を 2 に変換します。

(3)　$\log_5 2 \cdot \log_2 25 = \log_5 2 \times \dfrac{\log_5 25}{\log_5 2} = \log_5 5^2 = 2$　　　25 は 5^2 ですから、底を 5 に変換します。

問 **3-5**　計算しなさい。

(1)　$\log_8 16$　　　(2)　$\log_{25} \sqrt{125}$　　　(3)　$\log_3 25 \cdot \log_5 9$　　　(4)　$\log_2 3 \cdot \log_3 4$

(5)　$\log_2 25 \cdot \log_3 16 \cdot \log_5 27$　　　(6)　$\log_2 \sqrt{6} - \log_4 3$

例題 3-6 計算しなさい。

(1) $\log_8 27 - \log_2 12$ (2) $\log_2 40 - 2\log_4 5$

(3) $(\log_2 3 + \log_{16} 9)(\log_3 4 + \log_9 16)$

解答 底の変換公式 $\log_a M = \dfrac{\log_b M}{\log_b a}$ $\quad\log_a M^k = k\log_a M$

(1) $\log_8 27 - \log_2 12 = \dfrac{\log_2 27}{\log_2 8} - \log_2 12 = \dfrac{\log_2 3^3}{\log_2 2^3} - \log_2 12 = \dfrac{3\log_2 3}{3\log_2 2} - \log_2 12$

$\log_a M - \log_a N = \log_a \dfrac{M}{N}$ $\qquad \log_a a = 1$

$= \log_2 3 - \log_2 12 = \log_2 \dfrac{3}{12} = \log_2 \dfrac{1}{4} = \log_2 \dfrac{1}{2^2} = \log_2 2^{-2} = -2$

(2) 底の変換公式 $\log_a M = \dfrac{\log_b M}{\log_b a}$

$\log_2 40 - 2\log_4 5 = \log_2 40 - \dfrac{2\log_2 5}{\log_2 4} = \log_2 40 - \dfrac{2\log_2 5}{\log_2 2^2} = \log_2 40 - \dfrac{2\log_2 5}{2\log_2 2} = \log_2 40 - \log_2 5$

$= \log_2 \dfrac{40}{5} = \log_2 8 = \log_2 2^3 = 3$ $\quad \log_a M^k = k\log_a M \quad \log_a a = 1$

(3) 底の変換公式 $\log_a M = \dfrac{\log_b M}{\log_b a}$

$(\log_2 3 + \log_{16} 9)(\log_3 4 + \log_9 16) = \left(\log_2 3 + \dfrac{\log_2 9}{\log_2 16}\right)\left(\log_3 2^2 + \dfrac{\log_3 16}{\log_3 9}\right)$

$= \left(\log_2 3 + \dfrac{\log_2 3^2}{\log_2 2^4}\right)\left(2\log_3 2 + \dfrac{\log_3 2^4}{\log_3 3^2}\right)$

$= \left(\log_2 3 + \dfrac{2\log_2 3}{4\log_2 2}\right)\left(2\log_3 2 + \dfrac{4\log_3 2}{2\log_3 3}\right)$

$= \left(\log_2 3 + \dfrac{\log_2 3}{2}\right)(2\log_3 2 + 2\log_3 2)$

$= \left(\dfrac{2\log_2 3 + \log_2 3}{2}\right) \times 4\log_3 2$ $\qquad \log_a b = \dfrac{1}{\log_b a}$

$= \dfrac{3}{2}\log_2 3 \times 4 \times \dfrac{1}{\log_2 3} = \dfrac{3}{2} \times 4 = 6$

問 3-6 計算しなさい。

(1) $\log_2 25 - 2\log_4 10 - 3\log_8 10$ (2) $\log_3 15 \cdot \log_5 15 - (\log_3 5 + \log_5 3)$

(3) $(\log_2 25 + \log_4 5)(\log_5 4 + \log_5 16)$ (4) $\log_2 27 \cdot \log_3 49 \cdot \log_7 \sqrt{125} \cdot \log_{25} 64$

3.2 常用対数

10を底とする対数（$\log_{10} M$）を**常用対数**といいます。つまり、$10^p = M$を満たすpのことです。一般的に底を省略して、$\log_{10} M$を$\log M$と表します。

[例] $10^2 = 100$ですから、$\log 100 = \log 10^2 = 2$

$10^3 = 1000$ですから、$\log 1000 = \log 10^3 = 3$

例題 3-7 $\log 2 = 0.3010$、$\log 3 = 0.4771$、$\log 7 = 0.8451$とするとき、(1)から(4)を計算しなさい。

(1) $\log 5$ (2) $\log 8$ (3) $\log 70$ (4) $\log 600$

解答

(1) $\log 5 = \log \dfrac{10}{2} = \log 10 - \log 2 = 1 - 0.3010 = 0.6990$

(2) $\log 8 = \log 2^3 = 3\log 2 = 3 \times 0.3010 = 0.9030$

(3) $\log 70 = \log(7 \times 10) = \log 7 + \log 10 = 0.8451 + 1 = 1.8451$

(4) $\log 600 = \log(6 \times 100) = \log 6 + \log 100 = \log(2 \times 3) + \log 10^2 = \log 2 + \log 3 + 2$

$\qquad = 0.3010 + 0.4771 + 2 = 2.7781$

問 3-7 $\log 2 = 0.3010$、$\log 3 = 0.4771$、$\log 7 = 0.8451$とするとき、(1)から(4)を計算しなさい。

(1) $\log 0.6$ (2) $\log 12$ (3) $\log \dfrac{1}{7}$ (4) $\log 0.09$

例題 3-8 計算しなさい。ただし、$\log 2 = 0.30$、$\log 3 = 0.48$とする。

(1) $\log(2 \times 10^5)$ (2) $\log(6 \times 10^{-8})$ (3) $\log(5 \times 10^{-6})$

解答

(1) $\log(2 \times 10^5) = \log 2 + \log 10^5 = 0.30 + 5 = 5.30$

(2) $\log(6 \times 10^{-8}) = \log 6 + \log 10^{-8} = \log(2 \times 3) + (-8) = \log 2 + \log 3 - 8$

$\qquad = 0.30 + 0.48 - 8 = -7.22$

(3) $\log(5 \times 10^{-6}) = \log 5 + \log 10^{-6} = \log \dfrac{10}{2} + (-6) = \log 10 - \log 2 - 6 = 1 - 0.30 - 6$

$\qquad = -5.30$

問 3-8 計算しなさい。ただし、$\log 2 = 0.30$、$\log 3 = 0.48$とする。

(1) $\log(\sqrt{2} \times 10^5)$ (2) $\log(1.2 \times 10^{-8})$ (3) $\log(1.5 \times 10^{-6})$

例題3-9 マグニチュードとエネルギーの関係は、$\log E = 4.8 + 1.5M$（E：エネルギー、M：マグニチュード）で与えられる。マグニチュード7.0と9.0のエネルギーを比較しなさい。

解答

$M = 7.0$のときは、$\log E_{7.0} = 4.8 + 1.5 \times 7.0 = 4.8 + 10.5 = 15.3$

したがって、$E_{7.0} = 10^{15.3}$

$M = 9.0$のときは、$\log E_{9.0} = 4.8 + 1.5 \times 9.0 = 4.8 + 13.5 = 18.3$

したがって、$E_{9.0} = 10^{18.3}$

2つを比較すると、

$$\frac{E_{9.0}}{E_{7.0}} = \frac{10^{18.3}}{10^{15.3}} = 10^{18.3 - 15.3} = 10^3 = 1000$$

対数で比較すると、

$$\log \frac{E_{9.0}}{E_{7.0}} = \log \frac{10^{18.3}}{10^{15.3}} = \log 10^{18.3 - 15.3} = \log 10^3 = 3$$

$$\frac{E_{9.0}}{E_{7.0}} = 10^3 = 1000$$

答え マグニチュード9.0のエネルギーは、マグニチュード7.0のエネルギーの1000倍

問3-9 マグニチュードとエネルギーの関係は、$\log E = 4.8 + 1.5M$（E：エネルギー、M：マグニチュード）で与えられる。マグニチュード6.9と7.3を比較しなさい。ただし、$\log 2 = 0.3$とする。

常用対数を利用した桁数の計算

$10^p \leq n < 10^{p+1}$のとき、$p \leq \log n < p+1$

nは、$p+1$桁

$10^{-(p+1)} \leq n < 10^{-p}$のとき、$-(p+1) \leq \log n < -p$

nは、小数第$p+1$で初めて0以外の数が現れます。

例題3-10 2^{29}の桁数と概数を計算しなさい。ただし、$\log 2 = 0.3010$とする。

解答

2^{29}の常用対数をとると、

$\log 2^{29} = 29 \log 2 = 29 \times 0.3010 = 8.729$

したがって、$8 < 8.729 < 9$から、$\log 10^8 < \log 2^{29} < \log 10^9$

すなわち、$10^8 < 2^{29} < 10^9$で、9桁 となります。

$\log 2^{29} = 8.729 = 8 + 0.729$

$\log X = 0.729$となるXは常用対数表から、$\log 5.36 \fallingdotseq 0.729$

すなわち、$\log 2^{29} \fallingdotseq \log(5.36 \times 10^8)$ですから、概数は $536000000\,(5.36 \times 10^8)$ です。

問 3-10 15^{20} の桁数と概数を計算しなさい。ただし、$\log 2 = 0.3010$、$\log 3 = 0.4771$ とする。

3.3 自然対数

ネイピア数 e が底である対数 $\log_e X$ を**自然対数**といい、$\ln X$ と表します。常用対数から自然対数への変換は、2.303 倍します($\ln X \fallingdotseq 2.303 \log X$)。

薬学では、放射性物質の半減期や血中薬物濃度の半減期で、$\ln 2 = 0.693$ が出てきますので、この数値を覚えるようにしましょう。

自然対数の性質($X > 0$、$M > 0$、$N > 0$)

① $y = \ln X \quad \Leftrightarrow \quad e^y = X$

② $\ln e = 1 \quad \Leftrightarrow \quad e^1 = e$

③ $\ln 1 = 0 \quad \Leftrightarrow \quad e^0 = 1$

④ $e^{\ln X} = X$($\exp(\ln X) = X$ と表記することもあります)

⑤ 積の自然対数＝自然対数の和 $\qquad \ln MN = \ln M + \ln N$

⑥ 商の自然対数＝自然対数の差 $\qquad \ln \dfrac{M}{N} = \ln M - \ln N$

⑦ k 乗の自然対数＝自然対数の k 倍 $\qquad \ln M^k = k \ln M$

自然対数と常用対数の変換

$$\ln X = \log_e X = \frac{\log_{10} X}{\log_{10} e} = \frac{\log X}{0.4343} = 2.303 \log X$$

底の変換

例題 3-11 計算しなさい。

(1) $\ln e^2$　(2) $\ln \sqrt[3]{e}$　(3) $\ln \dfrac{1}{e}$　(4) $\ln 1$　(5) $\ln 3e - \ln 3$　(6) $\dfrac{\ln e^3}{\ln \sqrt{e}}$

解答

$\boxed{\ln M^k = k \ln M}$

(1) $\ln e^2 = 2 \ln e = 2$
$\quad \ln e = 1$

(2) $\ln \sqrt[3]{e} = \ln e^{\frac{1}{3}} = \dfrac{1}{3} \ln e = \dfrac{1}{3}$
$\quad \ln e = 1$

(3) $\ln \dfrac{1}{e} = \ln e^{-1} = -\ln e = -1$
$\quad \ln e = 1$

(4) $\ln 1 = 0$

$\boxed{\ln M - \ln N = \ln \dfrac{M}{N}}$

(5) $\ln 3e - \ln 3 = \ln \dfrac{3e}{3} = \ln e = 1$

$\boxed{\ln M^k = k \ln M}$

(6) $\dfrac{\ln e^3}{\ln \sqrt{e}} = \dfrac{\ln e^3}{\ln e^{\frac{1}{2}}} = \dfrac{3 \ln e}{\frac{1}{2} \ln e} = \dfrac{3}{\frac{1}{2}} = 6$
$\quad \ln e = 1$

問 3-11 計算しなさい。

(1) $\ln e^{0.5}$　　　(2) $\ln \dfrac{1}{\sqrt[3]{e}}$　　　(3) $\ln e^5 - 3\ln e$　　　(4) $\ln 3e^2 - \ln 6e + \ln 2$

例題 3-12 計算しなさい。ただし、$\log 2 = 0.3010$、$\log 3 = 0.4771$とする。

(1) $\ln 2$　　　(2) $\ln 8$　　　(3) $\ln 9$

解答

(1) $\ln 2 = 2.303 \times \log 2 = 2.303 \times 0.3010 ≒ 0.693$

(2) $\ln 8 = 2.303 \times \log 8 = 2.303 \times \log 2^3 = 2.303 \times 3\log 2 = 2.303 \times 3 \times 0.3010 ≒ 2.080$

(3) $\ln 9 = 2.303 \times \log 9 = 2.303 \times \log 3^2 = 2.303 \times 2\log 3 = 2.303 \times 2 \times 0.4771 ≒ 2.198$

問 3-12 計算しなさい。ただし、$\log 2 = 0.3010$、$\log 3 = 0.4771$とする。

(1) $\ln 0.2$　　　(2) $\ln 0.5$　　　(3) $\ln 0.6$

例題 3-13 $e^{\ln X} = X$を利用して計算しなさい。

(1) $e^{\ln 25}$　　　(2) $e^{\ln 2 + \ln 5}$　　　(3) $\left(\sqrt[3]{e}\right)^{\ln 8}$　　　(4) $\dfrac{e^{2\ln 2}}{e^{\ln 3}}$

解答

$$\boxed{\ln M + \ln N = \ln MN}$$

(1) $e^{\ln 25} = 25$　　　(2) $e^{\ln 2 + \ln 5} = e^{\ln 2 \times 5} = e^{\ln 10} = 10$

$$\boxed{k\ln M = \ln M^k}$$

(3) $\left(\sqrt[3]{e}\right)^{\ln 8} = e^{\frac{1}{3}\ln 2^3} = e^{\frac{1}{3} \times 3\ln 2} = e^{\ln 2} = 2$　　　(4) $\dfrac{e^{2\ln 2}}{e^{\ln 3}} = \dfrac{e^{\ln 2^2}}{e^{\ln 3}} = \dfrac{e^{\ln 4}}{e^{\ln 3}} = \dfrac{4}{3}$

問 3-13 $e^{\ln X} = X$を利用して計算しなさい。

(1) $e^{\ln 1}$　　　(2) $e^{\ln e}$　　　(3) $\dfrac{1}{\left(\sqrt[5]{e}\right)^{\ln 32}}$　　　(4) $\dfrac{e^{\ln 3 - \ln 4}}{e^{\ln \frac{1}{2}}}$

3.4　対数関数とそのグラフ

$y = \log_a x \,(a > 0,\ a \neq 1)$で表される関数を**対数関数**といいます。

対数関数$y = \log_a x$のグラフは$a > 1$（底が1より大きい）のときには、右上がりの曲線（次頁の左図）、$0 < a < 1$（底が0より大きく、1より小さい）のときには、右下がりの曲線（次頁の右図）となります。また、グラフは点$(1, 0)$、$(a, 1)$を通り、y軸がグラフの漸近線となります。

対数関数$y = \log_a x$のグラフは指数関数$y = a^x$のグラフと直線$y = x$に関して対称（逆関数の関係）となります（次頁の左図）。対数関数の定義域は正の実数全体、値域は実数全体

となります。対数関数グラフと指数関数グラフの関係を下に示します。

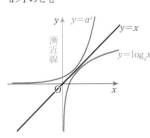
$a>1$ のとき

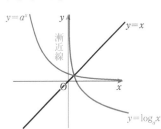
$0<a<1$ のとき

対数関数 $y=\log_a x$ のグラフの平行移動、対称移動の扱いは指数関数と同じとなります。

対数関数 $y=\log_a x$ のグラフの平行移動・対称移動

① x 軸方向へ p、y 軸方向へ q だけ平行移動 ➡ $y=\log_a (x-p)+q$

② x 軸に関して対称移動 ➡ $y=-\log_a x=\log_{\frac{1}{a}} x$

③ y 軸に関して対称移動 ➡ $y=\log_a (-x)$

④ 原点に関して対称移動 ➡ $y=-\log_a (-x)=\log_{\frac{1}{a}} (-x)$

例題 3-14 関数 $y=\log_2 x$ のグラフとの位置関係を述べなさい。また、関数のグラフを描きなさい。

(1) $y=\log_2 (x-1)$　　(2) $y=\log_2 \dfrac{x+1}{4}$　　(3) $y=\log_{\frac{1}{2}} (x-1)$

解答

(1) $y=\log_2 (x-1)$ のグラフは、$y=\log_2 x$ のグラフを x 軸方向に 1 だけ平行移動したものです。漸近線は $x=1$

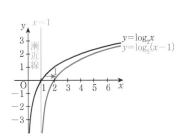

(2) $y=\log_2 \dfrac{x+1}{4}=\log_2 (x+1)-\log_2 4$

$\qquad =\log_2 (x+1)-2$

から、$y=\log_2 \dfrac{x+1}{4}$ のグラフは、$y=\log_2 x$ のグラフを x 軸方向へ -1、y 軸方向へ -2 だけ平行移動したものです。漸近線は $x=-1$

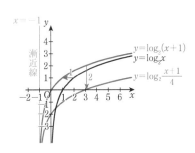

(3)　$y=\log_{\frac{1}{2}}(x-1)$ のグラフは、$y=\log_2 x$ のグラフを x 軸に関して対称移動し、さらに x 軸方向へ1だけ平行移動したものです。漸近線は $x=1$

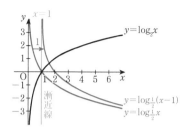

問 3-14　関数 $y=\log_2 x$ のグラフとの位置関係を述べなさい。また、関数のグラフを描きなさい。

(1)　$y=\log_2(x+2)$　　　(2)　$y=\log_2 4(x-1)$　　　(3)　$y=-\log_{\frac{1}{2}}(x-1)$

実数直線と対数直線

　指数関数のグラフを描く場合、y の値が急激に大きくなるので、実数目盛を使ったグラフ用紙で表すのは現実的でなく、対数目盛が使われています。片側の軸が対数目盛である**片対数グラフ**用紙と縦軸、横軸ともに対数目盛の両対数グラフ用紙があります。片対数グラフ用紙を使って直線になる曲線は、$y=Ca^x$ で表される**指数関数**です。両対数グラフ用紙を使って直線になる曲線は、$y=Cx^a$ で表される**べき乗関数**です。

例題 3-15　関数のグラフを描きなさい
(1)　$y=5\cdot2^x$　　　(2)　$y=5\cdot2^x$ の片対数グラフ　　　(3)　$y=3x^2$ の両対数グラフ

---

(1)　$y=5\cdot2^x$ のグラフは、点 $(0,5)$ と $(1,10)$ を通る右上がりの曲線となります（右のグラフ）。

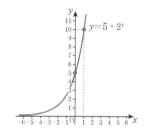

(2)　$y=5\cdot2^x$ の両辺の常用対数をとると、
$\log y=\log 5+\log 2^x=x\log 2+\log 5$ となります。
したがって、$y=5\cdot2^x$ の片対数グラフは、y 切片 $\log 5$、傾き $\log 2$ の直線（右のグラフ）となります。

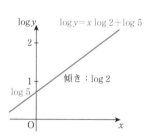

(3)　$y = 3x^2$ の両辺の常用対数をとると、

$\log y = \log 3x^2 = \log 3 + \log x^2 = \log 3 + 2\log x$ となります。
したがって、y 切片 $\log 3$、傾き 2 の直線（右のグラフ）と
なります。

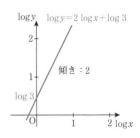

問 3-15　関数のグラフを描きなさい

(1)　$t_{1/2} = \dfrac{1}{kC_0}$　横軸 $\log C_0$、縦軸 $\log t_{1/2}$ の両対数グラフ（k は定数）

(2)　$C = C_0 e^{-kt}$　横軸 t、縦軸 $\ln C$ の片対数グラフ（k は定数）

(3)　$C = C_0 e^{-kt}$　横軸 t、縦軸 $\log C$ の片対数グラフ（k は定数）

3.5　薬学への応用

　薬物の体内動態や代謝のモデリング、薬物の効果と濃度の関係を表現するときには、対数関数がしばしば用いられます。また、薬物動態学においては、生体内での薬物の動きや薬物濃度の変化をモデル化するために数学的手法が必要です。これには対数関数が頻繁に用いられ、複雑な現象を単純化する助けとなります。薬物の合成や計量においても、対数が使われることがあります。統計学においても、対数関数はデータの正規分布を確認しやすくする役割を果たします。このように、薬学部においては、対数が基本的でかつ重要な数学的手法となっています。

---

pH 計算の公式

①　$\mathrm{pH} = -\log[\mathrm{H}^+]$　　　　　　　　ただし、$[\mathrm{H}^+]$ は水素イオン濃度 (mol/L)

②　$\mathrm{pOH} = -\log[\mathrm{OH}^-]$　　　　　　　ただし、$[\mathrm{OH}^-]$ は水酸化物イオン濃度 (mol/L)

③　$K_w = [\mathrm{H}^+][\mathrm{OH}^-] = 1.0 \times 10^{-14}$　（水のイオン積）

④　$\mathrm{pH} + \mathrm{pOH} = 14$

⑤　$[\mathrm{H}^+] = c \cdot m \cdot \alpha \,(\mathrm{mol/L})$　　　　　$[\mathrm{OH}^-] = c \cdot m \cdot \alpha \,(\mathrm{mol/L})$

　　c：溶液のモル濃度、m：価数、α：電離度

ヘンダーソン・ハッセルバルヒの式（弱酸物質の場合）

$$\mathrm{pH} = \mathrm{p}K_a + \log\frac{[\mathrm{A}^-]}{[\mathrm{HA}]}$$

K_a：酸解離定数、$[\mathrm{HA}]$：分子形薬物濃度、$[\mathrm{A}^-]$：イオン形薬物濃度
（$\mathrm{p}K_a = -\log K_a$）

例題 3-16　0.010 mol/L の塩酸（HCl）の pH を求めなさい。ただし、HCl の電離度は 1 とする。

pHは、水素イオン濃度のマイナス対数ですから、
pH $=-\log[\mathrm{H^+}]$ で求められます。
ですから、まず、水素イオン $\mathrm{H^+}$ の濃度を求めます。
$[\mathrm{H^+}]=$ 溶液のモル濃度 $\times$ 価数 $\times$ 電離度、価数 $=1$、
電離度 $=1$ から、

$$[\mathrm{H^+}]=0.010\times1\times1=1\times10^{-2}$$
$$\mathrm{pH}=-\log(1.0\times10^{-2})=-(-2\log10)=2.0$$

$\boxed{\log M^k=k\log M}$ $\boxed{\log10=1}$

> pHは、$\mathrm{H^+}$ 濃度 $[\mathrm{H^+}]$ を
> $$[\mathrm{H^+}]=a\times10^{-n}$$
> の形式に変更し、
> $$\mathrm{pH}=n-\log a$$
> を計算して求めます。

問 3-16 0.030 mol/L の塩酸 (HCl) の pH を求めなさい。ただし、HCl の電離度は1、$\log3=0.4771$とする。

問 3-17 0.015 mol/L の硫酸 ($\mathrm{H_2SO_4}$) の pH を求めなさい。ただし、$\mathrm{H_2SO_4}$ の電離度は1、$\log3=0.4771$とする。

問 3-18 0.010 mol/L の塩酸 (HCl) 1.0 mL に精製水を加え、全量を 200 mL とした。そのときの pH を求めなさい。ただし、HCl の電離度は1、$\log2=0.3010$とする。

> **例題 3-17** 0.025 mol/L の水酸化ナトリウム (NaOH) 水溶液の pH を求めなさい。ただし、NaOH の電離度は1、$[\mathrm{H^+}][\mathrm{OH^-}]=1\times10^{-14}$、$\log2=0.3010$とする。

解答

水酸化ナトリウム (NaOH) 水溶液のような塩基の pH を求める場合は、水酸化物イオン濃度 $[\mathrm{OH^-}]$、水素イオン濃度 $[\mathrm{H^+}]$、pH の順に計算します。
水酸化ナトリウム (NaOH) 水溶液 1 モルから、水酸化物イオン ($\mathrm{OH^-}$) を 1 モルとナトリウムイオン ($\mathrm{Na^+}$) を 1 モルずつ生成します。
0.025 mol/L の水酸化ナトリウム (NaOH) 水溶液の水酸化物イオン濃度 $[\mathrm{OH^-}]$ は、0.025 mol/L です。
水のイオン積 $K_w=[\mathrm{H^+}][\mathrm{OH^-}]=1.0\times10^{-14}$ ですから、
水酸化物イオン濃度 $[\mathrm{OH^-}]=0.025=2.5\times10^{-2}\mathrm{mol/L}$ を代入すると、

$$[\mathrm{H^+}][2.5\times10^{-2}]=1.0\times10^{-14}$$
$$[\mathrm{H^+}]=\frac{1\times10^{-14}}{2.5\times10^{-2}}=4\times10^{-13}$$

pH $=-\log[\mathrm{H^+}]$ですから、この式に $[\mathrm{H^+}]$ を代入すると、

$$\mathrm{pH}=-\log(4\times10^{-13})=-\log4+(-\log10^{-13})=-2\log2+13=-2\cdot0.3010+13$$
$$=-0.6020+13=12.398\fallingdotseq12.4$$

となります。

問 3-19 pH13 の水酸化ナトリウム (NaOH) 水溶液を 1000 倍に希釈した水溶液の pH を求めなさい。ただし、NaOH の電離度は 1 とする。

ランバート・ベールの法則

ある溶液の吸光度 (A) は、その溶液の濃度 (c) と吸収層の厚さ（光路長）(l) に比例するという法則です。この法則は国家試験に頻出しています。しっかりと覚えましょう。

I：透過光の強度、I_0：入射光の強度、T_p：透過度、T_m：透過率 (%)、
ε：モル吸光係数 (L/(mol·cm))、c：溶液のモル濃度 (mol/L)、l：光路長 (cm) とすると、下記の関係式が成り立ちます。

$$A = -\log \frac{I}{I_0} = \log \frac{1}{T_p} = -\log T_p = \varepsilon c l$$

$$A = 2 - \log T_m$$

$T_m = T_p \times 100$ を上の式に代入すると、

$$A = -\log \frac{T_m}{100} = -(\log T_m - \log 100) = -(\log T_m - \log 10^2) = -(\log T_m - 2) = 2 - \log T_m$$

ですので、透過率で計算する場合は、$A = 2 - \log T_m$ を使用します。

例題 3-18 吸光度が 0.903 のときの透過率 (%) 求めなさい。ただし、$\log 2 = 0.301$ とする。

解答

吸光度は、光の吸収量を表し、$A = 2 - \log T_m$ で求められます。
したがって、

$$0.903 = 2 - \log T_m \quad \cdots\cdots (1)$$

が成り立ちます。
T_m を求めるために、すべてを対数に変換します。

$$0.903 = 3 \times 0.301 = 3 \log 2 = \log 8$$
$$2 = \log 100$$

となります。これを(1)式に代入すると、

$$\log 8 = \log 100 - \log T_m$$

移項して、整理すると、

$$\log T_m = \log 100 - \log 8 = \log \frac{100}{8} = \log 12.5$$

しかだって、$T_m = 12.5\,\%$

（別解）
単色光が、ある物質の溶液を通過するとき、透過光の強さ (I) の入射光の強さ (I_0) に対する比率を透過度 T_p といい、$T_p = \dfrac{I}{I_0}$ と表せます。透過率 ($\% T_p$) $= \dfrac{I}{I_0} \times 100$ です。透過度 T_p で吸光度 A を求める場合は、$A = \log \dfrac{1}{T_p} = -\log T_p$ の公式を使用します。設問

の値を代入すると、

$$0.903 = \log \frac{1}{T_p}$$

0.903 を対数に変換します。

$$0.903 = 3 \times 0.301 = 3 \log 2 = \log 8$$

$$\log 8 = \log \frac{1}{T_p}$$

したがって、$\frac{1}{T_p} = 8$ ですから、$T_p = 0.125$

これに 100 をかけると、透過率になりますから、12.5 % となります。

問 3-20 グルコースオキシダーゼ・ペルオキシダーゼ法でグルコース濃度を測定した。グルコース標準液 (200 mg/dL) の透過率は 10.0 %、患者血清の透過率は 1.0 %であった。患者血清のグルコース濃度 (mg/dL) を求めなさい。

---

1 次反応式

① $\ln C = -k_e\,t + \ln C_0$

常用対数で表すと、

② $\log C = -\dfrac{1}{2.303} k_e\,t + \log C_0$

指数式で表すと、

③ $C = C_0\,e^{-k_e t}$

C：血中濃度、C_0：初濃度、t：時間、k_e：消失速度定数 (時間)$^{-1}$

半減期 物質量が半分になる時間をいい、$t_{1/2}$ で表します。

1 次反応式に従って分解する物質の半減期

④ $t_{1/2} = \dfrac{\ln 2}{k_e}$

例題 3-19 ある分子 X (初濃度 100 mmol/L) が分解して 2 分子の Y (初濃度 0 mmol/L) が生成する反応

$$X \;\rightarrow\; 2Y$$

において、グラフは X の濃度の時間変化を表す。この反応に関して、

(1) この反応は何次反応か答えなさい。

(2) X の濃度が 50 mmol/L となったときの Y の濃度を求めなさい。

(3) Y の濃度が 100 mmol/L から 150 mmol/L になるまでにかかる時間を求めなさい。

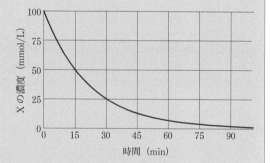

(第 105 回薬剤師国家試験問題 問 95 改変)

解答

⑴　グラフから、分子 X の濃度が 100 mmol/L から 50 mmol/L に半減する時間は 15分です。

同じく、分子 X の濃度が 50 mmol/L から 25 mmol/L に半減する時間も 15 分です。

分子 X の濃度が変わっても、半減期は変わらないので、分子 X の反応は、**1 次反応**です。

⑵　設問とグラフから、時間経過に対する X と Y の濃度の推移は下表のようになると考えられます。

	0 分	15 分	30 分	45 分
X の濃度	100	50	25	12.5
X が分解された濃度	0	50	75	87.5
Y の濃度	0	100	150	175

分子 X の濃度が 50 mmol/L となったということは、分子 X が初濃度 100 mg/dL から 50 mg/dL 分解されたということです。

分子 X は分解して、2 分子の Y が生成されるので、

Y＝50×2＝100 mmol/L となります。

⑶　⑵の表から、15 分

（別解）

Y の濃度が 150 mmol/L となるには、分子 X が 75 mmol/L 分解される必要があります。

グラフから、Y の濃度が 150 mmol/L となるのは、30 分後です。

Y の濃度が 100 mmol/L となるのは⑵から 15 分後です。

したがって、30－15＝15分

例題 3-20　62 歳の男性に対し、バンコマイシン塩酸塩を 1 日 1 回 1 g、点滴静注することになった。初回投与開始後、3 時間および 24 時間（2 回目投与直前）に採血を行い、バンコマイシンの血中濃度を測定したところ、それぞれ 40 μg/mL および 16 μg/mL であった。この患者における消失半減期 (h) を求めなさい。ただし、この薬物の体内動態は線形 1-コンパートメントモデルに従うものとし、ln 2＝0.693、ln 5＝1.609 とする。　　　　　　　　（第 106 回薬剤師国家試験問題 問 272 改変）

なお、消失速度定数 k_e と半減期は下記の式から求めることができる。

$$\ln C＝-k_e t+\ln C_0 \quad C_0：初濃度、C：t 時間経過後の濃度、t：時間$$

$$t_{1/2}＝\frac{\ln 2}{k_e} \quad t_{1/2}：消失半減期$$

解答

1-コンパートメントモデルに従うので、1 次反応速度式 $\ln C＝-k_e t+\ln C_0$ を利用して、与えられた 3 時間と 24 時間後の数値から消失速度定数 k_e を求めます。この場合、3 時間後の濃度を初期濃度として、その 21 時間後（＝24－3 時間後）の濃度を 1 次反応式に代入します。

$$\ln 16 = \ln 40 - k_e(24-3) = \ln 40 - k_e \cdot 21$$

$$\boxed{\ln M - \ln N = \ln \frac{M}{N}}$$

$$k_e = \frac{\ln 40 - \ln 16}{21} = \frac{\ln \frac{40}{16}}{21} = \frac{\ln \frac{5}{2}}{21} = \frac{\ln 5 - \ln 2}{21} = \frac{1.609 - 0.693}{21} = \frac{0.916}{21}$$

$$= 0.043619 \fallingdotseq 0.0436 \, \text{h}^{-1}$$

消失半減期 $t_{1/2} = \dfrac{\ln 2}{k_e}$ から、

$$t_{1/2} = \frac{0.693}{0.0436} = 15.89 \fallingdotseq 16 \, \text{h}$$

（別解）

$$\boxed{16 = 2\times2\times2\times2 = 2^4} \quad \boxed{8 = 2\times2\times2 = 2^3} \quad \boxed{\ln M \times N = \ln M + \ln N}$$

$$k_e = \frac{\ln 40 - \ln 16}{21} = \frac{\ln(8\times5) - \ln 2^4}{21} = \frac{\ln(2^3\times5) - \ln 2^4}{21} = \frac{(\ln 2^3 + \ln 5) - 4\ln 2}{21}$$

$$= \frac{3\ln 2 + \ln 5 - 4\ln 2}{21} = \frac{\ln 5 - \ln 2}{21} = \frac{1.609 - 0.693}{21} = \frac{0.916}{21}$$

$$= 0.043619 \fallingdotseq 0.0436 \, \text{h}^{-1}$$

国試にチャレンジ

問 3-1 0.010 mol/L 水酸化ナトリウム水溶液の pH を求めなさい。ただし、水のイオン積 $K_w = [\text{H}^+][\text{OH}^-] = 1.0\times10^{-14} \, (\text{mol/L})^2$ とする。

（第 107 回薬剤師国家試験 問 1 改変）

問 3-2 0.10 mol/L 塩酸水溶液の pH を求めなさい。ただし、塩酸は完全に解離するものとする。 （第 100 回薬剤師国家試験 問 5 改変）

問 3-3 pH 7.3 のアシドーシスを起こした患者の体液中の $\text{HCO}_3^- / \text{H}_2\text{CO}_3$ の存在比を求めなさい。ただし、炭酸は次式のように解離し、$\text{p}K_a = 6.1$ とする。また、$\log_{10} 1.6 = 0.2$ とする。

（第 102 回薬剤師国家試験 問 97 改変）

なお、pH は下式のヘンダーソン・ハッセルバルヒ式で計算することができる。

$$\text{pH} = \text{p}K_a + \log \frac{[\text{イオン形}]}{[\text{分子形}]} = \text{p}K_a + \log \frac{[\text{HCO}_3^-]}{[\text{H}_2\text{CO}_3]}$$

$$\text{H}_2\text{CO}_3 \xrightleftharpoons{\quad K_a \quad} \text{HCO}_3^- + \text{H}^+$$

問 3-4　オメプラゾールは弱酸で、静脈血 (pH 7.4) 中で次のように解離するものとする。

分子形　　　　　　　　　　　　　　　　　　　イオン形

静脈血中でのオメプラゾールの分子形とイオン形の存在比を求めなさい。ただし、オメプラゾールの pK_a を 8.9、$\sqrt{10}=3.2$ とする。また、オメプラゾールの投与により静脈血の pH は変化せず、血清タンパクとの相互作用、オメプラゾールの代謝および温度の影響は考慮しないものとする。

(第 108 回薬剤師国家試験 問 205 改変)

問 3-5　ある化合物の 25℃ における分解が、半減期 3 日の 1 次反応に従うとする。この化合物 100 mg を 6 日間、25℃ で保存したときの残存量を求めなさい。

(第 97 回薬剤師国家試験 問 2 改変)

問 3-6　48 歳の男性について、テオフィリンの治療薬物モニタリング（TDM）を実施しており、定常状態の血中濃度は 15 µg/mL であった。しかしここ数日、腹痛や吐き気が強く、今日は仕事も休んでいるとかかりつけ薬剤師に相談があった。聴き取りにより 2 日前からピロリ菌の除菌療法をしていることが判明した。速やかにかかりつけ医を受診するように指示し、当該医師にも連絡を取った。その後、この患者について、受診時のテオフィリンの血中濃度が 40 µg/mL であることを医師に確認した。なお、アドヒアランスは良好であることを確認している。

この患者がテオフィリン徐放剤 200 mg の服用を中止し、テオフィリンの血中濃度が 15 µg/mL に低下するまでに要する時間を求めなさい。

ただし、テオフィリンの血中動態は線形 1−コンパートメントモデルに従うものとし、血中消失半減期は 6.9 時間とする。なお、$\ln 2=0.69$、$\ln 3=1.10$ とする。(第 107 回薬剤師国家試験 問 269 改変)

なお、1 次反応速度式 $\ln C=-k_e t+\ln C_0$ と半減期 $t_{1/2}=\dfrac{\ln 2}{k_e}$ を利用して求めます。

第4章

三角関数

4.1 一般角と弧度法

一般角

　平面上で点 O を中心として、半直線 OP を回転させることを考えるとき、半直線 OP を**動径**といい、動径の始めの位置を示す半直線 OX を**始線**といいます。

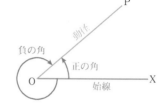

　正の角　始線から時計の針と逆向きに測った角

　負の角　始線から時計の針と同じ向きに測った角

　一般角　負の角や $360°$ より大きい角まで拡張した角

　　　動径 OP と始線 OX のなす角が α であるとき、その動径が表す一般角 θ は、

$$\theta = \alpha + 360° \times n \quad (n \text{ は整数})$$

例題 4-1　動径を図示しなさい。

(1)　$210°$　　　(2)　$1000°$　　　(3)　$-300°$　　　(4)　$-480°$

---

(1)　$210°$

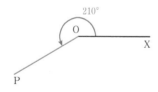

(2)　$1000° = 360° \times 3 - 80°$

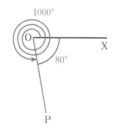

(3)　$-300° = -360° + 60°$

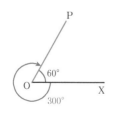

(4)　$-480° = -360° - 120°$

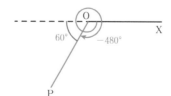

問 4-1 動径を図示しなさい。

(1) 200° (2) 480° (3) −240° (4) −730°

問 4-2 55°の動径と同じ位置にある角はどれか。

① 165° ② 415° ③ −55° ④ 775° ⑤ −305° ⑥ 1115°

度数法と弧度法

度数法 直角の $\frac{1}{90}$ である 1° を単位とします。

弧度法 半径と同じ長さの弧に対する中心角を 1 ラジアン (rad) とします。

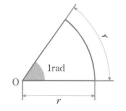

度数法と弧度法の関係

$$180° = \pi \text{ラジアン} \qquad 1° = \frac{\pi}{180} \text{ラジアン}$$

単位のラジアンは省略することが多いです。

角 α の動径 OP の表す一般角 θ をラジアンで表すと、$\theta = \alpha + 2n\pi$ （n は整数）

例題 4-2 弧度法で表しなさい。

(1) 15° (2) 90° (3) −240° (4) 270°

解答

$1° = \frac{\pi}{180}$ ですから、度数から弧度への変換は、度数に $\frac{\pi}{180}$ をかけるだけです。

(1) $15° = 15 \times \frac{\pi}{180} = \frac{\pi}{12}$ (2) $90° = 90 \times \frac{\pi}{180} = \frac{\pi}{2}$

(3) $-240° = -240 \times \frac{\pi}{180} = -\frac{4}{3}\pi$ (4) $270° = 270 \times \frac{\pi}{180} = \frac{3}{2}\pi$

例題 4-3 度数法で表しなさい。

(1) $\frac{3}{4}\pi$ (2) $\frac{8}{5}\pi$ (3) $-\frac{5}{12}\pi$ (4) $\frac{7}{2}\pi$

解答

$\pi = 180°$ ですから、弧度から度数への変換は、π を $180°$ に置き換えて計算するだけです。

(1) $\frac{3}{4}\pi = \frac{3}{4} \times 180° = 135°$ (2) $\frac{8}{5}\pi = \frac{8}{5} \times 180° = 288°$

(3) $-\frac{5}{12}\pi = -\frac{5}{12} \times 180° = -75°$ (4) $\frac{7}{2}\pi = \frac{7}{2} \times 180° = 630°$

問 4-3 中心角を度数法と弧度法で求め、表を完成しなさい。

中心角	弧度法	度数法
半円		
半円の2等分		
半円の3等分		
半円の4等分		
半円の6等分		

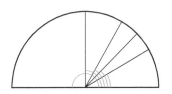

4.2　三角関数

三角関数の定義

座標平面上で、原点Oを中心として半径 r の円を描き、x 軸の正の部分を始線に一般角 θ の動径と円Oとの交点Pの座標を (x, y) とします。このとき、三角関数は、

$$\sin\theta \text{（サイン、正弦）} = \frac{y}{r}$$

$$\cos\theta \text{（コサイン、余弦）} = \frac{x}{r}$$

$$\tan\theta \text{（タンジェント、正接）} = \frac{y}{x}$$

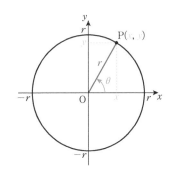

と定義します。ただし、$\theta = \frac{\pi}{2} + n\pi$（$n$ は整数）のとき、$x = 0$ なので、$\tan\theta$ の値は定義しません。

特に、半径が1の単位円の場合、

$$\sin\theta = y$$
$$\cos\theta = x$$
$$\tan\theta = \frac{\sin\theta}{\cos\theta} = m \, (\cos\theta \neq 0)$$

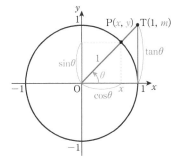

となります。
したがって、三角関数の値の範囲は、

$-1 \leqq \sin\theta \leqq 1$、$-1 \leqq \cos\theta \leqq 1$、$\tan\theta$ は実数全体

となります。

直角三角形による定義

角度が $0 < \theta < 90°$ のとき、$\angle A = \theta$、$\angle C = 90°$ となる直角三角形 ABC を描き、それぞれの辺の長さを $BC = a$、$AC = b$、$AB = c$ と表します。$\angle A = \theta$ に対して、三角形の辺の比 $a : b : c$ が決まることから、

$$\sin\theta = \frac{a}{c} \qquad \cos\theta = \frac{b}{c} \qquad \tan\theta = \frac{a}{b}$$

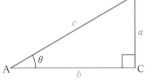

と定義します。

三角関数の値の符号

座標平面を x 軸と y 軸で区切った 4 つの領域を**象限**といいます。θ の動径が第 n 象限 ($n = 1, 2, 3, 4$) にあるとき、θ は第 n 象限の角といい、三角関数の値の符号は θ が何象限にあるかで決まります。

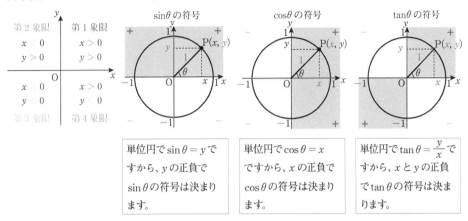

第 2 象限	第 1 象限
$x < 0$	$x > 0$
$y > 0$	$y > 0$
$x < 0$	$x > 0$
$y < 0$	$y > 0$
第 3 象限	第 4 象限

単位円で $\sin\theta = y$ ですから、y の正負で $\sin\theta$ の符号は決まります。

単位円で $\cos\theta = x$ ですから、x の正負で $\cos\theta$ の符号は決まります。

単位円で $\tan\theta = \dfrac{y}{x}$ ですから、x と y の正負で $\tan\theta$ の符号は決まります。

例題 4-4 $\theta = \dfrac{11}{6}\pi$ のとき、$\sin\theta$、$\cos\theta$、$\tan\theta$ の値を求めなさい。

解答

$\dfrac{11}{6}\pi$ の動径 OP と原点を中心とする半径 2 の円との交点 P の座標は $(\sqrt{3}, -1)$ となります。したがって、$x = \sqrt{3}$、$y = -1$、$r = 2$ から、

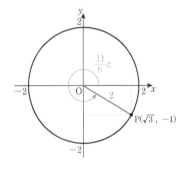

$$\sin\frac{11}{6}\pi = \frac{y}{r} = \frac{-1}{2} = -\frac{1}{2}$$

$$\cos\frac{11}{6}\pi = \frac{x}{r} = \frac{\sqrt{3}}{2}$$

$$\tan\frac{11}{6}\pi = \frac{y}{x} = \frac{-1}{\sqrt{3}} = -\frac{1}{\sqrt{3}}$$

となります。

問 4-4 (1)〜(4)の θ における $\sin\theta$、$\cos\theta$、$\tan\theta$ を求めなさい。

(1) $\theta = \dfrac{2}{3}\pi$　　　(2) $\theta = \dfrac{5}{4}\pi$　　　(3) $\theta = -\pi$　　　(4) $\theta = \dfrac{13}{6}\pi$

例題 4-5　動径 OP において、点 P の座標が図のように与えられているとき、$\sin\theta$、$\cos\theta$、$\tan\theta$の値を求めなさい。また、θの値も求めなさい。ただし、$0 \le \theta < 2\pi$とする。

(1)

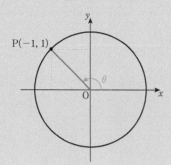

(2)

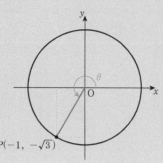

解答

(1)　三平方の定理から、OP の長さを r とすると、

$$r^2 = (-1)^2 + 1^2 = 2$$

したがって、半径 $r = \sqrt{2}$ の円となります。

$x = -1$、$y = 1$、$r = \sqrt{2}$ から、

$$\cos\theta = \frac{x}{r} = -\frac{1}{\sqrt{2}} \qquad \sin\theta = \frac{y}{r} = \frac{1}{\sqrt{2}} \qquad \tan\theta = \frac{y}{x} = \frac{1}{-1} = -1$$

となります。また、$\theta = \dfrac{3}{4}\pi$ となります。

(2)　同様に、$r^2 = (-1)^2 + (-\sqrt{3})^2 = 4$、したがって、半径 $r = 2$ の円となります。

$x = -1$、$y = -\sqrt{3}$、$r = 2$ から、

$$\cos\theta = \frac{x}{r} = -\frac{1}{2} \qquad \sin\theta = \frac{y}{r} = -\frac{\sqrt{3}}{2} \qquad \tan\theta = \frac{y}{x} = \frac{-\sqrt{3}}{-1} = \sqrt{3}$$

となります。また、$\theta = \dfrac{4}{3}\pi$ となります。

問 4-5　動径 OP において、点 P の座標が図のように与えられているとき、$\sin\theta$、$\cos\theta$、$\tan\theta$の値を求めなさい。また、θの値も求めなさい。ただし、$0 \le \theta < 2\pi$とする。

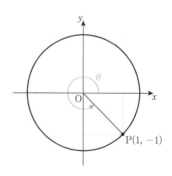

例題 4-6　$\sin\theta = \dfrac{\sqrt{3}}{2}$、$\cos\theta = -\dfrac{1}{2}$のとき、$\theta$の動径 OP はどの象限に位置するか答えなさい。また、$2\pi \le \theta < 4\pi$のときのθの値も求めなさい。

解答

　　$\sin\theta>0$ですから、動径 OP は、第 1 象限か
第 2 象限に位置します。

　また、$\cos\theta<0$ですから、動径 OP は、第 2 象限か
第 3 象限に位置します。

　したがって、両方の条件を満たす動径 OP は、第 2 象
限です。

　半径OP＝2の円を使って図示すると、右図のように
なります。

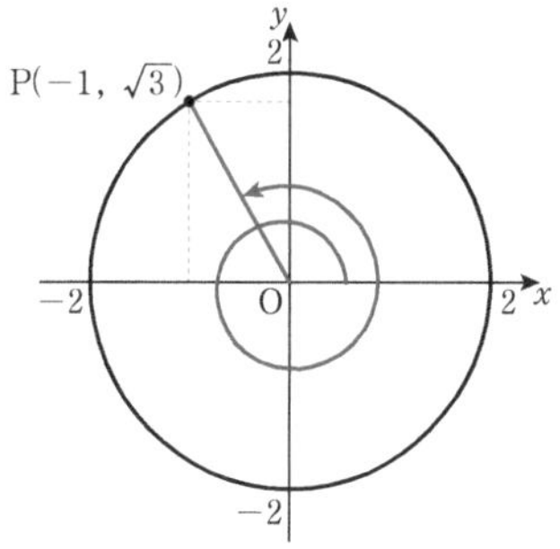

　また、$2\pi\leqq\theta<4\pi$のときのθの値は、$\theta=2\pi+\dfrac{2}{3}\pi=\dfrac{8}{3}\pi$です。

問 4-6 　$\sin\theta=-\dfrac{1}{\sqrt{2}}$、$\tan\theta=1$のとき、$\theta$の動径 OP はどの象限に位置するか答えなさ
い。また、$-4\pi\leqq\theta<-2\pi$のときθの値も求めなさい。

三角関数の相互関係

① 　$\sin^2\theta+\cos^2\theta=1$ 　　② 　$\tan\theta=\dfrac{\sin\theta}{\cos\theta}$ 　$(\cos\theta\neq0)$

③ 　$1+\tan^2\theta=\dfrac{1}{\cos^2\theta}$ 　$(\cos\theta\neq0)$

三角関数のいずれか 1 つの値がわかれば、他の 2 つの三角関数の値を求められます。

例題 4-7 　$\dfrac{1-\sin\theta}{\cos\theta}+\dfrac{\cos\theta}{1-\sin\theta}=\dfrac{2}{\cos\theta}$となることを証明しなさい。

解答

通分して、分母を揃えます

左辺$=\dfrac{(1-\sin\theta)(1-\sin\theta)}{\cos\theta(1-\sin\theta)}+\dfrac{\cos\theta\cdot\cos\theta}{\cos\theta(1-\sin\theta)}$

$=\dfrac{(1-\sin\theta)^2}{\cos\theta(1-\sin\theta)}+\dfrac{\cos^2\theta}{\cos\theta(1-\sin\theta)}=\dfrac{1-2\sin\theta+\sin^2\theta+\cos^2\theta}{\cos\theta(1-\sin\theta)}$

$=\dfrac{1-2\sin\theta+1}{\cos\theta(1-\sin\theta)}=\dfrac{2(1-\sin\theta)}{\cos\theta(1-\sin\theta)}=\dfrac{2}{\cos\theta}=$右辺

したがって、$\dfrac{1-\sin\theta}{\cos\theta}+\dfrac{\cos\theta}{1-\sin\theta}=\dfrac{2}{\cos\theta}$が成り立ちます。

問 4-7 　$\tan\theta+\dfrac{1}{\tan\theta}=\dfrac{1}{\sin\theta\cos\theta}$を証明しなさい。

例題 4-8 θ が第 4 象限の角で、$\sin\theta = -\dfrac{4}{5}$ のとき、$\cos\theta$ と $\tan\theta$ の値を求めなさい。

解答

$\sin^2\theta + \cos^2\theta = 1$ から、

$$\left(-\frac{4}{5}\right)^2 + \cos^2\theta = 1$$

$$\cos^2\theta = 1 - \frac{16}{25} = \frac{25-16}{25} = \frac{9}{25}$$

θ が第 4 象限の角なので、$\cos\theta > 0$

したがって、$\cos\theta = \dfrac{3}{5}$

$\tan\theta = \dfrac{\sin\theta}{\cos\theta}$ から、

$$\tan\theta = \frac{-\dfrac{4}{5}}{\dfrac{3}{5}} = -\frac{4}{5} \times \frac{5}{3} = -\frac{4}{3}$$

問 4-8 (1)と(2)の問に答えなさい。

(1) $0 \leqq \theta \leqq \pi$、$\cos\theta = \dfrac{1}{4}$ のとき、$\sin\theta$ と $\tan\theta$ の値を求めなさい。

(2) $0 \leqq \theta \leqq \pi$、$\tan\theta = -5$ のとき、$\sin\theta$ と $\cos\theta$ の値を求めなさい。

三角関数の性質

① $\theta + 2n\pi$ の三角関数（n は整数）

$\sin(\theta + 2n\pi) = \sin\theta$

$\cos(\theta + 2n\pi) = \cos\theta$

$\tan(\theta + 2n\pi) = \tan\theta$

② $-\theta$ の三角関数

$\sin(-\theta) = -\sin\theta$

$\cos(-\theta) = \cos\theta$

$\tan(-\theta) = -\tan\theta$

③ $\theta + \pi$ の三角関数

$\sin(\theta + \pi) = -\sin\theta$

$\cos(\theta + \pi) = -\cos\theta$

$\tan(\theta + \pi) = \tan\theta$

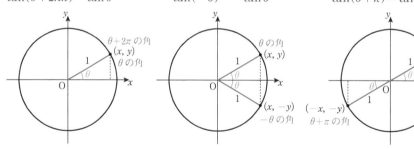

④ $\pi-\theta$ の三角関数

$$\sin(\pi-\theta)=\sin\theta$$

$$\cos(\pi-\theta)=-\cos\theta$$

$$\tan(\pi-\theta)=-\tan\theta$$

⑤ $\theta+\dfrac{\pi}{2}$ の三角関数

$$\sin\left(\theta+\frac{\pi}{2}\right)=\cos\theta$$

$$\cos\left(\theta+\frac{\pi}{2}\right)=-\sin\theta$$

$$\tan\left(\theta+\frac{\pi}{2}\right)=-\frac{1}{\tan\theta}$$

⑥ $\dfrac{\pi}{2}-\theta$ の三角関数

$$\sin\left(\frac{\pi}{2}-\theta\right)=\cos\theta$$

$$\cos\left(\frac{\pi}{2}-\theta\right)=\sin\theta$$

$$\tan\left(\frac{\pi}{2}-\theta\right)=\frac{1}{\tan\theta}$$

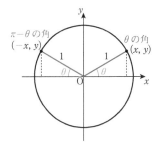
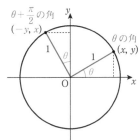
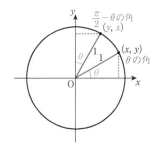

例題 4-9 値を求めなさい。

(1) $\sin\dfrac{13}{3}\pi$　　(2) $\cos\left(-\dfrac{\pi}{3}\right)$　　(3) $\sin\dfrac{7}{6}\pi$　　(4) $\cos\left(-\dfrac{7}{6}\pi\right)$

(5) $\tan\left(-\dfrac{20}{3}\pi\right)$

解答

$$\boxed{\cos(-\theta)=\cos\theta}$$

(1)　$\sin\dfrac{13}{3}\pi=\sin\left(\dfrac{\pi}{3}+4\pi\right)=\sin\dfrac{\pi}{3}=\dfrac{\sqrt{3}}{2}$　　　(2)　$\cos\left(-\dfrac{\pi}{3}\right)=\cos\dfrac{\pi}{3}=\dfrac{1}{2}$

$$\boxed{\sin(\pi+\theta)=-\sin\theta}$$

(3)　$\sin\dfrac{7}{6}\pi=\sin\left(\pi+\dfrac{\pi}{6}\right)=-\sin\dfrac{\pi}{6}=-\dfrac{1}{2}$

$$\boxed{\cos(-\theta)=\cos\theta}\qquad\boxed{\cos(\pi+\theta)=-\cos\theta}$$

(4)　$\cos\left(-\dfrac{7}{6}\pi\right)=\cos\dfrac{7}{6}\pi=\cos\left(\pi+\dfrac{\pi}{6}\right)=-\cos\dfrac{\pi}{6}=-\dfrac{\sqrt{3}}{2}$

$$\boxed{\tan(\theta+2n\pi)=\tan\theta}$$

(5)　$\tan\left(-\dfrac{20}{3}\pi\right)=-\tan\dfrac{20}{3}\pi=-\tan\left(6\pi+\dfrac{2}{3}\pi\right)=-\tan\dfrac{2}{3}\pi=-(-\sqrt{3})=\sqrt{3}$

問 4-9 値を求めなさい。

(1) $\cos\dfrac{14}{3}\pi$　　(2) $\sin\left(-\dfrac{5}{6}\pi\right)$　　(3) $\cos\dfrac{5}{4}\pi$　　(4) $\sin\dfrac{11}{6}\pi$

(5) $\tan\left(-\dfrac{7}{3}\pi\right)$

例題 4-10　$\sin\dfrac{3}{10}\pi = a$ のとき、$\cos\dfrac{4}{5}\pi$ を a で表しなさい。

解答

$$\cos\frac{4}{5}\pi = \cos\left(\frac{3}{10}\pi + \frac{\pi}{2}\right) = -\sin\frac{3}{10}\pi = -a$$

問 4-10　$\cos\dfrac{\pi}{8} = a$ のとき、$\sin\dfrac{5}{8}\pi$ を a を用いて表しなさい。

4.3　三角関数のグラフ

三角関数の基本グラフ

① $y = \sin\theta$ の基本グラフ（正弦曲線）

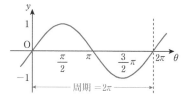

② $y = \cos\theta$ の基本グラフ（余弦曲線）

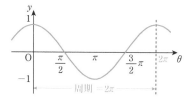

③ $y = \tan\theta$ の基本グラフ（正接曲線）

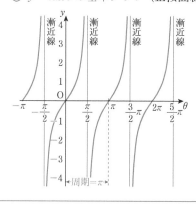

三角関数のグラフの移動

三角関数のグラフの平行移動、対称移動については他の関数のグラフと同じ扱いです。

$y = f(\theta)$ のグラフの移動 (A、k は正の定数とします)

$y - q = f(\theta - p)$　　θ 軸方向へ p、y 軸方向へ q だけ平行移動

$y = Af(\theta)$　　　　　y 軸方向へ A 倍拡大または縮小

$y = f(k\theta)$　　　　　θ 軸方向へ $\dfrac{1}{k}$ 倍に拡大または縮小

$y = f(\theta)$ が周期 α の周期関数ならば、$y = f(k\theta)$ の周期は $\dfrac{\alpha}{k}$ となります。

例題 4-11　関数のグラフを描きなさい。

(1)　$y = \sin\left(\theta - \dfrac{\pi}{3}\right)$　　　(2)　$y = 2\sin\theta$

解答

(1)　$y = \sin\left(\theta - \dfrac{\pi}{3}\right)$ は、$y = \sin\theta$ のグラフを θ 軸方向へ $\dfrac{\pi}{3}$ だけ平行移動したグラフと

なります。

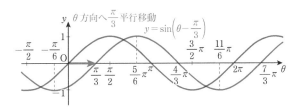

(2)　$y = 2\sin\theta$ は、$y = \sin\theta$ のグラフを y 軸方向へ 2 倍に拡大したものです。

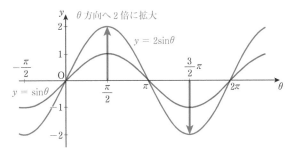

問 4-11　関数のグラフを描きなさい。

(1)　$y = -\sin\left(\theta - \dfrac{\pi}{6}\right)$　　　(2)　$y = \cos\left(\theta + \dfrac{\pi}{3}\right)$　　　(3)　$y = -\tan\left(\theta + \dfrac{4}{3}\pi\right)$

4.4 加法定理と三角関数の合成

加法定理

① $\sin(\alpha+\beta)=\sin\alpha\cos\beta+\cos\alpha\sin\beta$ $\qquad$ $\sin(\alpha-\beta)=\sin\alpha\cos\beta-\cos\alpha\sin\beta$

② $\cos(\alpha+\beta)=\cos\alpha\cos\beta-\sin\alpha\sin\beta$ $\qquad$ $\cos(\alpha-\beta)=\cos\alpha\cos\beta+\sin\alpha\sin\beta$

③ $\tan(\alpha+\beta)=\dfrac{\tan\alpha+\tan\beta}{1-\tan\alpha\tan\beta}$ $\qquad$ $\tan(\alpha-\beta)=\dfrac{\tan\alpha-\tan\beta}{1+\tan\alpha\tan\beta}$

例題 4-12 加法定理を用いて、計算しなさい。

(1) $\sin\dfrac{5}{12}\pi$ $\qquad$ (2) $\cos\dfrac{\pi}{12}$ $\qquad$ (3) $\tan\dfrac{\pi}{12}$

解答

(1) $\sin\dfrac{5}{12}\pi=\sin\left(\dfrac{\pi}{4}+\dfrac{\pi}{6}\right)=\sin\dfrac{\pi}{4}\cos\dfrac{\pi}{6}+\cos\dfrac{\pi}{4}\sin\dfrac{\pi}{6}$

> 分母・分子に $\sqrt{2}$ をかけて、分母を有理化します

$\qquad =\dfrac{1}{\sqrt{2}}\cdot\dfrac{\sqrt{3}}{2}+\dfrac{1}{\sqrt{2}}\cdot\dfrac{1}{2}=\dfrac{\sqrt{3}+1}{2\sqrt{2}}=\dfrac{(\sqrt{3}+1)\times\sqrt{2}}{2\sqrt{2}\times\sqrt{2}}=\dfrac{\sqrt{6}+\sqrt{2}}{4}$

(2) $\cos\dfrac{\pi}{12}=\cos\left(\dfrac{\pi}{3}-\dfrac{\pi}{4}\right)=\cos\dfrac{\pi}{3}\cos\dfrac{\pi}{4}+\sin\dfrac{\pi}{3}\sin\dfrac{\pi}{4}=\dfrac{1}{2}\cdot\dfrac{\sqrt{2}}{2}+\dfrac{\sqrt{3}}{2}\cdot\dfrac{\sqrt{2}}{2}$

$\qquad =\dfrac{\sqrt{6}+\sqrt{2}}{4}$

(3) $\tan\dfrac{\pi}{12}=\tan\left(\dfrac{\pi}{3}-\dfrac{\pi}{4}\right)=\dfrac{\tan\dfrac{\pi}{3}-\tan\dfrac{\pi}{4}}{1+\tan\dfrac{\pi}{3}\tan\dfrac{\pi}{4}}=\dfrac{\sqrt{3}-1}{1+\sqrt{3}\cdot1}=\dfrac{(\sqrt{3}-1)\times(\sqrt{3}-1)}{(\sqrt{3}+1)\times(\sqrt{3}-1)}$

> 分母・分子に $\sqrt{3}-1$ をかけて、分母を有理化します

$\qquad =\dfrac{4-2\sqrt{3}}{3-1}=2-\sqrt{3}$

問 4-12 加法定理を用いて、計算しなさい。

(1) $\sin\dfrac{7}{12}\pi$ $\qquad$ (2) $\cos\dfrac{7}{12}\pi$ $\qquad$ (3) $\cos\dfrac{5}{12}\pi$ $\qquad$ (4) $\tan\dfrac{5}{12}\pi$

(5) $\tan\dfrac{7}{12}\pi$

例題 4-13 $0<\alpha<\dfrac{\pi}{2}$、$\dfrac{\pi}{2}<\beta<\pi$、$\sin\alpha=\dfrac{4}{5}$、$\cos\beta=-\dfrac{4}{5}$ のとき、$\sin(\alpha+\beta)$、$\cos(\alpha+\beta)$、$\tan(\alpha+\beta)$ を計算しなさい。

解答

$0<\alpha<\dfrac{\pi}{2}$（第 1 象限）から $\cos\alpha>0$、$\dfrac{\pi}{2}<\beta<\pi$（第 2 象限）から $\sin\beta>0$ となります。

$\sin^2\theta + \cos^2\theta = 1$ から、

$$\cos\alpha = \sqrt{1-\sin^2\alpha} = \sqrt{1-\left(\frac{4}{5}\right)^2} = \frac{3}{5} \qquad \sin\beta = \sqrt{1-\cos^2\beta} = \sqrt{1-\left(-\frac{4}{5}\right)^2} = \frac{3}{5}$$

したがって、

$$\sin(\alpha+\beta) = \sin\alpha\cos\beta + \cos\alpha\sin\beta = \frac{4}{5}\cdot\left(-\frac{4}{5}\right) + \frac{3}{5}\cdot\frac{3}{5} = -\frac{7}{25}$$

$$\cos(\alpha+\beta) = \cos\alpha\cos\beta - \sin\alpha\sin\beta = \frac{3}{5}\cdot\left(-\frac{4}{5}\right) - \frac{4}{5}\cdot\frac{3}{5} = -\frac{24}{25}$$

$$\tan(\alpha+\beta) = \frac{\sin(\alpha+\beta)}{\cos(\alpha+\beta)} = \frac{-\dfrac{7}{25}}{-\dfrac{24}{25}} = \frac{7}{24}$$

問 4-13 $\dfrac{\pi}{2} < \alpha < \pi$、$0 < \beta < \dfrac{\pi}{2}$、$\sin\alpha = \dfrac{1}{2}$、$\cos\beta = \dfrac{1}{\sqrt{2}}$ のとき、$\sin(\alpha+\beta)$ を計算しなさい。

2 倍角の公式	**半角の公式**	**3 倍角の公式**
① $\sin 2\alpha = 2\sin\alpha\cos\alpha$	① $\sin^2\dfrac{\alpha}{2} = \dfrac{1-\cos\alpha}{2}$	① $\sin 3\alpha = 3\sin\alpha - 4\sin^3\alpha$
② $\cos 2\alpha = \cos^2\alpha - \sin^2\alpha$	② $\cos^2\dfrac{\alpha}{2} = \dfrac{1+\cos\alpha}{2}$	② $\cos 3\alpha = -3\cos\alpha + 4\cos^3\alpha$
$\qquad = 1 - 2\sin^2\alpha$	③ $\tan^2\dfrac{\alpha}{2} = \dfrac{1-\cos\alpha}{1+\cos\alpha}$	③ $\tan 3\alpha = \dfrac{3\tan\alpha - \tan^3\alpha}{1-3\tan^2\alpha}$
$\qquad = 2\cos^2\alpha - 1$		
③ $\tan 2\alpha = \dfrac{2\tan\alpha}{1-\tan^2\alpha}$		

例題 4-14 $\dfrac{\pi}{2} < \theta < \pi$、$\sin\theta = \dfrac{5}{13}$ のとき、$\sin 2\theta$ と $\cos\dfrac{\theta}{2}$ を計算しなさい。

解答

$\sin^2\theta + \cos^2\theta = 1$ から、

$$\cos^2\theta = 1 - \left(\frac{5}{13}\right)^2 = 1 - \frac{25}{169} = \frac{144}{169}$$

$\dfrac{\pi}{2} < \theta < \pi$（第 2 象限）から、$\cos\theta < 0$ となります。したがって、

$$\cos\theta = -\frac{12}{13}$$

$$\sin 2\theta = 2\sin\theta\cos\theta = 2 \times \frac{5}{13} \times \left(-\frac{12}{13}\right) = -\frac{120}{169}$$

$$\cos^2\frac{\theta}{2} = \frac{1+\cos\theta}{2} = \frac{1-\dfrac{12}{13}}{2} = \frac{\dfrac{1}{13}}{2} = \frac{1}{26}$$

$\dfrac{\pi}{2} < \theta < \pi$ (第2象限) から、$\dfrac{\pi}{4} < \dfrac{\theta}{2} < \dfrac{\pi}{2}$ (第1象限) ですので、$\cos\dfrac{\theta}{2} > 0$ となります。

したがって、$\cos\dfrac{\theta}{2} = \dfrac{1}{\sqrt{26}} = \dfrac{\sqrt{26}}{26}$

（別解）

三平方の定理から、$\cos\theta$ を求めます。

第2象限に動径 OP を引き、$\sin\theta = \dfrac{5}{13}$ から、

半径 $r = 13$、点 P の y 座標を 5 とすると、

三平方の定理から、点 P の x 座標の絶対値 b は 12

となります。

したがって、点 P の座標は、$(-12, 5)$ となり、

$$\cos\theta = -\dfrac{12}{13}$$

となります。

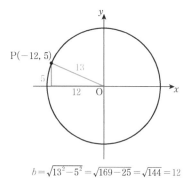

$b = \sqrt{13^2 - 5^2} = \sqrt{169 - 25} = \sqrt{144} = 12$

問 4-14 $\dfrac{\pi}{2} < \theta < \pi$ で $\cos\theta = -\dfrac{8}{17}$ のとき、$\sin 2\theta$ と $\sin\dfrac{\theta}{2}$ を計算しなさい。

例題 4-15 $0 \leqq \theta < 2\pi$ のとき、方程式(1)と(2)を満たす θ を求めなさい。
(1) $\cos 2\theta = \cos\theta$ (2) $\sin 2\theta = \sin\theta$

---

(1) 2倍角の公式 $\cos 2\theta = 2\cos^2\theta - 1$ を式に代入すると、

$$2\cos^2\theta - 1 = \cos\theta$$

式を変形して、

$$2\cos^2\theta - \cos\theta - 1 = 0$$

因数分解すると、$(2\cos\theta + 1)(\cos\theta - 1) = 0$

となります。

ゆえに、$\cos\theta = -\dfrac{1}{2}$ または $\cos\theta = 1$ となります。

$\cos\theta = -\dfrac{1}{2}$ のとき、$0 \leqq \theta < 2\pi$ なので、$\theta = \dfrac{2}{3}\pi, \dfrac{4}{3}\pi$

$\cos\theta = 1$ のとき、$0 \leqq \theta < 2\pi$ なので、$\theta = 0$

したがって、$\theta = 0, \dfrac{2}{3}\pi, \dfrac{4}{3}\pi$

(2) 2倍角の公式 $\sin 2\theta = 2\sin\theta\cos\theta$ を式に代入すると、

$$2\sin\theta\cos\theta = \sin\theta$$

式を変形して、まとめると、

$$\sin\theta(2\cos\theta - 1) = 0$$

ゆえに、$\sin\theta = 0$ または $\cos\theta = \dfrac{1}{2}$ となります。

$\sin\theta = 0$ のとき、$0 \leqq \theta < 2\pi$ なので、$\theta = 0,\ \pi$

$\cos\theta = \dfrac{1}{2}$ のとき、$0 \leqq \theta < 2\pi$ なので、$\theta = \dfrac{\pi}{3},\ \dfrac{5}{3}\pi$

したがって、$\theta = 0,\ \pi,\ \dfrac{\pi}{3},\ \dfrac{5}{3}\pi$

問 4-15 $0 \leqq \theta < 2\pi$ のとき、方程式(1)と(2)を満たす θ を求めなさい。

(1) $\cos 2\theta - 3\cos\theta + 2 = 0$ (2) $\cos 2\theta - \sin\theta = 0$

三角関数の合成

① sin（正弦）での合成

$$a\sin\theta + b\cos\theta = \sqrt{a^2 + b^2}\,\sin(\theta + \alpha)$$

ただし、α は $\sin\alpha = \dfrac{b}{\sqrt{a^2 + b^2}}$、$\cos\alpha = \dfrac{a}{\sqrt{a^2 + b^2}}$ を満た
す角です。

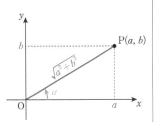

② cos（余弦）での合成

$$a\sin\theta + b\cos\theta = \sqrt{a^2 + b^2}\,\cos(\theta - \beta)$$

ただし、β は $\sin\beta = \dfrac{a}{\sqrt{a^2 + b^2}}$、$\cos\beta = \dfrac{b}{\sqrt{a^2 + b^2}}$ を満た
す角です。

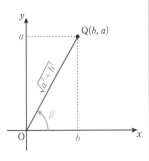

例題 4-16 (1)と(2)の式を $r\sin(\theta + \alpha)$ の形で表しなさい。ただし、$r > 0$、
$-\pi < \alpha < \pi$ とする。

(1) $\sin\theta + \sqrt{3}\cos\theta$ (2) $\sin\theta - \cos\theta$

$a\sin\theta + b\cos\theta = \sqrt{a^2 + b^2}\,\sin(\theta + \alpha)$ から、

(1) $r = \sqrt{1^2 + \sqrt{3}^2} = \sqrt{1 + 3} = \sqrt{4} = 2$

したがって、

$$\sin\theta + \sqrt{3}\cos\theta = 2\sin\left(\theta + \dfrac{\pi}{3}\right)$$

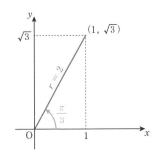

(2)　$r=\sqrt{1^2+(-1)^2}=\sqrt{1+1}=\sqrt{2}$

したがって、

$$\sin\theta-\cos\theta=\sqrt{2}\sin\left(\theta-\frac{\pi}{4}\right)$$

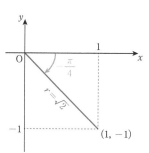

問 4-16　(1)と(2)の式を$r\sin(\theta+\alpha)$の形で表しなさい。ただし、$r>0$、$-\pi<\alpha<\pi$とする。

(1)　$\sqrt{3}\sin\theta+\cos\theta$　　　(2)　$-4\cos\theta-4\sqrt{3}\sin\theta$　　　(3)　$\sin\left(\theta+\frac{\pi}{6}\right)-\cos\theta$

積和（積→和）の公式

① $\sin\alpha\cos\beta=\frac{1}{2}\{\sin(\alpha+\beta)+\sin(\alpha-\beta)\}$

② $\cos\alpha\sin\beta=\frac{1}{2}\{\sin(\alpha+\beta)-\sin(\alpha-\beta)\}$

③ $\cos\alpha\cos\beta=\frac{1}{2}\{\cos(\alpha+\beta)+\cos(\alpha-\beta)\}$

④ $\sin\alpha\sin\beta=-\frac{1}{2}\{\cos(\alpha+\beta)-\cos(\alpha-\beta)\}$

和積（和→積）の公式

⑤ $\sin A+\sin B=2\sin\frac{A+B}{2}\cos\frac{A-B}{2}$

⑥ $\sin A-\sin B=2\cos\frac{A+B}{2}\sin\frac{A-B}{2}$

⑦ $\cos A+\cos B=2\cos\frac{A+B}{2}\cos\frac{A-B}{2}$

⑧ $\cos A-\cos B=-2\sin\frac{A+B}{2}\sin\frac{A-B}{2}$

例題 4-17　(1)と(2)を計算しなさい。

(1)　$\sin\frac{5}{12}\pi\cos\frac{\pi}{12}$　　　(2)　$\cos\frac{7}{12}\pi+\cos\frac{\pi}{12}$

解答

(1)　$\sin\alpha\cos\beta=\frac{1}{2}\{\sin(\alpha+\beta)+\sin(\alpha-\beta)\}$から、

$$\sin\frac{5}{12}\pi\cos\frac{\pi}{12}=\frac{1}{2}\left\{\sin\left(\frac{5}{12}\pi+\frac{\pi}{12}\right)+\sin\left(\frac{5}{12}\pi-\frac{\pi}{12}\right)\right\}=\frac{1}{2}\left(\sin\frac{6}{12}\pi+\sin\frac{4}{12}\pi\right)$$

$$=\frac{1}{2}\left(\sin\frac{\pi}{2}+\sin\frac{\pi}{3}\right)=\frac{1}{2}\left(1+\frac{\sqrt{3}}{2}\right)=\frac{1}{2}\left(\frac{2+\sqrt{3}}{2}\right)=\frac{2+\sqrt{3}}{4}$$

(2)　$\cos A+\cos B=2\cos\frac{A+B}{2}\cos\frac{A-B}{2}$から、

$$\cos\frac{7}{12}\pi+\cos\frac{\pi}{12}=2\cos\left(\frac{\frac{7}{12}\pi+\frac{\pi}{12}}{2}\right)\cos\left(\frac{\frac{7}{12}\pi-\frac{\pi}{12}}{2}\right)=2\cos\left(\frac{\frac{8}{12}\pi}{2}\right)\cos\left(\frac{\frac{6}{12}\pi}{2}\right)$$

$$=2\cos\frac{\pi}{3}\cos\frac{\pi}{4}=2\times\frac{1}{2}\times\frac{1}{\sqrt{2}}=\frac{1}{\sqrt{2}}$$

問 4-17　(1)と(2)を計算しなさい。

(1)　$\cos\frac{5}{12}\pi\cos\frac{\pi}{12}$　　　(2)　$\sin\frac{7}{12}\pi-\sin\frac{\pi}{12}$

第5章

数列

数列の基本

数列 ある一定の規則にしたがって並べた数の列をいいます。

数列を $a_1,\ a_2,\ a_3,\ a_4,\ \cdots,\ a_{n-1},\ a_n,\ \cdots\cdots$ で表します。$\{a_n\}$ と略記することもあります。

[例] $1, 3, 5, 7, \cdots$

項 数列の各数値をいいます。

最初の項を**初項** (a)、n 番目の項を**第 n 項** (a_n)、最後の項を**末項** (l) といいます。

一般項 数列の第 n 項を表す式をいいます。

5.1 等差数列

等差数列 前の項に一定の値 d（公差といいます）を加えて生成される数列です。

$a_{n+1}-a_n=d$ を満たす数列です。

一般項 初項 a、公差 d の等差数列の一般項 a_n は、

$a_n=a+(n-1)d$

k 番目から始める場合の一般項（k は自然数）

$a_n=a_k+(n-k)d$

等差数列の和の公式

① $S_n=\dfrac{n}{2}\{2a+(n-1)d\}$　　② $S_n=\dfrac{n}{2}(a+l)$

S_n は等差数列の初項から第 n 項までの和を表し、n は項数、a は初項、l は末項、d は公差です。

例題 5-1 等差数列の一般項と第 7 項を求めなさい。

(1) 初項 3、公差 $\dfrac{1}{2}$　　(2) $1,\ -\dfrac{1}{2},\ -2,\ -\dfrac{7}{2},\ \cdots$　　(3) 公差が 3, 第 5 項が 18

(4) 第 4 項が -9, 第 10 項が 15

解答

⑴　初項 $a=3$、公差 $d=\dfrac{1}{2}$ を等差数列の一般項の公式 $a_n=a+(n-1)d$ に代入すると、

$$a_n=3+(n-1)\cdot\frac{1}{2}=3+\frac{1}{2}n-\frac{1}{2}=\frac{1}{2}n+\frac{5}{2}$$

となります。また、第 7 項は、前式の一般項に $n=7$ を代入すると、

$$a_7=\frac{1}{2}\times7+\frac{5}{2}=\frac{12}{2}=6 \quad \text{となります。}$$

⑵　公差 $d=$ 第2項−初項 $=-\dfrac{1}{2}-1=-\dfrac{3}{2}$ 、初項 $a=1$

を一般項の公式に代入すると、　$a_n=1+(n-1)\cdot\left(-\dfrac{3}{2}\right)=1-\dfrac{3}{2}n+\dfrac{3}{2}=-\dfrac{3}{2}n+\dfrac{5}{2}$

となります。また、第 7 項は、前式の一般項に $n=7$ を代入すると、

$$a_7=-\frac{3}{2}\times7+\frac{5}{2}=-\frac{16}{2}=-8 \quad \text{となります。}$$

⑶　初項を a とすると、第 5 項は、　$a_5=a+(5-1)\cdot3=a+12=18$

したがって、$a=18-12=6$ となります。

初項 $a=6$ と公差 $d=3$ を一般項の公式に代入すると、

$$a_n=6+(n-1)\cdot3=6+3n-3=3n+3=3(n+1)$$

となります。また、第 7 項は、前式の一般項に $n=7$ を代入すると、

$$a_7=3\cdot(7+1)=3\times8=24$$

⑷　公差を d とすると、　$6d=a_{10}-a_4=15-(-9)=24$

したがって、$d=4$

$d=4$ を一般項の公式 $a_n=a_k+(n-k)d$ に代入すると、

$$a_n=-9+(n-4)\cdot4=-9+4n-16=4n-25$$

また、第 7 項は、前式の一般項に $n=7$ を代入すると、

$$a_7=4\times7-25=28-25=3 \quad \text{となります。}$$

（別解）

初項を a、公差を d とすると、第 4 項は、

$$a_4=a+(4-1)d=a+3d=-9 \quad \cdots\cdots 5\text{-}①$$

また、第 10 項は、

$$a_{10}=a+(10-1)d=a+9d=15 \quad \cdots\cdots 5\text{-}②$$

となります。

5-①式と 5-②式の連立方程式

$$\begin{cases} a+3d=-9 \\ a+9d=15 \end{cases}$$

を解いて、$d=4$、$a=-21$ となります。

$a+3d=-9$
$-)\ a+9d=15$
$-6d=-24$
$d=4$

5-①式に $d=4$ を代入して、
$a+3\times4=-9$
$a=-9-12=-21$

初項 $a=-21$、公差 $d=4$ を一般項の公式に代入すると、

$$a_n=-21+(n-1)\cdot4=-21+4n-4=4n-25$$

となります。

問 5-1 等差数列の一般項と第 8 項を求めなさい。

(1) $\dfrac{1}{2}$, -1, $-\dfrac{5}{2}$, -4, $\cdots$　　(2) $\sqrt{2}+1$, 3, $-\sqrt{2}+5$, $-2\sqrt{2}+7$, $\cdots$

(3) 初項 $\dfrac{1}{2}$、第 4 項が 32　　(4) 第 10 項が 30、第 20 項が 0

(5) 第 62 項が 185、第 74 項が 221

例題 5-2 等差数列の初項から第 10 項までの和を求めなさい。

(1) -2, 2, 6, $10\cdots$　　(2) 初項が 1、公差が -0.2　　(3) 2, 4, 6, 8, $\cdots$

---

(1) 初項 $a=-2$、公差 $d=$ 第 2 項 $-$ 初項 $=2-(-2)=4$ となります。

和の公式 $S_n=\dfrac{n}{2}\{2a+(n-1)d\}$ から、

$$S_{10}=\dfrac{10}{2}\cdot\{2\times(-2)+(10-1)\times 4\}=5\times(-4+9\times 4)=5\times(-4+36)=5\times 32=160$$

(2) 初項 $a=1$ 、公差 $d=-0.2$

和の公式 $S_n=\dfrac{n}{2}\{2a+(n-1)d\}$ から、

$$S_{10}=\dfrac{10}{2}\{2\times 1+(10-1)\times(-0.2)\}=5\times\{2+9\times(-0.2)\}=5\times(2-1.8)=5\times 0.2=1$$

(3) 初項 $a=2$、公差 $d=$ 第 2 項 $-$ 初項 $=4-2=2$ となります。

和の公式 $S_n=\dfrac{n}{2}\{2a+(n-1)d\}$ から、

$$S_{10}=\dfrac{10}{2}\{2\times 2+(10-1)\times 2\}=5\times(4+9\times 2)=5\times(4+18)=5\times 22=110$$

問 5-2 等差数列の和を求めなさい。

(1) 初項 -10、公差 2、項数 18　　(2) -20, -18, -16, $\cdots$, 28

(3) 第 30 項が 58、公差 -4 の等差数列で、第 50 項から第 80 項の和

5.2　等比数列

等比数列　前の項に一定の値 r（公比といいます）をかけて生成される数列をいいます。

$$\dfrac{a_n}{a_{n-1}}=r\text{を満たす数列です。}$$

一般項　初項 a、公比 r の等比数列の一般項 a_n は、

$$a_n=ar^{n-1}$$

k 番目からはじめる場合の一般項（k は自然数）

$$a_n=a_k r^{n-k}$$

等比数列の和の公式

① $r \neq 1$のとき$S_n = \dfrac{a(r^n-1)}{r-1} = \dfrac{a(1-r^n)}{1-r}$

② $r = 1$のとき$S_n = na$

S_n は等比数列の初項から第 n 項までの和を表し、n は項数、a は初項、r は公比です。

例題 5-3　等比数列の一般項 a_n と第 6 項を求めなさい。

(1)　3, 6, 12, 24　　　(2)　$-3,\ 9,\ -27,\ 81,\ -243,\ \cdots$

(3)　第 5 項が $\dfrac{1}{2}$、第 8 項が -4

解答

(1)　初項 $a = 3$、公比 $r = \dfrac{\text{第2項}}{\text{初項}} = \dfrac{6}{3} = 2$

したがって、一般項の公式から、$a_n = ar^{n-1} = 3 \cdot 2^{n-1}$

また、第 6 項は、前式の一般項に $n = 6$ を代入すると、

$\quad a_6 = 3 \cdot 2^{6-1} = 3 \times 2^5 = 3 \times 32 = 96$

(2)　初項 $a = -3$、公比 $r = \dfrac{\text{第2項}}{\text{初項}} = \dfrac{9}{-3} = -3$

したがって、一般項の公式から、$a_n = a \cdot r^{n-1} = -3 \cdot (-3)^{n-1} = (-3)^n$

また、第 6 項は、前式の一般項に $n = 6$ を代入すると、

$\quad a_6 = (-3)^6 = 729$

(3)　$\dfrac{1}{2},\ a_6,\ a_7,\ -4$ですから、$\dfrac{1}{2}$ に 3 回公比 r をかけると、-4 となります。

$\quad r^3 = a_8 \div a_5 = (-4) \div \dfrac{1}{2} = -8$

ゆえに、$r = -2$

したがって、一般項 $a_n = a_5 \cdot r^{n-5} = \dfrac{1}{2} \cdot (-2)^{n-5}$

また、第 6 項は、前式の一般項に $n = 6$ を代入すると、

$\quad a_6 = \dfrac{1}{2} \cdot (-2)^{6-5} = \dfrac{1}{2} \times (-2) = -1$

問 5-3　等比数列 $\{a_n\}$ の一般項 a_n と第 6 項を求めなさい。

(1)　初項が -3、公比が 2　　　(2)　公比が $\dfrac{1}{2}$、第 4 項が 32

(3)　100, 50, 25, 12.5, $\cdots$　　　(4)　第 2 項が -6、第 5 項が 162

例題 5-4 (1)から(3)の問に答えなさい。

(1) 初項 -1、公比 2 の等比数列の初項から第 10 項までの和を求めなさい。

(2) 等比数列 $-2,\ 2,\ -2,\ 2,\ \cdots$ の初項から第 12 項までの和を求めなさい。

(3) 等比数列 $27,\ 9,\ 3,\ 1,\ \cdots$ の第 5 項から第 8 項までの和を求めなさい。

解答

(1) 初項 $a=-1$, 公比 $r=2$ を和の公式 $S_n=\dfrac{a\left(r^n-1\right)}{r-1}$ に代入して、

$$S_{10}=\frac{-1\cdot\left(2^{10}-1\right)}{2-1}=-1(1024-1)=-1023$$

> $2^{10}=1024$
> この数値は覚えましょう

(2) 初項 $a=-2$、公比 $r=\dfrac{第2項}{初項}=\dfrac{2}{-2}=-1$ となります。

和の公式 $S_n=\dfrac{a\left(1-r^n\right)}{1-r}$ から、

$$S_{12}=\frac{-2\cdot\left\{1-(-1)^{12}\right\}}{1-(-1)}=\frac{-2(1-1)}{2}=0$$

(3) 初項 $a=27$、公比 $r=\dfrac{第2項}{初項}=\dfrac{9}{27}=\dfrac{1}{3}$ となります。

第 5 項は $a_5=27\cdot\left(\dfrac{1}{3}\right)^4=\dfrac{1}{3}$

ここで、第 5 項を初項とする数列を考えると、第 8 項は $8-5+1=4$ で第 4 項となります。

これから、初項 $\dfrac{1}{3}$、公比 $\dfrac{1}{3}$ の等比数列の初項から第 4 項までの和となります。

したがって、$S_4=\dfrac{\dfrac{1}{3}\left\{1-\left(\dfrac{1}{3}\right)^4\right\}}{1-\dfrac{1}{3}}=\dfrac{\dfrac{1}{3}\left\{1-\dfrac{1}{81}\right\}}{\dfrac{2}{3}}=\dfrac{1}{3}\times\dfrac{80}{81}\times\dfrac{3}{2}=\dfrac{40}{81}$

（別解）

初項から第 8 項までの和から、初項から第 4 項までの和を引けば、第 5 項から第 8 項までの和が求まります。

和の公式 $S_n=\dfrac{a\left(1-r^n\right)}{1-r}$ から、

$$S_8=\frac{27\cdot\left\{1-\left(\frac{1}{3}\right)^8\right\}}{1-\frac{1}{3}}=\frac{27\cdot\left(1-\frac{1}{6561}\right)}{\frac{2}{3}}=\overset{}{27}\times\frac{\overset{3280}{\cancel{6560}}}{\underset{2187}{\cancel{6561}}}\times\frac{3}{\underset{81}{\cancel{2}}}=\frac{3280}{81}$$

$$S_4=\frac{27\cdot\left\{1-\left(\frac{1}{3}\right)^4\right\}}{1-\frac{1}{3}}=\frac{27\cdot\left(1-\frac{1}{81}\right)}{\frac{2}{3}}=27\times\frac{\overset{40}{\cancel{80}}}{81}\times\frac{3}{\cancel{2}}=\frac{3240}{81}$$

したがって、第 5 項から第 8 項の和は、

$$S_8-S_4=\frac{3280}{81}-\frac{3240}{81}=\frac{40}{81}$$

問 5-4 (1)から(3)の問に答えなさい。

(1) 初項 100、公比 $\dfrac{1}{2}$ の等比数列の初項から第 10 項までの和を求めなさい。

(2) 初項 9、公比 -3 の等比数列の初項から第 n 項までの和を求めなさい。

(3) 初項 9、公比 0.1 の等比数列の初項から第 n 項までの和を求めなさい。

5.3 和の記号 $\sum$（シグマ）

Σ の定義

$$\sum_{k=1}^{n} a_k = a_1 + a_2 + a_3 + \cdots + a_n$$

注：k の代わりに i など、別の文字を使うことがあります。

Σ の公式

① $\displaystyle\sum_{k=1}^{n} c = nc$ （c は定数）　　② $\displaystyle\sum_{k=1}^{n} k = \dfrac{1}{2}n(n+1)$　　③ $\displaystyle\sum_{k=1}^{n} k^2 = \dfrac{1}{6}n(n+1)(2n+1)$

④ $\displaystyle\sum_{k=1}^{n} k^3 = \left\{\dfrac{1}{2}n(n+1)\right\}^2$　　⑤ $\displaystyle\sum_{k=1}^{n} ar^{k-1} = \dfrac{a(1-r^n)}{1-r} = \dfrac{a(r^n-1)}{r-1}$ ただし、$r \neq 1$

Σ の性質

① $\displaystyle\sum_{k=1}^{n} (a_k + b_k) = \sum_{k=1}^{n} a_k + \sum_{k=1}^{n} b_k$　　② $\displaystyle\sum_{k=1}^{n} ca_k = c\sum_{k=1}^{n} a_k$ （c は定数）

例題 5-5　和を Σ 記号を用いて表しなさい。

(1) $1+3+5+\cdots+(2n-1)$　　(2) $1^2+2^2+3^2+\cdots+n^2$　　(3) $\dfrac{x_1+x_2+x_3+\cdots+x_n}{n}$

解答

(1) 1 から $2n-1$ までの奇数の和です。n の式を k の式にして、その和を Σ を使って表します。

$$1+3+5+\cdots+(2n-1) = \sum_{k=1}^{n}(2k-1)$$

(2) 初項 1^2 から第 n 項 n^2 までの和です。n の式を k の式にして、その和を Σ を使って表します。

$$1^2+2^2+3^2+\cdots+n^2 = \sum_{k=1}^{n} k^2$$

(3) 初項 x_1 から第 n 項 x_n までの和を項数 n で割ったものです。n の式を i の式にして、その和を Σ を使って表します。

$$\frac{x_1+x_2+x_3+\cdots+x_n}{n} = \frac{1}{n}(x_1+x_2+x_3+\cdots+x_n) = \frac{1}{n}\sum_{i=1}^{n} x_i$$

（統計学では i が使われています）

問 5-5 和を Σ 記号を用いて表しなさい。ただし、文字は i を使いなさい。

(1) $x_1^2 + x_2^2 + x_3^2 + \cdots + x_n^2$

(2) $(x_1 - \bar{x})^2 + (x_2 - \bar{x})^2 + (x_3 - \bar{x})^2 + \cdots + (x_n - \bar{x})^2$

(3) $(x_1 - \bar{x})(y_1 - \bar{y}) + (x_2 - \bar{x})(y_2 - \bar{y}) + (x_3 - \bar{x})(y_3 - \bar{y}) + \cdots + (x_n - \bar{x})(y_n - \bar{y})$

例題 5-6 和を求めなさい。

(1) $\displaystyle\sum_{k=1}^{n}(k+1)$　　　(2) $\displaystyle\sum_{k=1}^{n}3\cdot 2^{k-1}$

解答

(1) Σ の性質 $\displaystyle\sum_{k=1}^{n}(a_k + b_k) = \sum_{k=1}^{n}a_k + \sum_{k=1}^{n}b_k$ から

$\displaystyle\sum_{k=1}^{n}(k+1) = \sum_{k=1}^{n}k + \sum_{k=1}^{n}1$ となります。

Σ の公式から、$\displaystyle\sum_{k=1}^{n}k = \frac{1}{2}n(n+1)$、$\displaystyle\sum_{k=1}^{n}1 = n$ を代入すると、

$\displaystyle\sum_{k=1}^{n}(k+1) = \frac{1}{2}n(n+1) + n = \frac{n\{(n+1)+2\}}{2} = \frac{1}{2}n(n+3)$

$\displaystyle\sum_{k=1}^{n}1 = n$ の意味は、$\displaystyle\sum_{k=1}^{n}1 = \underset{(k=1)}{1} + \underset{(k=2)}{1} + \underset{(k=3)}{1} + \cdots + \underset{(k=n)}{1} = n$ です。$\displaystyle\sum_{k=1}^{n}1 = 1 \times n = n$ という

ことです。

（別解）

$k=1$ を代入した値が初項ですから、初項 $a=2$、公差 $d=1$ の等差数列の初項から第 n 項までの和で求められます。

等差数列の和の公式 $S_n = \dfrac{n}{2}\{2a + (n-1)d\}$ から、

$S_n = \dfrac{n}{2}\{2 \times 2 + (n-1) \times 1\} = \dfrac{n}{2}(4 + n - 1) = \dfrac{1}{2}n(n+3)$

(2) 和の公式 $\displaystyle\sum_{k=1}^{n}ar^{k-1} = \frac{a(1-r^n)}{1-r} = \frac{a(r^n-1)}{r-1}$ から、

$\displaystyle\sum_{k=1}^{n}3\cdot 2^{k-1} = \frac{a(r^n-1)}{r-1} = \frac{3(2^n-1)}{2-1} = 3(2^n-1)$

問 5-6 和を求めなさい。

(1) $\displaystyle\sum_{k=5}^{14}(k+1)$　　(2) $\displaystyle\sum_{k=1}^{n}(4k+3)$　　(3) $\displaystyle\sum_{k=1}^{n}(k+3)(k-2)$　　(4) $\displaystyle\sum_{k=1}^{n}2\cdot 3^{k-1}$

5.4 数列の極限

　項が限りなく続く数列 a_1, a_2, a_3, $\cdots$, a_n, $\cdots\cdots$ を**無限数列**といいます。n を限りなく大きくすると、項の値 a_n が一定の値 α に限りなく近づくとき、数列は**収束**するといい、α を数列の**極限値**といいます。数列が収束しないとき、数列は**発散**するといいます。n が限りなく大きくなるにしたがい、項の値 a_n が限りなく大きくなる場合、この数列は**正の無限大へ発散**するといい、逆に a_n が限りなく小さくなる場合、この数列は**負の無限大へ発散**するといいます。a_n が収束せず、正の無限大や負の無限大にも発散しない場合、この数列は**振動**するといいます。

数列の極限

数列 $\{a_n\}$ $(n = 1, 2, 3, \cdots)$ は無限数列とする。

①	収束	$\displaystyle\lim_{n\to\infty} a_n = \alpha$	極限は**極限値** α	極限値があります
②	発散	$\displaystyle\lim_{n\to\infty} a_n = \infty$	極限は**正の無限大** ∞	極限値がありません
		$\displaystyle\lim_{n\to\infty} a_n = -\infty$	極限は**負の無限大** $-\infty$	極限値がありません
		振動	極限はありません	極限値がありません

[例] 　$\displaystyle\lim_{n\to\infty}\frac{1}{n} = 0$ → 収束（極限値は 0）

　　　$\displaystyle\lim_{n\to\infty} 2n = \infty$ → 正の極限大（発散）

　　　$\displaystyle\lim_{n\to\infty}(-2^n) = -\infty$ → 負の無限大（発散）

　　　$\displaystyle\lim_{n\to\infty}(-2)^n$ → 極限なし（振動）

数列の極限の性質

数列 $\{a_n\}$、$\{b_n\}$ が収束して、$\displaystyle\lim_{n\to\infty} a_n = \alpha$、$\displaystyle\lim_{n\to\infty} b_n = \beta$ とするとき、

① **和の極限** 　　$\displaystyle\lim_{n\to\infty}(a_n + b_n) = \alpha + \beta$

② **差の極限** 　　$\displaystyle\lim_{n\to\infty}(a_n - b_n) = \alpha - \beta$

③ **積の極限** 　　$\displaystyle\lim_{n\to\infty} a_n b_n = \alpha\beta$

④ **商の極限** 　　$\displaystyle\lim_{n\to\infty}\frac{a_n}{b_n} = \frac{\alpha}{\beta}$ $(\beta \neq 0)$

⑤ **定数倍の極限** 　$\displaystyle\lim_{n\to\infty} ka_n = k\alpha$ （k は定数）

⑥ ①＋⑤ 　　　$\displaystyle\lim_{n\to\infty}(ka_n + lb_n) = k\alpha + l\beta$ （k,l は定数）

例題 5-7 　数列の極限を調べなさい。

(1) $1,\ \dfrac{1}{2},\ \dfrac{1}{3},\ \dfrac{1}{4},\ \cdots$ 　　　(2) $1,\ 2^2,\ 3^2,\ 4^2,\ 5^2,\ \cdots$ 　　　(3) $1,\ -2,\ 3,\ -4,\ 5,\ \cdots$

(4) $1+1,\ \dfrac{1}{2}+\dfrac{1}{2^2},\ \dfrac{1}{3}+\dfrac{1}{3^2},\ \cdots$

解答

(1) 　第 n 項は $a_n=\dfrac{1}{n}$ と表され、$\displaystyle\lim_{n\to\infty}a_n=\lim_{n\to\infty}\dfrac{1}{n}=\boxed{0}\,0$ となります。

したがって、0 に収束します。

(2) 　第 n 項は $a_n=n^2$ と表され、$\displaystyle\lim_{n\to\infty}a_n=\lim_{n\to\infty}n^2\ \boxed{\infty}=\infty$ となります。

したがって、正の無限大に発散します。

(3) 　第 n 項は $a_n=(-1)^{n-1}n$ 　$\boxed{振動}$ と表されます。したがって、数列は振動し、極限はありません。

(4) 　第 n 項は $a_n=\dfrac{1}{n}+\dfrac{1}{n^2}$ と表され、$\displaystyle\lim_{n\to\infty}\left(\dfrac{1}{n}+\dfrac{1}{n^2}\right)=\lim_{n\to\infty}\left(\dfrac{1}{n}\right)\underset{\boxed{0}}{}+\lim_{n\to\infty}\left(\dfrac{1}{n^2}\right)\underset{\boxed{0}}{}=0$ となります。したがって、0 に収束します。

問 5-7 　数列の極限を調べなさい。

(1) $1,\ \dfrac{1}{2^3},\ \dfrac{1}{3^3},\ \dfrac{1}{4^3},\ \cdots$ 　　　(2) $2,\ 2\cdot 2^2,\ 2\cdot 3^2,\ 2\cdot 4^2,\ \cdots$

(3) $-1,\ \dfrac{1}{\sqrt{2}},\ -\dfrac{1}{\sqrt{3}},\ \dfrac{1}{\sqrt{4}},\ \cdots$ 　　(4) $1+1,\ 2+\dfrac{1}{2},\ 3+\dfrac{1}{3},\ 4+\dfrac{1}{4},\ \cdots$

例題 5-8 　一般項が(1)から(3)の式で表される数列の極限を調べなさい。

(1) n^2-2n 　　　(2) $\dfrac{n+1}{5n^2-3}$ 　　　(3) $\dfrac{2n^2}{3n^2-1}$

解答

(1) 　$\displaystyle\lim_{n\to\infty}(n^2-2n)=\lim_{n\to\infty}n^2\underset{\boxed{\infty}}{}\overset{\boxed{1}}{\left(1-\dfrac{2}{n}\underset{\boxed{0}}{}\right)}=\infty$ 　正の無限大に発散します。

(2) 　分母・分子に $\dfrac{1}{n_2}$ をかけると、

$$\lim_{n\to\infty}\dfrac{n+1}{5n^2-3}=\lim_{n\to\infty}\dfrac{(n+1)\dfrac{1}{n^2}}{(5n^2-3)\dfrac{1}{n^2}}=\lim_{n\to\infty}\dfrac{\overset{\boxed{0}}{\dfrac{1}{n}}+\overset{\boxed{0}}{\dfrac{1}{n^2}}}{5-\underset{\boxed{0}}{\dfrac{3}{n^2}}}=\dfrac{0}{5}=0 \quad 0 に収束します。$$

（別解）

$$\lim_{n\to\infty}\frac{n+1}{5n^2-3}=\lim_{n\to\infty}\frac{n^2\left(\dfrac{1}{n}+\dfrac{1}{n^2}\right)}{n^2\left(5-\dfrac{3}{n^2}\right)}=\lim_{n\to\infty}\frac{\dfrac{1}{n}+\dfrac{1}{n^2}}{5-\dfrac{3}{n^2}}=\frac{0}{5}=0 \quad 0\,\text{に収束します。}$$

(3) $\displaystyle\lim_{n\to\infty}\frac{2n^2}{3n^2-1}=\lim_{n\to\infty}\frac{2n^2}{n^2\left(3-\dfrac{2}{n^2}\right)}=\lim_{n\to\infty}\frac{2}{3-\dfrac{2}{n^2}}=\frac{2}{3} \quad \dfrac{2}{3}\,\text{に収束します。}$

$\longrightarrow \boxed{0}$

問 5-8 一般項が(1)から(6)の式で表される数列の極限を調べなさい。

(1) $5n^2-n^3$ (2) $\dfrac{4-n}{2n+5}$ (3) $\dfrac{n^2-1}{n-1}$ (4) $\sqrt{n+1}-\sqrt{n}$

(5) $\dfrac{n^2-2n+1}{2n^2+n-3}$ (6) $\dfrac{\sqrt{n^2+1}-1}{n}$

無限等比数列の極限

$a,\ ar,\ ar^2,\ \cdots,\ ar^{n-1},\ \cdots$ で表される無限に続く数列を**無限等比数列**といいます。
公比 r の値によって極限が異なります。

$r>1$ のとき $\displaystyle\lim_{n\to\infty}r^n=\infty$ 正の無限大に発散

$r=1$ のとき $\displaystyle\lim_{n\to\infty}r^n=1$ 1 に収束

$|r|<1\ (-1<r<1)$ のとき $\displaystyle\lim_{n\to\infty}r^n=0$ 0 に収束

$r\leqq-1$ のとき $\displaystyle\lim_{n\to\infty}r^n$ 振動 … 極限はありません

これから、無限等比数列の収束条件は、$-1<r\leqq1$ となります。

例題 5-9 一般項が(1)から(4)の式で表される数列の極限を調べなさい。

(1) 3^n (2) $\left(\dfrac{1}{3}\right)^n$ (3) $\left(-\dfrac{1}{2}\right)^n$ (4) $(-2)^n$

解答

(1) 3^n では、公比 $3>1$ ですから、$\displaystyle\lim_{n\to\infty}3^n=\infty$ 正の無限大に発散します。

(2) $\left(\dfrac{1}{3}\right)^n$ では、公比 $\left|\dfrac{1}{3}\right|<1$ ですから、$\displaystyle\lim_{n\to\infty}\left(\dfrac{2}{3}\right)^n=0$ 0 に収束します。

(3) $\left(-\dfrac{1}{2}\right)^n$ では、公比 $\left|-\dfrac{1}{2}\right|<1$ ですから、$\displaystyle\lim_{n\to\infty}\left(-\dfrac{1}{2}\right)^n=0$ 0 に収束します。

(4) $(-2)^n$ では、$-2<-1$ ですから、数列 $(-2)^n$ は振動し、極限はありません。

問 5-9 一般項が(1)から(3)の式で表される数列の極限を調べなさい。

(1) $\left(\dfrac{3}{2}\right)^n$ (2) $\left(-\dfrac{2}{3}\right)^n$ (3) $\left(-\dfrac{4}{3}\right)^n$

例題 5-10 極限を調べなさい。

(1) $\dfrac{1}{3}$, $\dfrac{1}{9}$, $\dfrac{1}{27}$, $\dfrac{1}{81}$, $\cdots$ 　　(2) $-\dfrac{1}{4}$, $\dfrac{1}{16}$, $-\dfrac{1}{64}$, $\dfrac{1}{256}$, $\cdots$

(3) 1, 3, 9, 27, $\cdots$

解答

(1) 第 n 項 $a_n = \left(\dfrac{1}{3}\right)^n$ では、公比 $\left|\dfrac{1}{3}\right| < 1$ ですから、$\displaystyle\lim_{n\to\infty}\left(\dfrac{1}{3}\right)^n = 0$ 　0 に収束します。

(2) 第 n 項 $a_n = \left(-\dfrac{1}{4}\right)^n$ では、公比 $\left|-\dfrac{1}{4}\right| < 1$ ですから、$\displaystyle\lim_{n\to\infty}\left(-\dfrac{1}{4}\right)^n = 0$ 　0 に収束します。

(3) 第 n 項 $a_n = 3^{n-1}$ では、公比 $3 > 1$ ですから、$\displaystyle\lim_{n\to\infty}3^{n-1} = \infty$ 　正の無限大に発散します。

問 5-10 極限を調べなさい。

(1) 1, 0.9, $(0.9)^2$, $(0.9)^3$, $\cdots$ 　　(2) $\dfrac{1}{2}$, 1, 2, 4, $\cdots$ 　　(3) 1, -2, 4, -8, $\cdots$

(4) 1, 2^{-1}, 2^{-2}, 2^{-3}, $\cdots$ 　　(5) 1, $\dfrac{1}{e}$, $\dfrac{1}{e^2}$, $\dfrac{1}{e^3}$, $\cdots$ ($e = 2.718$ とする)

5.5　無限級数

無限級数の定義と収束・発散

無限級数　無限数列 $\{a_n\}$ の各項を順に加えた式
（級数）

$$\sum_{n=1}^{\infty} a_n = a_1 + a_2 + a_3 + \cdots + a_n + \cdots$$

部分和　初項から第 n 項までの和

$$S_n = \sum_{k=1}^{n} a_k = a_1 + a_2 + a_3 + \cdots + a_n$$

部分和の数列 S_n: S_1, S_2, S_3, $\cdots$, S_n, $\cdots$ が収束し、$\displaystyle\lim_{n\to\infty}S_n = S$ であるとします。

このとき、**無限級数 $\displaystyle\sum_{n=1}^{\infty} a_n$ は収束し**、その和は S と定義します。

$$S = \lim_{n\to\infty}S_n = \lim_{n\to\infty}\sum_{k=1}^{n} a_k = a_1 + a_2 + a_3 + \cdots + a_n + \cdots$$

部分和の数列 $\{S_n\}$ が収束しないとき、**無限級数は発散するまたは和をもたない**といいます。

無限級数の中で、無限に続く等比数列の和を**無限等比級数**といいます。

例題 5-11　無限等比級数の収束、発散を調べ、収束すればその和を求めなさい。

(1)　$1 - \dfrac{1}{3} + \dfrac{1}{9} - \dfrac{1}{27} \cdots$　　(2)　$1 - 1.1 + 1.21 - 1.331 \cdots$　　(3)　$200 + 100 + 50 + 25 \cdots$

解答

(1)　$1 - \dfrac{1}{3} + \dfrac{1}{9} - \dfrac{1}{27} + \cdots$

$\times\left(-\dfrac{1}{3}\right) \times\left(-\dfrac{1}{3}\right) \times\left(-\dfrac{1}{3}\right)$

初項 $a = 1$、公比 $r = -\dfrac{1}{3}$ の無限等比級数で、$|r| < 1$ から収束します。

その無限等比級数の和は、

$$\frac{a}{1-r} = \frac{1}{1-\left(-\dfrac{1}{3}\right)} = \frac{1}{\dfrac{4}{3}} = \frac{3}{4}$$

となります。

(2)　$1 - 1.1 + 1.21 - 1.331 \cdots$

$\times(-1.1) \times(-1.1) \times(-1.1)$

初項 $a = 1$、公比 $r = -1.1$ の無限等比級数で、$|r| \geqq 1$ から発散します。

(3)　$200 + 100 + 50 + 25 \cdots$

$\times\dfrac{1}{2} \times\dfrac{1}{2} \times\dfrac{1}{2}$

初項 $a = 200$、公比 $r = \dfrac{1}{2}$ の無限等比級数で、$|r| < 1$ から収束します。

その無限等比級数の和は、

$$\frac{a}{1-r} = \frac{200}{1-\dfrac{1}{2}} = \frac{200}{\dfrac{1}{2}} = 200 \times 2 = 400 \text{ となります。}$$

問 5-11 無限等比級数の収束、発散を調べ、収束すればその和を求めなさい。

(1) 初項 $\sqrt{2}$ 、公比 $-\dfrac{\sqrt{2}}{2}$　　(2) 初項 $\sqrt{3}$ 、公比 $\sqrt{3}$　　(3) $1-2+4-8+\cdots$

(4) $a+\dfrac{1}{2}a+\dfrac{1}{4}a+\dfrac{1}{8}a+\cdots$ （$a \neq 0$）

5.6 薬学への応用

薬品物理化学、製剤学、物理学では近似計算が必要になることがあります。その中で、最もよく使われる近似は無限級数展開です。何らかの関数や数を無限級数で表現することを**無限級数展開**といいます。無限級数展開は近似計算に大変有効な手法となっています。その級数を最初の第1～2項で打ち切ったのが、第1章の「薬学への応用」で扱った近似式です。

対数関数の無限級数展開

$$\ln x = \sum_{n=1}^{\infty} (-1)^{n+1} \frac{(x-1)^n}{n}$$

$$= (x-1) - \frac{(x-1)^2}{2} + \frac{(x-1)^3}{3} - \frac{(x-1)^4}{4} + \frac{(x-1)^5}{5} - \frac{(x-1)^6}{6} \cdots \quad (0 < x \leq 2)$$

$$\ln(1+x) = \sum_{n=1}^{\infty} (-1)^{n-1} \frac{x^n}{n} = x - \frac{x^2}{2} + \frac{x^3}{3} - \frac{x^4}{4} + \frac{x^5}{5} - \frac{x^6}{6} \cdots \quad (-1 < x \leq 1)$$

$\ln 0.5$ を第6項まで計算した結果は、$-0.69114583\cdots$ でした。実際の値は $-0.693147\cdots$ です。

指数関数の無限級数展開

$$e^{ax} = \sum_{n=0}^{\infty} \frac{a^n}{n!} x^n = 1 + a\frac{x}{1!} + a^2 \frac{x^2}{2!} + a^3 \frac{x^3}{3!} + a^4 \frac{x^4}{4!} + a^5 \frac{x^5}{5!} + \cdots \quad (a \neq 0)$$

特に $a = 1$ のとき

$$e^x = \sum_{n=0}^{\infty} \frac{x^n}{n!} = 1 + \frac{x}{1!} + \frac{x^2}{2!} + \frac{x^3}{3!} + \frac{x^4}{4!} + \frac{x^5}{5!} + \cdots$$

$$a^x = \sum_{n=0}^{\infty} \left\{ \frac{(\ln a)^n}{n!} \cdot x^n \right\}$$

$$= 1 + x \ln a + \frac{x^2 (\ln a)^2}{2!} + \frac{x^3 (\ln a)^3}{3!} + \frac{x^4 (\ln a)^4}{4!} + \frac{x^5 (\ln a)^5}{5!} + \cdots$$

$$(e^{-1} \leq a \leq e, \ a \neq 1)$$

e^x の展開式に $x = 1$ を代入し、第7項までの和を求めると、$e = 2.7181$ と近似値が得られました。実際の値は、$e = 2.71828\cdots$ です。

三角関数の無限級数展開

$$\sin x = \sum_{n=0}^{\infty} (-1)^n \frac{1}{(2n+1)!} x^{2n+1} = \frac{x}{1!} - \frac{x^3}{3!} + \frac{x^5}{5!} - \frac{x^7}{7!} + \frac{x^9}{9!} - \frac{x^{11}}{11!} + \cdots \quad (|x| < \infty)$$

$$\cos x = \sum_{n=0}^{\infty} (-1)^n \frac{1}{(2n)!} x^{2n} = 1 - \frac{x^2}{2!} + \frac{x^4}{4!} - \frac{x^6}{6!} + \frac{x^8}{8!} - \frac{x^{10}}{10!} + \cdots \quad (|x| < \infty)$$

$$\tan x = \sum_{n=1}^{\infty} \frac{B_{2n} (-4)^n (1-4^n)}{(2n)!} x^{2n-1} = x + \frac{x^3}{3} + \frac{2x^5}{15} + \frac{17x^7}{315} + \cdots \quad (B_n はベルヌーイ数)$$

$$(|x| < \frac{\pi}{2})$$

例題 5-12 $\sin 35°$をテイラー展開の式を用いて、第4項までの和を求めなさい。ただし、$\pi = 3.1416$とする。

解答

まず、度数法 (°) を弧度法 (rad) に変換します。

$$35° = \frac{\pi}{180} \times 35 = \frac{3.1416}{180} \times 35 = 0.61087 \text{ rad}$$

$$\sin 35° \fallingdotseq 0.61087 - \frac{0.61087^3}{3!} + \frac{0.61087^5}{5!} - \frac{0.61087^7}{7!} = 0.57358$$

実際の値は、$\sin 35° = 0.573576436351$です。

問 5-12 テイラー展開の式を用いて、第4項までの和を求めなさい。ただし、$\pi = 3.1416$とする。

(1) $e^{0.3}$　　　(2) $\cos 31°$　　　(3) $\ln 1.2$

　このように、関数を無限級数展開して公式を導出する方法を**テイラー展開**といいます。テイラー展開は、無限回微分可能な関数を、ある点 a を中心としたべき乗の和で表す方法です。もう少しわかりやすくいうと、関数 $f(x)$ について微分したものを無限等比級数のように、$a + ar + ar^2 + \cdots + ar^{n-1} + \cdots$ と、何個もつなぎ合わせることによって、$x = a$ の周りに限って $f(x)$ に等しくなるように関数をつくることです。それによって、関数の値の近似値を求めることだけでなく、関数の取り扱いが容易になる利点があります。

　テイラー展開は第6章微分法と第7章積分法を用いて導かれますが、厳密な数学的定義などは、より高度な微分積分学の本を必要に応じて参照してください。

　薬学の専門教科である薬品物理化学や製剤学では、テイラー展開やその特殊な形のマクローリン展開が利用されます。

繰り返し投与

　繰り返し投与とは、一定の間隔で薬物を投与し続けることを指します。この方法は、特定の薬物濃度を血中に維持するためによく用いられます。繰り返し投与を行うと、薬物の

血中濃度は最初上昇しますが、やがてある一定の値に落ち着きます。これを**定常状態**といいます。これは、薬物が体内に「入る速度」(投与速度) と「出る速度」(排泄速度) がバランスを保つためです。

τ時間ごとに、同一薬物を同じ人に投与し続けると、図のように、血中濃度が増大し、やがて定常状態となります。

ここで、薬物の初濃度をC_0とすると、2回目投与直前の$t=\tau$における血中濃度Cは、次の式で表すことができます。

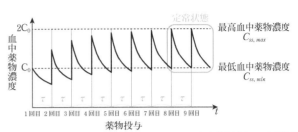

半減期ごとに繰り返し静脈内投与したときの血中薬物濃度 − 時間曲線

$$C = C_0 e^{-k_e \tau}$$

次に、2回目投与直後の血中濃度を求めます。血中濃度はC_0分増大しているため、C_0を加えて、

$$C = C_0 + C_0 e^{-k_e \tau} = C_0 \left(1 + e^{-k_e \tau}\right)$$

となります。

さらに、3回目投与直前の濃度Cは、2回目投与直後の濃度$C_0\left(1+e^{-k_e\tau}\right)$を初濃度として、τ時間後の濃度を考えればよいので、$e^{-k_e\tau}$をかければ得られます。したがって、

$$C = C_0 \left(1 + e^{-k_e \tau}\right)e^{-k_e \tau} = C_0 \left(e^{-k_e \tau} + e^{-k_e 2\tau}\right)$$

となります。

このように、τ時間ごとに同じ量の薬物を繰り返し投与するとき、繰り返し投与時の血中薬物濃度Cの推移は下表のようになります。

投与回数	投与直前	投与直後
1回目投与	0	$C = C_0$
2回目投与	$C = C_0 e^{-k_e \tau}$	$C = C_0 + C_0 e^{-k_e \tau} = C_0 \left(1 + e^{-k_e \tau}\right)$
3回目投与	$C = C_0 \left(1 + e^{-k_e \tau}\right)e^{-k_e \tau}$ $= C_0 \left(e^{-k_e \tau} + e^{-k_e 2\tau}\right)$	$C = C_0 + C_0 \left(e^{-k_e \tau} + e^{-k_e 2\tau}\right)$ $= C_0 \left(1 + e^{-k_e \tau} + e^{-k_e 2\tau}\right)$
$\vdots$	$\vdots$	$\vdots$
n回目投与	$C = C_0 \left\{1 + e^{-k_e \tau} + \cdots + e^{-k_e(n-2)\tau}\right\}e^{-k_e \tau}$ $= C_0 \left\{e^{-k_e \tau} + e^{-k_e 2\tau} + \cdots + e^{-k_e(n-1)\tau}\right\}$	$C = C_0 + C_0 \left\{e^{-k_e \tau} + e^{-k_e 2\tau} + \cdots + e^{-k_e(n-1)\tau}\right\}$ $= C_0 \left\{1 + e^{-k_e \tau} + e^{-k_e 2\tau} + \cdots + e^{-k_e(n-1)\tau}\right\}$

したがって、n回目の投与直後の式は、

$$C = C_0 \left(1 + e^{-k_e \tau} + e^{-k_e 2\tau} + \cdots + e^{-k_e(n-1)\tau}\right) \quad \cdots\cdots ①$$

となります。

①式の ( ) 内は初項$a = 1$、公比$r = e^{-k_e \tau}$の等比数列の和となります。

したがって、$S_n = \dfrac{a(1 - r^n)}{1 - r}$から、

$$S_n = 1 + e^{-k_e\tau} + e^{-k_e 2\tau} + \cdots + e^{-k_e(n-1)\tau} = \frac{1 - \left(e^{-k_e\tau}\right)^n}{1 - e^{-k_e\tau}}$$

となります。

　ここで、n を無限回投与することを考えると、$e^{-k_e\tau} = \dfrac{1}{e^{k_e\tau}}$ から、

　　$0 < e^{-k_e\tau} < 1$

なので、$n \to \infty$ のとき、$\left(e^{-k_e\tau}\right)^n \to 0$ となるため、

S_n は収束して、和は $S = \dfrac{1}{1 - e^{-k_e\tau}}$ となります。

　すなわち、繰り返し投与を続けることで、最高血中薬物濃度 $C = \dfrac{C_0}{1 - e^{-k_e\tau}}$ になります。

　また、繰り返し投与によって薬物が体内にどれくらい蓄積するかは、薬物の投与間隔と血中半減期 ($t_{1/2}$) によって決まります。薬物の**蓄積率**は、1回目投与後の血中濃度 C_0 に対して定常状態でどの程度血中濃度が増加するのかを示す値です。

蓄積率
$$R = \frac{1}{1 - \left(\dfrac{1}{2}\right)^{\frac{\tau}{t_{1/2}}}} = \frac{1}{1 - e^{-k_e\tau}}$$

消失速度定数 $k_e = \dfrac{\ln 2}{t_{1/2}} = \dfrac{0.693}{t_{1/2}}$、$t_{1/2} =$ 薬物の半減期、$\tau =$ 投与間隔時間

定常状態における

最高血中薬物濃度 (ピーク値)　　　$C_{ss,max} = \dfrac{C_0}{1 - e^{-k_e\tau}}$

最低血中薬物濃度 (トラフ値)　　　$C_{ss,min} = \dfrac{C_0}{1 - e^{-k_e\tau}} \cdot e^{-k_e\tau}$

平均血中薬物濃度　　　$C_{ss,av} = \dfrac{AUC}{\tau} = \dfrac{D \cdot F}{CL_{tot} \cdot \tau} = \dfrac{C_0}{k_e \cdot \tau} = \dfrac{F \cdot D}{k_e \cdot \tau \cdot V_d}$

C_0：初濃度、D_0：投与量、V_d：分布容積、F：バイオアベイラビリティ、
CL_{tot}：全身クリアランス、AUC：血中薬物濃度時間曲線下面積

分布容積　　　$V_d = \dfrac{D}{C_0}$

　バイオアベイラビリティとは、人体に投与された薬物のうち、どれだけの量が全身に循環するかを示す指標です。**分布容積**とは、ある薬物が血中濃度と等しい濃度で生体内に均一に分布していると仮定した場合の見かけの体液量 (容積) を表しています。

例題 5-13 成人男性に対してイマチニブメシル酸塩を 12 時間毎に繰り返し経口投与するとき、定常状態における血中薬物濃度のトラフ値が 1,000 ng/mL となるように、1 回あたりの投与量を 250 mg とした。最高血中薬物濃度を求めなさい。ただし、この薬物の体内動態は線形 1- コンパートメントモデルに従うものとし、血中消失半減期は 12 時間とする。また、本剤の吸収は速やかであり、吸収にかかる時間は無視できるものとする。$\ln 2 = 0.693$ とする。　　　　　（第 101 回薬剤師国家試験 問 271 改変）

解答

問題文に「血中薬物濃度のトラフ値が 1,000 ng/mL」とありますから、

$C_{ss,min} = 1000$ ng/mL です。

したがって、$C_{ss,min} = \dfrac{C_0}{1 - e^{-k_e\tau}} \cdot e^{-k_e\tau} = C_{ss,max} \cdot e^{-k_e\tau}$ から、最高血中薬物濃度を算出できます。

$$k_e \cdot \tau = \frac{\ln 2}{t_{1/2}} \cdot \tau = \frac{0.693}{12} \times 12 = 0.693$$

$$C_{ss,max} = \frac{C_{ss,min}}{e^{-k_e\tau}} = \frac{1000}{e^{-0.693}} = \frac{1000}{0.50} = 2000 \text{ ng/mL}$$

　薬物を消失半減期 $t_{1/2}$ ごとに連続投与し、血中薬物濃度が定常状態に達したとき、最高血中薬物濃度（ピーク値）は初濃度の 2 倍（$C_{ss,max} = 2C_0$）、最低血中薬物濃度（トラフ値）は初濃度 C_0（$C_{ss,min} = C_0$）になります。また、蓄積率 $R = 2$ となることを覚えておきましょう。

例題 5-14 薬物 A の体内動態は線形 1- コンパートメントモデルに従い、血中消失半減期は 7 時間、分布容積は 20 L である。この薬物 10 mg を 5 時間ごとに操り返し経口投与したところ、定常状態における平均血中濃度は 0.8 μg/mL となった。薬物 A の経口投与後のバイオアベイラビリティを求めなさい。ただし、$\ln 2 = 0.693$ とする。

（第 99 回薬剤師国家試験 問 173 改変）

解答

$C_{ss,av} = \dfrac{F \cdot D}{k_e \cdot \tau \cdot V_d}$ を変形して整理すると、

$$F = \frac{C_{ss,av} \cdot k_e \cdot \tau \cdot V_d}{D}$$

となります。これに問題文で与えられている数値を代入すれば、バイオアベイラビリティ F が求まります。

$k_e = \dfrac{\ln 2}{t_{1/2}} = \dfrac{0.693}{t_{1/2}} = \dfrac{0.693}{7} = 0.099$ /h ですから、

$$F = \frac{C_{ss,av} \cdot k_e \cdot \tau \cdot V_d}{D} = \frac{0.8 \times 0.099 \times 5 \times 20}{10} = 0.8 \times 0.099 \times 5 \times 2 = 0.792 \text{ となります。}$$

問 5–1　体内動態が線形 1–コンパートメントモデルに従う薬物を、消失半減期ごとに同量繰り返し投与した場合の蓄積率を求めなさい。

　　　　　　　　　　　　　　　　　　　　　　　（第 105 回薬剤師国家試験 問 47 改変）

問 5–2　ある薬物を含む散剤（薬物 100 mg/g）を繰り返し経口投与し、定常状態における平均血中濃度を 2.0 μg/mL としたい。投与間隔を 8 時間とするとき、1 回あたりの散剤の投与量（g）を求めなさい。

　　　　ただし、この薬物の体内動態は線形 1–コンパートメントモデルに従い、全身クリアランスは 120 mL/min、この散剤における薬物のバイオアベイラビリティは 0.8 とする。　　　　（第 102 回薬剤師国家試験 問 171 改変）

問 5–3　50 歳男性。体重 70 kg。血清アルブミン値 4.1 g/dL、血清クレアチニン値 2.0 mg/dL。重症の MRSA 院内感染によりバンコマイシン塩酸塩を 1 日 1 回間欠点滴投与することになった。初回は負荷投与する予定である。この患者におけるバンコマイシンの体重当たりの分布容積は 0.7 L/kg、半減期は 24 時間と見積もられている。2 回目投与直前のバンコマイシンの血中濃度が 10 μg/mL となることを想定し、バンコマイシン塩酸塩の初回負荷投与を行いたい。また、定常状態におけるトラフ値を 15 μg/mL とした。定常状態におけるピーク値とトラフ値の差（$C_{定常状態}$）を求めなさい。また、維持投与量を求めなさい。ただし、投与量の計算において、投与に要する時間は投与間隔に対して無視できるほど短いものとし、投与中における体内からのバンコマイシンの消失は無視できるものとする。

　　　　　　　　　　　　　　　　　　　　　　　（第 103 回薬剤師国家試験 問 275 改変）

なお、維持投与量＝（ピーク値－トラフ値）×V_d（体重当たりの分布容積×体重）で算出される。

第6章

微分法

6.1 微分の定義

関数$y = f(x)$において、xがaに限りなく近づくとき、$f(x)$の値がαに限りなく近づくならば、$f(x)$はαに収束するといい、

$$\lim_{x \to a} f(x) = \alpha \quad \text{または、} x \to a \text{のとき、} f(x) \to \alpha$$

と表します。このとき、αを**極限値**といいます。

関数$y = f(x)$において、xがaからbまで変化するとき、

$$\frac{\Delta y}{\Delta x} = \frac{f(b) - f(a)}{b - a}$$

を$x = a$から$x = b$まで変化する間の**平均変化率**といい、右図の2点A、Bを結ぶ線分（赤線）の傾きを表します。

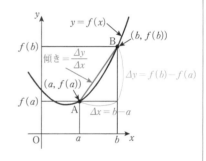

関数$y = f(x)$において、xがaから$a + h$まで変化する間の平均変化率$\dfrac{\Delta y}{\Delta x} = \dfrac{f(a + h) - f(a)}{h}$

が、hが限りなく0に近づくときに収束するならば、その極限値を$x = a$における**微分係数**といい、$f'(a)$と書きます。すなわち、

$$x = a \text{における微分係数} \, f'(a) = \lim_{h \to 0} \frac{f(a + h) - f(a)}{h}$$

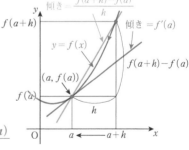

また、微分係数$f'(a)$は関数$y = f(x)$のグラフ上の点$(a, f(a))$における接線の傾き（上図の赤線）を表します。

例題6-1 $f(x) = 3x^2 - 2x$について、与えられた区間における平均変化率を求めなさい。

(1) $x = 1$から$x = 3$まで変化する間

(2) $x = 1$から$x = 1 + h$まで変化する間

解答

変数の x に、それぞれ 1 を代入します

(1) $f(1)=3\cdot1^2-2\cdot1=3-2=1$

$f(3)=3\cdot3^2-2\cdot3=27-6=21$

したがって、$\dfrac{\Delta y}{\Delta x}=\dfrac{f(3)-f(1)}{3-1}=\dfrac{21-1}{3-1}=\dfrac{20}{2}=10$ となります。

(2) $f(1)=1$

変数の x に、それぞれ $1+h$ を代入します

$f(1+h)=3(1+h)^2-2(1+h)=3(1+2h+h^2)-2-2h$

$\qquad\quad=3+6h+3h^2-2-2h=1+4h+3h^2$

したがって、

$\dfrac{\Delta y}{\Delta x}=\dfrac{f(1+h)-f(1)}{1+h-1}=\dfrac{1+4h+3h^2-1}{h}=\dfrac{4h+3h^2}{h}=\dfrac{h(4+3h)}{h}=4+3h$ となります。

問 6-1 $f(x)=-2x^2+x+3$ について、与えられた区間における平均変化率を求めなさい。

(1) x が -2 から 2 まで変化する間

(2) x が -2 から $-2+h$ まで変化する間

例題 6-2 極限値を求めなさい。

(1) $\displaystyle\lim_{h\to0}(3-2h-h^2)$ (2) $\displaystyle\lim_{x\to3}\dfrac{x^2-2x-3}{x-3}$ (3) $\displaystyle\lim_{h\to0}\dfrac{3h-2h^2}{h}$

解答

(1) $\displaystyle\lim_{h\to0}(3-2h-h^2)=3-2\cdot0-0^2=3$

h が限りなく 0 に近づくので、$(3-2h-h^2)$ が近づく値は h に 0 を代入すれば、求まります

(2) このままの式で x に 3 を代入すると、分母、分子が 0 となって求まりません。x は限りなく 3 に近づくわけですが、$x=3$ とは違います。$x-3\neq0$ ですから、約分することができます。

因数分解してから約分します

$\displaystyle\lim_{x\to3}\dfrac{x^2-2x-3}{x-3}=\lim_{x\to3}\dfrac{(x+1)(x-3)}{x-3}=\lim_{x\to3}(x+1)=3+1=4$

(2)と同様、約分してから、h に 0 を代入します

(3) $\displaystyle\lim_{h\to0}\dfrac{3h-2h^2}{h}=\lim_{h\to0}\dfrac{h(3-2h)}{h}=\lim_{h\to0}(3-2h)=3-2\cdot0=3$

問 6-2 極限値を求めなさい。

(1) $\displaystyle\lim_{h\to0}(-2+5h+3h^2)$ (2) $\displaystyle\lim_{x\to-1}(3-x-2x^2)$ (3) $\displaystyle\lim_{t\to3}\dfrac{3t-2}{t^2+t}$

(4) $\displaystyle\lim_{x\to 2}\frac{x^2-4}{x-2}$ (5) $\displaystyle\lim_{h\to 0}\frac{2h-3h^2}{h}$ (6) $\displaystyle\lim_{h\to 0}\frac{1}{h}\left(\frac{1}{1+h}-1\right)$

例題 6-3 $f(x)=3x^2-2x$ について、$x=2$ における微分係数を求めなさい。

解答

$f'(a)=\displaystyle\lim_{h\to 0}\frac{f(a+h)-f(a)}{h}$ において、$a=2$ の場合ですから、

> 変数の x に、それぞれ $2+h$ を代入します   変数の x に、それぞれ 2 を代入します

$$f'(2)=\lim_{h\to 0}\frac{f(2+h)-f(2)}{h}=\lim_{h\to 0}\frac{3(2+h)^2-2(2+h)-(3\cdot 2^2-2\cdot 2)}{h}$$

$$=\lim_{h\to 0}\frac{12+12h+3h^2-4-2h-12+4}{h}$$

$$=\lim_{h\to 0}\frac{10h+3h^2}{h}=\lim_{h\to 0}\frac{h(10+3h)}{h}=\lim_{h\to 0}(10+3h)=10$$

問 6-3 示された微分係数を求めなさい。

(1) $f(x)=x^2-2x-3$ について、$f'(1)$

(2) $f(x)=-2x^2+x+3$ について、$f'(-2)$

6.2 導関数

> **関数 $y=f(x)$ の導関数** $f'(x)=\displaystyle\lim_{h\to 0}\frac{f(x+h)-f(x)}{h}$
>
> 関数 $y=f(x)$ の導関数 $f'(x)$ を求めることを関数 $y=f(x)$ を **微分する** といいます。
>
> 導関数は、他に、y', $\dfrac{dy}{dx}$ などで表します。

例題 6-4 関数 $f(x)=-2x^2+5x$ について、

(1) 微分しなさい。

(2) 微分係数 $f'(0)$, $f'(1)$, $f'(-1)$ を求めなさい。

解答

> 変数の x に、$x+h$ を代入します。

(1) $f'(x)=\displaystyle\lim_{h\to 0}\frac{f(x+h)-f(x)}{h}=\lim_{h\to 0}\frac{-2(x+h)^2+5(x+h)-(-2x^2+5x)}{h}$

$$=\lim_{h\to 0}\frac{-2x^2-4hx-2h^2+5x+5h+2x^2-5x}{h}=\lim_{h\to 0}\frac{-4hx-2h^2+5h}{h}$$

$$=\lim_{h\to 0}\frac{h(-4x-2h+5)}{h}=\lim_{h\to 0}(-4x-2h+5)=-4x+5$$

(2) $f'(x)=-4x+5$ から、$x=0,\ 1,\ -1$ をそれぞれ代入し、

$$f'(0)=-4\cdot 0+5=5 \qquad f'(1)=-4\cdot 1+5=1 \qquad f'(-1)=-4\cdot(-1)+5=9$$

となります。

問 6-4 関数 $f(x)=3x^2-4x+1$ について、

(1) 微分しなさい。

(2) 微分係数 $f'(-1),\ f'(-2),\ f'(-3)$ を求めなさい。

微分公式 I

① $\left(x^r\right)'=rx^{r-1}$ $\quad (c)'=0$ $\qquad$ ただし、r は実数、c は実数で定数

② $(f(x)\pm g(x))'=f'(x)\pm g'(x)$ $\quad$ 複号同順 $\qquad$ **(和と差の微分公式)**

③ $(sf(x))'=sf'(x)$ $\qquad$ ただし、s は実数 $\qquad$ **(実数倍の微分公式)**

④ $(f(x)g(x))'=f'(x)g(x)+f(x)g'(x)$ $\qquad$ **(積の微分公式)**

⑤ $\left(\dfrac{1}{f(x)}\right)'=-\dfrac{f'(x)}{\{f(x)\}^2}$ $\quad$ $\left(\dfrac{f(x)}{g(x)}\right)'=\dfrac{f'(x)g(x)-f(x)g'(x)}{\{g(x)\}^2}$ **(商の微分公式)**

例題 6-5 微分しなさい。

(1) $y=\dfrac{5}{6}x^{-2}+2x^{-3}$ $\qquad$ (2) $y=x^{\frac{3}{2}}-\dfrac{2}{5}x^{-\frac{3}{4}}$ $\qquad$ (3) $y=\sqrt{x}+4$

解答

(1) 微分公式 I の①、②と③を使います。

指数をかけて 1 を引きます。$\left(x^r\right)'=rx^{r-1}$

$$y'=\left(\frac{5}{6}x^{-2}+2x^{-3}\right)'=\left(\frac{5}{6}x^{-2}\right)'+\left(2x^{-3}\right)'=\frac{5}{6}\cdot(-2)x^{-2-1}+2\cdot(-3)x^{-3-1}$$

$$=-\frac{5}{3}x^{-3}-6x^{-4}$$

(2) 微分公式 I の①、②と③を使います。

指数をかけて 1 を引きます。$\left(x^r\right)'=rx^{r-1}$

$$y'=\left(x^{\frac{3}{2}}-\frac{2}{5}x^{-\frac{3}{4}}\right)'=\left(x^{\frac{3}{2}}\right)'-\left(\frac{2}{5}x^{-\frac{3}{4}}\right)'=\frac{3}{2}x^{\frac{3}{2}-1}-\frac{2}{5}\cdot\left(-\frac{3}{4}\right)x^{-\frac{3}{4}-1}$$

$$=\frac{3}{2}x^{\frac{1}{2}}+\frac{3}{10}x^{-\frac{7}{4}}$$

(3) 微分公式 I の①と②を使います。

指数をかけて 1 を引きます。$\left(x^r\right)'=rx^{r-1}$

$$y'=\left(\sqrt{x}+4\right)'=\left(x^{\frac{1}{2}}+4\right)'=\left(x^{\frac{1}{2}}\right)'+(4)'=\frac{1}{2}x^{\frac{1}{2}-1}+0=\frac{1}{2}x^{-\frac{1}{2}}=\frac{1}{2x^{\frac{1}{2}}}=\frac{1}{2\sqrt{x}}$$

$\sqrt[p]{x^q}=x^{\frac{q}{p}}$ $\qquad$ $(c)'=0$ $\qquad$ $x^{-n}=\dfrac{1}{x^n}$ $\qquad$ $x^{\frac{q}{p}}=\sqrt[p]{x^q}$

問 6-5 微分しなさい。

(1) $y=-4x^3+3x^{-2}+2$ $\qquad$ (2) $y=2x^{\frac{1}{2}}-3x^{-\frac{4}{3}}$ $\qquad$ (3) $y=\dfrac{1}{x}-\dfrac{2}{3x^3}$

問 6-6 微分しなさい。

(1) $y = \sqrt{x^3}$ 　　(2) $y = \dfrac{4}{\sqrt[3]{x^2}}$ 　　(3) $y = 4\sqrt[3]{x^4} + \dfrac{2}{\sqrt{x}}$

例題 6-6 微分しなさい。

(1) $y = (2x+1)(x^2-1)$ 　　(2) $y = \dfrac{x+1}{3x-2}$

解答

(1) 微分公式 I の④ (積の微分公式) を使います。

$$\boxed{(fg)' = f'g + fg'}\ \text{因数のおのおのを微分した和}$$

$$y' = \left((2x+1)(x^2-1)\right)' = (2x+1)'(x^2-1) + (2x+1)(x^2-1)'$$

$$= 2(x^2-1) + (2x+1)\cdot 2x = 2x^2-2+4x^2+2x = 6x^2+2x-2$$

この問題は、展開し、$y = 2x^3 + x^2 - 2x - 1$ としてから微分することもできます。

(2) 微分公式 I の⑤ (商の微分公式) を使います。

$$y' = \left(\frac{x+1}{3x-2}\right)' = \frac{(x+1)'(3x-2)-(x+1)(3x-2)'}{(3x-2)^2} = \frac{1\cdot(3x-2)-(x+1)\cdot 3}{(3x-2)^2}$$

$$= \frac{3x-2-3x-3}{(3x-2)^2} = -\frac{5}{(3x-2)^2}$$

$$\boxed{\left(\frac{f}{g}\right)' = \frac{f'g-fg'}{g^2}\ \text{分母は 2 乗、分子は差}\ \text{であることに注意します}}$$

問 6-7 微分しなさい。

(1) $y = (2x+5)(x-2)$ 　　(2) $y = (x^2+1)(2x^2-2x+1)$

(3) $y = \dfrac{2}{x^2+x+1}$ 　　(4) $y = \dfrac{3x-1}{2x+3}$ 　　(5) $y = \dfrac{x^2-1}{x^2+1}$

関数の増減

関数 $y = f(x)$ が x のある区間で、

$y' = f'(x) > 0$ のとき、y はその区間で**増加**します。

$y' = f'(x) < 0$ のとき、y はその区間で**減少**します。

$y' = f'(x) = 0$ のとき、y はその区間で**定数**です。

例題 6-7 関数 $y = -x^3+3x+1$ について、増減を調べなさい。

解答

この関数を微分すると、

$$y' = -3x^{3-1} + 3\cdot 1x^{1-1} + 0 = -3x^2 + 3$$

$$= -3(x^2-1) = -3(x-1)(x+1)$$

となります。したがって、

> y' は x の 2 次関数で、グラフは上に凸となります。x 軸との共有点は、方程式 $y' = 0$ を解いて、$x = -1,\ 1$ です。
> あとは、y' のグラフから、y' の符号が導かれます。

$x<-1,\ x>1$ のとき、$y'<0$ で、y は減少

$-1<x<1$ のとき、$y'>0$ で、y は増加

となります。

この 3 次関数 $y=-x^3+3x+1$ は、

$x=-1$ のとき、$y=-1$ $\qquad$ $x=1$ のとき、$y=3$

となるので、グラフは図のようになります。

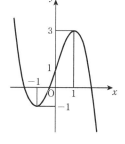

問 6-8 関数 $y=2x^3-6x^2+1$ について、増減を調べなさい。

6.3 指数関数、対数関数、三角関数の導関数

微分公式Ⅱ

① 指数関数の導関数 $\qquad (a^x)'=a^x\ln a \qquad\qquad (a>0,\ a\neq 1)$

$\qquad\qquad$ 特に、$\qquad (e^x)'=e^x \qquad\qquad\qquad$ (e は自然対数の底)

② 対数関数の導関数 $\qquad (\log_a x)'=\dfrac{1}{x\ln a} \qquad (a>0,\ a\neq 1)$

$\qquad\qquad$ 特に、$\qquad (\ln x)'=\dfrac{1}{x}$

③ 三角関数の導関数 $\qquad (\sin x)'=\cos x$

$\qquad\qquad\qquad\qquad\qquad (\cos x)'=-\sin x$

$\qquad\qquad\qquad\qquad\qquad (\tan x)'=\dfrac{1}{\cos^2 x}$

例題 6-8 微分しなさい。

(1) $\quad y=e^x+2^x$ $\qquad$ (2) $\quad y=\log x$ $\qquad$ (3) $\quad y=\dfrac{\cos x}{\sin x}$ $\qquad$ (4) $\quad y=x\tan x$

解答

(1) 微分公式Ⅰの②（和の微分公式）と微分公式Ⅱの①を使います。

$$\boxed{(e^x)'=e^x}$$

$$y'=(e^x+2^x)'=(e^x)'+(2^x)'=e^x+2^x\ln 2$$

$$\boxed{(a^x)'=a^x\ln a}$$

(2) 微分公式Ⅱの②を使います。

$$\boxed{(\log_a x)'=\dfrac{1}{x\ln a}}$$

$$y'=(\log x)'=\dfrac{1}{x\ln 10}$$

(3) 微分公式 I の⑤と微分公式 II の③を使います。

$$\left(\frac{f}{g}\right)' = \frac{f'g - fg'}{g^2}$$

$$(\cos x)' = -\sin x \qquad (\sin x)' = \cos x$$

$$y' = \left(\frac{\cos x}{\sin x}\right)' = \frac{(\cos x)'\sin x - \cos x(\sin x)'}{(\sin x)^2} = \frac{(-\sin x)\sin x - \cos x\cos x}{\sin^2 x}$$

$$\sin^2 x + \cos^2 x = 1$$

$$= \frac{-(\sin^2 x + \cos^2 x)}{\sin^2 x} = -\frac{1}{\sin^2 x}$$

(4) 微分公式 I の④と微分公式 II の③を使います。

$$(fg)' = f'g + fg' \quad x \text{ と } \tan x \text{ の積} \qquad (\tan x)' = \frac{1}{\cos^2 x}$$

$$y' = (x\tan x)' = (x)'\tan x + x(\tan x)' = 1 \cdot \tan x + x \cdot \frac{1}{\cos^2 x} = \tan x + \frac{x}{\cos^2 x}$$

問 6-9 微分しなさい。

(1) $y = 2^x + 4 \cdot 5^x$ (2) $y = -2\log_2 x$ (3) $y = 3\sin x - 4\cos x$

(4) $y = x\ln x - x$ (5) $y = \dfrac{e^x}{x^2}$ (6) $y = \sin x\cos x$

問 6-10 t について微分しなさい。

(1) $y = 4.9t^2$ (2) $y = 2e^t$ (3) $y = -2\sin t$

合成関数の微分法

$y = g(u)$ $u = f(x)$ のとき、$y = g(f(x))$ を x について微分すると、

$$y' = g'(f(x))f'(x) \qquad \text{または、} \quad \frac{dy}{dx} = \frac{dy}{du}\frac{du}{dx} \quad \text{(合成関数の微分法)}$$

例題 6-9 微分しなさい。

(1) $y = (3x+2)^3$ (2) $y = e^{x^2}$ (3) $y = \ln(-x)$ (4) $y = \sin(4x+1)$

解答

(1) $u = 3x+2$ と置くと、$y = u^3$ となります。

$y = u^3$ を u について微分すると、$\dfrac{dy}{du} = 3u^{3-1} = 3u^2$、

$u = 3x+2$ を x について微分すると、$\dfrac{du}{dx} = 3$ から、

$$y' = \frac{dy}{du} \cdot \frac{du}{dx} = 3u^2 \cdot 3 = 9(3x+2)^2 \qquad \boxed{\text{最後は } x \text{ の式に戻します}}$$

(2) $u = x^2$ と置くと、$y = e^u$ となります。

$y=e^u$ を u について微分すると、$\dfrac{dy}{du}=e^u$、

$u=x^2$ を x について微分すると、$\dfrac{du}{dx}=2x^{2-1}=2x$ から、

$y'=\dfrac{dy}{du}\cdot\dfrac{du}{dx}=e^u\cdot 2x=2xe^u=2xe^{x^2}$ 　$\boxed{\text{最後は } x \text{ の式に戻します}}$

(3) $u=-x$ と置くと、$y=\ln u$ となります。

$y=\ln u$ を u について微分すると、$\dfrac{dy}{du}=\dfrac{1}{u}$、

$u=-x$ を x について微分すると、$\dfrac{du}{dx}=-1x^{1-1}=-1$ から、

$y'=\dfrac{dy}{du}\cdot\dfrac{du}{dx}=\dfrac{1}{u}\cdot(-1)=\dfrac{-1}{-x}=\dfrac{1}{x}$ 　$\boxed{\text{最後は } x \text{ の式に戻します}}$

(4) $u=4x+1$ と置くと、$y=\sin u$ となります。

$\boxed{\begin{array}{l}(3)\text{から、微分公式Ⅱの②は}\\ (\ln|x|)'=\dfrac{1}{x} \text{ となります。}\end{array}}$

$y=\sin u$ を u について微分すると、$\dfrac{dy}{du}=\cos u$、

$u=4x+1$ を x について微分すると、$\dfrac{du}{dx}=4x^{1-1}=4$ から、

$y'=\dfrac{dy}{du}\cdot\dfrac{du}{dx}=(\cos u)\cdot 4=4\cos(4x+1)$ 　$\boxed{\text{最後は } x \text{ の式に戻します}}$

問 6-11 微分しなさい。

(1) $y=(x^2+2x+2)^3$ 　　(2) $y=\sqrt{2x-5}$ 　　(3) $y=e^{-x^2}$

(4) $y=\ln(x^2+1)$ 　　(5) $y=\cos(3x-\pi)$ 　　(6) $y=\tan(2x+1)$

微分公式Ⅲ

$u=f(x)$ とおけば、合成関数の微分法から導かれます。	左の式で、$f(x)=\alpha x+\beta$ と置いた場合です。
① $\{(f(x))^r\}'=rf'(x)\{f(x)\}^{r-1}$	② $\{(\alpha x+\beta)^r\}'=\alpha r(\alpha x+\beta)^{r-1}$
③ $(a^{f(x)})'=f'(x)a^{f(x)}\ln a$	④ $(a^{\alpha x+\beta})'=\alpha a^{\alpha x+\beta}\ln a$
⑤ $(e^{f(x)})'=f'(x)e^{f(x)}$	⑥ $(e^{\alpha x+\beta})'=\alpha e^{\alpha x+\beta}$
⑦ $(\log_a|f(x)|)'=\dfrac{f'(x)}{f(x)\ln a}$	⑧ $(\log_a|\alpha x+\beta|)'=\dfrac{\alpha}{(\alpha x+\beta)\ln a}$
⑨ $(\ln|f(x)|)'=\dfrac{f'(x)}{f(x)}$	⑩ $(\ln|\alpha x+\beta|)'=\dfrac{\alpha}{\alpha x+\beta}$
⑪ $(\sin f(x))'=f'(x)\cos f(x)$	⑫ $(\sin(\alpha x+\beta))'=\alpha\cos(\alpha x+\beta)$
⑬ $(\cos f(x))'=-f'(x)\sin f(x)$	⑭ $(\cos(\alpha x+\beta))'=-\alpha\sin(\alpha x+\beta)$
⑮ $(\tan f(x))'=\dfrac{f'(x)}{\cos^2 f(x)}$	⑯ $(\tan(\alpha x+\beta))'=\dfrac{\alpha}{\cos^2(\alpha x+\beta)}$

　薬学を学ぶ過程で微分をするときは、例題 6-9 のように合成関数の微分法を使わずに、微分公式Ⅲを使って微分することが多いので、微分公式Ⅲを習得することをお勧めします。

例題 6-10 微分しなさい。

(1) $y=(5x+1)^{-2}$ (2) $y=\sqrt{x^2+1}$ (3) $y=\ln|4x+3|$

(4) $y=\cos(3x^2-\pi)$

解答

(1) 微分公式Ⅲの②を使います。

$$y'=\left((5x+1)^{-2}\right)'=5\cdot(-2)(5x+1)^{-2-1}=-10(5x+1)^{-3}$$

$$\boxed{\left\{(ax+b)^r\right\}'=ar(ax+b)^{r-1}}$$

(2) $y=\sqrt{x^2+1}=(x^2+1)^{\frac{1}{2}}$ とし、微分公式Ⅲの①を使います。

$$y'=\left((x^2+1)^{\frac{1}{2}}\right)'=\frac{1}{2}(x^2+1)'(x^2+1)^{\frac{1}{2}-1}=\frac{1}{2}\cdot2x(x^2+1)^{-\frac{1}{2}}=\frac{x}{(x^2+1)^{\frac{1}{2}}}=\frac{x}{\sqrt{x^2+1}}$$

$$\boxed{\left\{(f(x))^r\right\}'=rf'(x)\left(f(x)\right)^{r-1}}$$

(3) 微分公式Ⅲの⑩を使います。

$$y'=(\ln|4x+3|)'=\frac{4}{4x+3}$$

$$\boxed{(\ln|\alpha x+\beta|)'=\frac{\alpha}{\alpha x+\beta}}$$

(4) 微分公式Ⅲの⑬を使います。

$$y'=\left(\cos(3x^2-\pi)\right)'=-(3x^2-\pi)'\sin(3x^2-\pi)=-6x\sin(3x^2-\pi)$$

$$\boxed{(\cos f(x))'=-f'(x)\sin f(x)}$$

問 6-12 微分しなさい。

(1) $y=(4x+3)^5$ (2) $y=2(3x+5)^{-\frac{1}{2}}$ (3) $y=\dfrac{1}{3\sqrt{5x+2}}$

(4) $y=(2x^2+1)^{-\frac{3}{2}}$ (5) $y=4\sqrt{x^3-1}$ (6) $y=\dfrac{3}{\sqrt{x^2+1}}$

問 6-13 微分しなさい。

(1) $y=50e^{-0.4x}$ (2) $y=\sqrt{e^x}$ (3) $y=\ln(2x+5)$

(4) $y=e^{-x^2+3x}$ (5) $y=\ln(x^2+x+1)$

問 6-14 微分しなさい。

(1) $y=\sin\left(3x+\dfrac{\pi}{2}\right)$ (2) $y=\cos(-x^2+\pi)$ (3) $y=3\tan(2x+1)$

例題 6-11 微分しなさい。

(1) $y=x^2e^{-x^2}$ (2) $y=\dfrac{\ln(x+1)}{x}$ (3) $y=\cos^2 x$

解答

(1) 積になっていますから、微分公式 I の④（積の微分公式）を使います。

$(fg)' = f'g + fg'$ と x^2 と e^{-x^2} の積   最後は $-2xe^{-x^2}$ でくくります

$$y' = (x^2 e^{-x^2})' = (x^2)' e^{-x^2} + x^2 (e^{-x^2})' = 2xe^{-x^2} + x^2 (-2x)e^{-x^2} = -2x(x^2-1)e^{-x^2}$$

微分公式 III の⑤ $(e^{f(x)})' = f'(x)e^{f(x)}$

(2) 商になっていますから、微分公式 I の⑤（商の微分公式）を使います。

$\left(\dfrac{f}{g}\right)' = \dfrac{f'g - fg'}{g^2}$

$$y' = \left(\frac{\ln(x+1)}{x}\right)' = \frac{(\ln(x+1))'x - \ln(x+1)(x)'}{x^2} = \frac{\dfrac{1}{x+1}\cdot x - \ln(x+1)\cdot 1}{x^2}$$

$$= \frac{\dfrac{x}{x+1} - \dfrac{(x+1)\ln(x+1)}{x+1}}{x^2} = \frac{x - (x+1)\ln(x+1)}{x^2(x+1)}$$

微分公式 III の⑩
$(\ln(\alpha x+\beta))' = \dfrac{\alpha}{\alpha x+\beta}$

最後は分子を通分します

(3) 累乗形式になっていますから、微分公式 III の①を使います。

$$y' = (\cos^2 x)' = 2(\cos x)'\cos^{2-1} x = 2(-\sin x)\cos x = -2\sin x\cos x$$

$\{(f(x))^r\}' = rf'(x)\{f(x)\}^{r-1}$ $f(x) = \cos x$

微分公式 II の③ $(\cos x)' = -\sin x$

問 6-15 微分しなさい。

(1) $y = xe^{2x}$　　　(2) $y = (\ln x)^3$　　　(3) $y = \sin^2 x$

例題 6-12　　[　]内で示された文字について微分しなさい。

(1) $G = H - TS$　$[T]$　　　(2) $C = \dfrac{24C_0}{t+24}$　$[t]$

解答

(1) T を x と考え、残りの文字は定数として微分します。S は T の係数となります。

$$\frac{dG}{dT} = 0 - S\cdot 1 = -S$$

(2) t を x と考え、残りの文字は定数として、微分公式 III の②を用います。

$$\frac{dC}{dt} = (24C_0(t+24)^{-1})' = 24C_0(-1)\cdot 1\cdot(t+24)^{-1-1} = -24C_0(t+24)^{-2} = -\frac{24C_0}{(t+24)^2}$$

問 6-16　[　]内で示された文字について微分しなさい。

(1) $C = 100e^{-0.02t}$　$[t]$　　　(2) $\alpha = \dfrac{1}{1+10^{\mathrm{pH}-\mathrm{p}K_a}}$　$[\mathrm{pH}]$

(x, y) が 1 つ決まると、z が 1 つ決まるとき、z は x, y の 2 変数の関数であるといい、

$$z = f(x, y)$$

と表します。以下、同様に 3 変数、4 変数…の関数を定めます。

偏微分、全微分は 2 変数の場合について記しますが、3 変数、4 変数の場合も同様です。

偏微分

$z = f(x, y)$ において、

[x 軸方向の偏微分]

y を定数として、x について微分します。

$$f_x(x, y) = \lim_{h \to 0} \frac{f(x+h, y) - f(x, y)}{h}$$

この関数を**x軸方向の偏導関数**といいます。

[y 軸方向の偏微分]

x を定数として、y について微分します。

$$f_y(x, y) = \lim_{k \to 0} \frac{f(x, y+k) - f(x, y)}{k}$$

この関数を**y軸方向の偏導関数**といいます。

それぞれ、$\dfrac{\partial}{\partial x} f(x, y)$、$\dfrac{\partial}{\partial y} f(x, y)$ や

$\dfrac{\partial z}{\partial x}, \dfrac{\partial z}{\partial y}$ とも表します。∂ はデル、ある

いはラウンドと読みます。

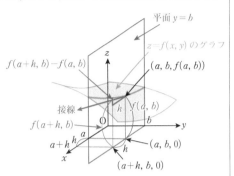

x 軸方向の偏導関数 $f_x(x, y)$ の
$(x, y) = (a, b)$ における値 $f_x(a, b)$ を
偏微係数といい、図のように、平面
$y = b$（青部）でグラフが切り取られた
曲線上（緑太曲線）の点 $(a, b, f(a, b))$
における接線（赤線）の x 軸方向の傾き
を表します。

全微分

$z = f(x, y)$ において、x, y がそれぞれ dx, dy 微小変化したとき、z の微小変化
$dz = f(x+dx, y+dy) - f(x, y)$ を dx, dy で表した次の式を**全微分**といいます。

$$dz = f_x(x, y)dx + f_y(x, y)dy$$

また、全微分の式から、次の $f(x+dx, y+dy)$ の近似式が得られます。

$$f(x+dx, y+dy) = f(x, y) + f_x(x, y)dx + f_y(x, y)dy$$

例題 6-13　x, y それぞれについての偏微分、また、全微分を求めなさい。

(1)　$z = f(x, y) = 2x^2 y$　　　(2)　$z = f(x, y) = xe^{x+y}$

解答

　$(x^2)' = 2x$　　$2y$ は定数で x^2 の係数とみなします

(1)　$f_x(x, y) = (2x^2 y)' = 2 \cdot (2x)y = 4xy$

$$\boxed{(y)'=1 \quad 2x^2 \text{は定数で } y \text{の係数とみなします}}$$

$$f_y(x, y)=\left(2x^2 y\right)'=2x^2 \cdot 1=2x^2$$

$dz=f_x(x, y)dx+f_y(x, y)dy$ から、

$dz=4xy\,dx+2x^2\,dy$ となります。

(2) $f_x(x, y)=\left(xe^{x+y}\right)'=(x)'e^{x+y}+x\left(e^{x+y}\right)'=1 \cdot e^{x+y}+x(x+y)'e^{x+y}$

$$\boxed{\text{積の微分公式} (fg)'=f'g+fg'}$$

$$\boxed{x \text{について偏微分}\left(e^{f(x)}\right)'=f'(x)e^{f(x)}}$$

$$=e^{x+y}+x \cdot 1 \cdot e^{x+y}=(x+1)e^{x+y}$$

$$f_y(x, y)=\left(xe^{x+y}\right)'=x(x+y)'e^{x+y}=x \cdot 1 \cdot e^{x+y}=xe^{x+y}$$

$$\boxed{y \text{について偏微分}\left(e^{f(y)}\right)'=f'(y)e^{f(y)} \quad x \text{は定数とみなします}}$$

$dz=f_x(x, y)dx+f_y(x, y)dy$ から、

$dz=(x+1)e^{x+y}dx+xe^{x+y}dy$ となります。

問 6-17 x, y それぞれについての偏微分、また、全微分を求めなさい。

(1) $z=f(x, y)=-2x+4y$ 　　　 (2) $z=f(x, y)=(x+y)\ln y$

例題 6-14 関数 $z=f(x, y)=x^2 y^{-2}$ について、

(1) 全微分を求めなさい。

(2) $(x, y)=(0.98, 1.03)$ のとき、z の近似値を求めなさい。

解答

(1) $\boxed{(x^2)'=2x \quad y^{-2} \text{は定数}}$ 　 $\boxed{(y^{-2})'=-2y^{-3} \quad x^2 \text{は定数}}$

$f_x(x, y)=\left(x^2 y^{-2}\right)'=2xy^{-2}, f_y(x, y)=\left(x^2 y^{-2}\right)'=x^2\left(-2y^{-3}\right)=-2x^2 y^{-3}$ ですから、

$dz=2xy^{-2}dx-2x^2 y^{-3}dy$ となります。

(2) $(x, y)=(0.98, 1.03)$ ですので、$x=1$、$y=1$、$dx=-0.02$、$dy=0.03$ と置くと、

$$f(x+dx, y+dy)=f(x, y)+f_x(x, y)dx+f_y(x, y)dy$$

$$=x^2 y^{-2}+2xy^{-2}dx-2x^2 y^{-3}dy \text{ に代入して、}$$

$$f(0.98, 1.03)=1^2 \cdot 1^{-2}+2 \cdot 1 \cdot 1^{-2} \cdot(-0.02)-2 \cdot 1^2 \cdot 1^{-3} \cdot 0.03$$

$$=1-0.04-0.06=0.9 \text{ となります。}$$

実際、$0.98^2 \times 1.03^{-2}=0.90526911$ となり、よい近似値であることがわかります。

問 6-18 関数 $z=f(x, y)=\sqrt{x}\sqrt[3]{y^2}$ について、

(1) 全微分を求めなさい。

(2) $(x, y)=(1.01, 8.06)$ のとき、z の近似値を求めなさい。

第7章

積分法

7.1 不定積分

不定積分

　関数 $f(x)$ に対して、微分すると $f(x)$ となる関数を $f(x)$ の**不定積分**、または、**原始関数**といいます。$f(x)$ の不定積分のひとつを $F(x)$ とすると、$F(x)$ に定数 C を加えた $F(x)+C$ は、C がどんな値でもすべて $f(x)$ の不定積分となります。

　このとき、$f(x)$ の不定積分を次のように表します。

$$\int f(x)\,dx = F(x)+C$$

C を**積分定数**といいます。

（記号 $\int$ はインテグラルといい、左辺はインテグラル、エフエックス、ディーエックスと読みます。）

　また、不定積分を求めることを**積分する**といいます。

　不定積分を求めることは微分の逆で、定義と微分公式 I と II から、次の積分公式が導かれます。

積分公式 I

　　C は積分定数

① $\left(\int f(x)\,dx\right)' = f(x)$ 　　　 $\int f'(x)\,dx = f(x)+C$

② $\int \{f(x) \pm g(x)\}\,dx = \int f(x)\,dx \pm \int g(x)\,dx$ 　　（複号同順）

③ $\int s\,f(x)\,dx = s\int f(x)\,dx$ 　　（ただし、s は実数）

④ $\int x^r\,dx = \dfrac{1}{r+1}x^{r+1}+C$ 　　（ただし、r は実数で、$r \neq -1$）

⑤ $\int a^x\,dx = \dfrac{a^x}{\ln a}+C$ 　　　　（ただし、$a>0$、$a \neq 1$）　　特に、$\int e^x\,dx = e^x+C$

⑥ $\int \dfrac{1}{x}\,dx = \ln|x|+C$ 　　　　（これは④の公式で除いた、$r=-1$ の場合です）

⑦ $\int \sin x\,dx = -\cos x+C$ 　　　　⑧ $\int \cos x\,dx = \sin x+C$

⑨ $\int \dfrac{1}{\cos^2 x}\,dx = \tan x + \boldsymbol{C}$

※ $(x)'=1$ ですから、$\int dx = \int 1\,dx = x+C$ となります。1 は省略します。

例題 7-1 不定積分を求めなさい。

(1) $\displaystyle\int x^{-3}\,dx$　　(2) $\displaystyle\int \sqrt[4]{x^3}\,dx$　　(3) $\displaystyle\int\left(\frac{2}{x}+\frac{1}{x^2}\right)dx$　　(4) $\displaystyle\int(5^x+3e^x)\,dx$

(5) $\displaystyle\int(4\sin x+3\cos x)\,dx$　　(6) $\displaystyle\int\frac{2}{\cos^2 x}\,dx$

(1) 積分公式Ⅰの④を使います。

　　指数に1を加えます

$$\int x^{-3}\,dx=\frac{1}{-3+1}x^{-3+1}+C=-\frac{1}{2}x^{-2}+C\quad(C\text{ は積分定数})$$

　　逆数$\left(a\to\dfrac{1}{a}\right)$をかけます

微分の公式では指数をそのままかけたことから、積分でもそのまま指数で割り $\dfrac{1}{-3}x^{-2}$ とする間違えが少なくありません。積分は指数に1を加えて逆数をかけると覚えるとよいでしょう。また、1を加えるところは、暗算したほうが間違えにくいようです。

(2) 積分公式Ⅰの④を使います。

　　指数に1を加えます

$$\int\sqrt[4]{x^3}\,dx=\int x^{\frac{3}{4}}\,dx=\frac{1}{\frac{3}{4}+1}x^{\frac{3}{4}+1}+C=\frac{4}{7}x^{\frac{7}{4}}+C=\frac{4}{7}\sqrt[4]{x^7}+C\quad(C\text{ は積分定数})$$

　　逆数$\left(a\to\dfrac{1}{a}\right)$をかけます　　　$a^{\frac{q}{p}}=\sqrt[p]{a^q}$　　$\dfrac{3}{4}+1=\dfrac{7}{4}$ は暗算しましょう

(3) 積分公式Ⅰの②、③、④と⑥を使います。

　　　　　　　　　　指数に1を加えます　　　　　　$a^{-n}=\dfrac{1}{a^n}$

$$\int\left(\frac{2}{x}+\frac{1}{x^2}\right)dx=\int\left(2\cdot\frac{1}{x}+x^{-2}\right)dx=2\ln|x|+\frac{1}{-2+1}x^{-2+1}+C=2\ln|x|-\frac{1}{x}+C$$

$$(C\text{ は積分定数})$$

　$\displaystyle\int\frac{1}{x}\,dx=\ln|x|+C$　　逆数$\left(a\to\dfrac{1}{a}\right)$をかけます

(4) 積分公式Ⅰの②、③と⑤を使います。

$$\int(5^x+3e^x)\,dx=\frac{5^x}{\ln 5}+3e^x+C\quad(C\text{ は積分定数})$$

$\displaystyle\int a^x\,dx=\frac{a^x}{\ln a}+C$　　$\displaystyle\int e^x\,dx=e^x+C$

(5) 積分公式Ⅰの②、③、⑦と⑧を使います。

$$\int (4\sin x + 3\cos x)dx = 4(-\cos x) + 3\sin x + C = -4\cos x + 3\sin x + C \quad (C\text{ は積分定数})$$

$$\boxed{\int \sin x\, dx = -\cos x + C} \qquad \boxed{\int \cos x\, dx = \sin x + C}$$

(6) 積分公式Ⅰの③と⑨を使います。

$$\int \frac{2}{\cos^2 x}dx = 2\tan x + C \qquad (C\text{ は積分定数})$$

$$\boxed{\int \frac{1}{\cos^2 x}dx = \tan x + C}$$

問 7-1 不定積分を求めなさい。

(1) $\displaystyle \int 2x^{-4}\, dx$　　(2) $\displaystyle \int \left(x^{-\frac{1}{3}} + 4\right)dx$　　(3) $\displaystyle \int 3\sqrt{x}\, dx$　　(4) $\displaystyle \int \frac{2}{3\sqrt[3]{x^4}}dx$

問 7-2 不定積分を求めなさい。

(1) $\displaystyle \int 2^x\, dx$　　(2) $\displaystyle \int \ln 5 \cdot 5^x\, dx$　　(3) $\displaystyle \int \frac{1}{4x}dx$

(4) $\displaystyle \int \frac{9x^3 - x}{3x^2}dx$　　(5) $\displaystyle \int \left\{ e^x - \left(\frac{1}{e}\right)^x \right\}dx$　　(6) $\displaystyle \int \frac{3e^{2x} + 2e^x}{e^x}dx$

問 7-3 不定積分を求めなさい

(1) $\displaystyle \int (2\sin x - 3\cos x)dx$　　(2) $\displaystyle \int \left(-\frac{5}{3\cos^2 x}\right)dx$

問 7-4 不定積分を求めなさい。

(1) $\displaystyle \int dt$　　(2) $\displaystyle \int \left(\frac{1}{t} + \frac{1}{t^2}\right)dt$　　(3) $\displaystyle \int 3e^t\, dt$　　(4) $\displaystyle \int (-2\sin t)dt$

問 7-5 条件を満たす関数 $F(x)$ を求めなさい。

(1) $F'(x) = \sqrt{x} + \dfrac{1}{\sqrt{x}}$, $F(1) = 2$　　(2) $F'(x) = e^x + \ln 2 \cdot 2^x$, $F(0) = 3$

積分公式Ⅱ　(微分公式Ⅲから、次の積分公式Ⅱが導かれます。)

a、b は実数で $a \neq 0$　　$r \neq -1$　　C は積分定数

① $\displaystyle \int (ax+b)^r \, dx = \frac{1}{a} \cdot \frac{1}{r+1}(ax+b)^{r+1} + C$

② $\displaystyle \int a^{ax+b} \, dx = \frac{1}{a \ln a} a^{ax+b} + C$　　特に、$\displaystyle \int e^{ax+b} \, dx = \frac{1}{a} e^{ax+b} + C$

③ $\displaystyle \int \frac{1}{ax+b} \, dx = \frac{1}{a} \ln |ax+b| + C$

④ $\displaystyle \int \sin(ax+b) \, dx = -\frac{1}{a} \cos(ax+b) + C$

⑤ $\displaystyle \int \cos(ax+b) \, dx = \frac{1}{a} \sin(ax+b) + C$

⑥ $\displaystyle \int \frac{1}{\cos^2(ax+b)} \, dx = \frac{1}{a} \tan(ax+b) + C$

※微分では、$(ax+b)' = a$ をかけますが、積分は微分の逆なので、a の逆数 $\dfrac{1}{a}$ をかけます。

例題 7-2　不定積分を求めなさい。

(1) $\displaystyle \int (3x-1)^{-2} \, dx$　　　(2) $\displaystyle \int \frac{dx}{\sqrt{2x+5}}$　　　(3) $\displaystyle \int e^{-3x+2} \, dx$

(4) $\displaystyle \int \frac{1}{4x-3} \, dx$　　　(5) $\displaystyle \int 3\sin\left(2x - \frac{\pi}{2}\right) dx$

解答

(1)　積分公式Ⅱの①を使います。

$$\underline{\int (3x-1)^{-2} \, dx} = \underline{\frac{1}{3} \cdot \frac{1}{-2+1}(3x-1)^{-2+1} + C} = -\frac{1}{3}(3x-1)^{-1} + C \quad (C \text{ は積分定数})$$

$$\boxed{\int (ax+b)^r \, dx = \frac{1}{a} \cdot \frac{1}{r+1}(ax+b)^{r+1} + C}$$

(2)　累乗の形式に変形し、積分公式Ⅱの①を使います。

$$\int \frac{dx}{\sqrt{2x+5}} = \underline{\int (2x+5)^{-\frac{1}{2}} \, dx} = \underline{\frac{1}{2} \cdot \frac{1}{-\frac{1}{2}+1}(2x+5)^{-\frac{1}{2}+1} + C} = \frac{1}{2} \cdot \frac{1}{\frac{1}{2}}(2x+5)^{\frac{1}{2}} + C$$

$$\boxed{\sqrt{a} = a^{\frac{1}{2}}, \ \frac{1}{a^p} = a^{-p}} \qquad \boxed{\int (ax+b)^r \, dx = \frac{1}{a} \cdot \frac{1}{r+1}(ax+b)^{r+1} + C}$$

$$= \sqrt{2x+5} + C \quad (C \text{ は積分定数})$$

(3) 積分公式 II の②を使います。

$$\underline{\int e^{-3x+2}dx} = \underline{\frac{1}{-3}e^{-3x+2}+C} = -\frac{1}{3}e^{-3x+2}+C \quad (C \text{ は積分定数})$$

$$\boxed{\int e^{ax+b}dx = \frac{1}{a}e^{ax+b}+C}$$

(4) 積分公式 II の③を使います。

$$\underline{\int \frac{1}{4x-3}dx} = \underline{\frac{1}{4}\ln|4x-3|+C} \quad (C \text{ は積分定数})$$

$$\boxed{\int \frac{1}{ax+b}dx = \frac{1}{a}\ln|ax+b|+C}$$

(5) 積分公式 II の④を使います。

$$\underline{\int 3\sin\left(2x-\frac{\pi}{2}\right)dx} = \underline{3\left\{-\frac{1}{2}\cos\left(2x-\frac{\pi}{2}\right)\right\}+C} = -\frac{3}{2}\cos\left(2x-\frac{\pi}{2}\right)+C \;(C \text{ は積分定数})$$

$$\boxed{\int \sin(ax+b)dx = -\frac{1}{a}\cos(ax+b)+C}$$

問 7-6 不定積分を求めなさい。

(1) $\displaystyle\int (3x-1)^4 dx$　　(2) $\displaystyle\int \sqrt{5x+2}\,dx$　　(3) $\displaystyle\int \frac{1}{\sqrt{2x-1}}dx$　　(4) $\displaystyle\int 10e^{-0.2t}\,dt$

(5) $\displaystyle\int \sqrt{e^t}\,dt$　　(6) $\displaystyle\int (e^x-e^{-x})^2\,dx$　　(7) $\displaystyle\int \frac{1}{2x-3}dx$　　(8) $\displaystyle\int \frac{2}{1-x}dx$

(9) $\displaystyle\int \sin(4x+\pi)dx$　　(10) $\displaystyle\int 2\cos\left(-x+\frac{\pi}{3}\right)dx$　　(11) $\displaystyle\int \frac{4}{\cos^2 2x}dx$

置換積分法

① $x=g(t)$ と置換したとき、$\displaystyle\int f(x)dx = \int f(g(t))g'(t)dt$

② $t=g(x)$ と置換したとき、$\displaystyle\int f(g(x))g'(x)dx = \int f(t)dt$

---

①において、$x=g(t)$ の形にしてから、両辺を t で微分して、$\dfrac{dx}{dt}=g'(t)$ を求めます。
変形して、$dx=g'(t)dt$ となります。

②において、$t=g(x)$ の形にしてから、両辺を x で微分して、$\dfrac{dt}{dx}=g'(x)$ を求めます。
変形して、$dt=g'(x)dx$ となります。

例題 7-3 不定積分を求めなさい。

(1) $\displaystyle\int x(x-1)^3 dx$　　(2) $\displaystyle\int 2x(x^2+1)^{-3}dx$

(3) $\displaystyle\int (-xe^{x^2})dx$　　(4) $\displaystyle\int \cos x(1-\sin^2 x)dx$

(1) $t=x-1$ と置き、両辺を x について微分すると、$\dfrac{dt}{dx}=1$、変形して、$dx=dt$ となります。したがって、

$$\int x(x-1)^3\,dx=\int (t+1)t^3\,dt=\int (t^4+t^3)\,dt=\frac{1}{4+1}t^{4+1}+\frac{1}{3+1}t^{3+1}+C=\underline{\frac{1}{5}t^5+\frac{1}{4}t^4}+C$$

$\boxed{x=t+1、x-1=t}$

$\boxed{\text{通分します}}$

$$=\frac{4}{20}t^5+\frac{5}{20}t^4+C=\frac{1}{20}t^4\,(4t+5)+C=\underline{\frac{1}{20}(x-1)^4\,\{4(x-1)+5\}}+C$$

$\boxed{\dfrac{1}{20}t^4\text{でくくり、因数分解します}}$

$\boxed{x\text{の式に戻します}}$

$$=\frac{1}{20}(x-1)^4\,(4x+1)+C \quad (C\text{は積分定数})$$

(2) $t=x^2+1$ と置き、両辺を x について微分すると、$\dfrac{dt}{dx}=2x$、変形して、$2x\,dx=dt$ となります。したがって、

$\boxed{2x\text{と}dx\text{を合わせて}dt\text{に置換}}$

$$\int 2x\left(x^2+1\right)^{-3}dx=\int t^{-3}\,dt=\frac{1}{-3+1}t^{-3+1}+C=-\frac{1}{2}\left(x^2+1\right)^{-2}+C \quad (C\text{は積分定数})$$

$\boxed{t=x^2+1}$

$\boxed{x\text{の式に戻します}}$

(3) $t=x^2$ と置き、両辺を x について微分すると、$\dfrac{dt}{dx}=2x$、変形して、$x\,dx=\dfrac{1}{2}dt$ となります。したがって、

$\boxed{x\text{と}dx\text{を合わせて}\dfrac{1}{2}dt\text{に置換}}$

$$\int \left(-xe^{x^2}\right)dx=-\int e^t\,\frac{1}{2}dt=-\frac{1}{2}e^t+C=-\frac{1}{2}e^{x^2}+C \quad (C\text{は積分定数})$$

$\boxed{x\text{の式に戻します}}$

(4) $t=\sin x$ と置き、両辺を x について微分すると、$\dfrac{dt}{dx}=\cos x$、変形して、$\cos x\,dx=dt$ となります。したがって、

$\boxed{\cos x\text{と}dx\text{を合わせて}dt\text{に置換}}$

$$\int \cos x\left(1-\sin^2 x\right)dx=\int (1-t^2)\,dt=t-\frac{1}{3}t^3+C=\sin x-\frac{1}{3}\sin^3 x+C \quad (C\text{は積分定数})$$

$\boxed{x\text{の式に戻します}}$

問 7-7 不定積分を求めなさい。

(1) $\displaystyle\int x(x+2)^4\,dx$ (2) $\displaystyle\int x\sqrt{1-x}\,dx$ (3) $\displaystyle\int 2x(x^2-3)^2\,dx$

(4) $\displaystyle\int 2xe^{-x^2}\,dx$ (5) $\displaystyle\int \frac{2x-1}{x^2-x+1}\,dx$ (6) $\displaystyle\int \sin x\cos^2 x\,dx$

積分公式Ⅲは、$t=f(x)$ で置換積分することで導くことができますが、薬学に出てくる関数の積分ではわざわざ置換積分を使わず、この公式で積分します。特に役に立つので、習得することをお勧めします。

積分公式Ⅱは積分公式Ⅲで $f(x)=ax+b$ とした場合です。

積分公式Ⅲ

C は積分定数　$r\neq -1$ の実数

① $\displaystyle\int f'(x)\{f(x)\}^r\,dx = \frac{1}{r+1}\{f(x)\}^{r+1}+C$　（微分）

② $\displaystyle\int f'(x)e^{f(x)}\,dx = e^{f(x)}+C$（微分）　③ $\displaystyle\int \frac{f'(x)}{f(x)}\,dx = \ln|f(x)|+C$（微分）

④ $\displaystyle\int f'(x)\sin f(x)\,dx = -\cos f(x)+C$（微分）　⑤ $\displaystyle\int f'(x)\cos f(x)\,dx = \sin f(x)+C$（微分）

⑥ $\displaystyle\int \frac{f'(x)}{\cos^2 f(x)}\,dx = \tan f(x)+C$（微分）

いずれも、積分する関数に $f'(x)$ がかけてあれば、簡単に積分ができるということです。例題 7-3 (2)から(4)の問題は、積分公式Ⅲを用いることで不定積分が求められます。

例題 7-4 不定積分を求めなさい。

(1) $\displaystyle\int 2x(x^2+1)^4\,dx$ (2) $\displaystyle\int x^2 e^{-x^3}\,dx$ (3) $\displaystyle\int \frac{x}{x^2+1}\,dx$

(4) $\displaystyle\int 2x\sin(x^2+1)\,dx$

解答

(1) 積分公式Ⅲの①を使います。

$$\boxed{\int f'(x)\{f(x)\}^r\,dx = \frac{1}{r+1}\{f(x)\}^{r+1}+C}$$

$$\int 2x(x^2+1)^4\,dx = \frac{1}{4+1}(x^2+1)^{4+1}+C = \frac{1}{5}(x^2+1)^5+C \quad (C\text{ は積分定数})$$
（微分）

(2) 積分公式Ⅲの②を使います。

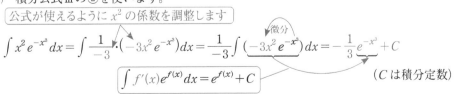

公式が使えるように x^2 の係数を調整します

$$\int x^2 e^{-x^3}\,dx = \int \frac{1}{-3}\cdot(-3x^2 e^{-x^3})\,dx = \frac{1}{-3}\int(-3x^2 e^{-x^3})\,dx = -\frac{1}{3}e^{-x^3}+C$$
（微分）

$$\boxed{\int f'(x)e^{f(x)}\,dx = e^{f(x)}+C}$$

$(C\text{ は積分定数})$

※ $\displaystyle\int e^{x^2}dx=\int\dfrac{1}{2x}\cdot(2xe^{x^2})dx=\dfrac{1}{2x}\int(2xe^{x^2})dx=\dfrac{1}{2x}e^{x^2}+C$ とはならないので注意しま

しょう。これは、2番目の等号が成り立たないからで、定数の場合と違うことを確

認しておきましょう。

(3) 積分公式Ⅲの③を使います。

公式が使えるように x^2 の係数を調整します　　　$x^2+1>0$ですから、$|x^2+1|=x^2+1$

$$\int\dfrac{x}{x^2+1}dx=\int\dfrac{1}{2}\cdot\dfrac{2x}{x^2+1}dx=\dfrac{1}{2}\int\dfrac{2x}{x^2+1}dx=\dfrac{1}{2}\ln(x^2+1)+C\quad(C\text{ は積分定数})$$

微分

$$\int\dfrac{f'(x)}{f(x)}dx=\ln|f(x)|+C$$

(4) 積分公式Ⅲの④を使います。

$$\int 2x\sin(x^2+1)dx=-\cos(x^2+1)+C\quad(C\text{ は積分定数})$$

微分

$$\int f'(x)\sin f(x)dx=-\cos f(x)+C$$

問 7-8 積分を求めなさい。

(1) $\displaystyle\int(4x-3)(2x^2-3x+2)^{-3}dx$　　(2) $\displaystyle\int 2x\sqrt{x^2+1}\,dx$　　(3) $\displaystyle\int x^2e^{x^3-1}\,dx$

(4) $\displaystyle\int\dfrac{x+1}{x^2+2x+4}dx$　　(5) $\displaystyle\int\dfrac{1}{x}(\ln x)^3dx$　　(6) $\displaystyle\int\cos x\sin^2x\,dx$

部分積分法

そのまま　　　　微分

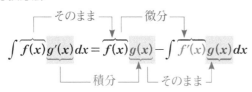

$$\int\overbrace{f(x)\underbrace{g'(x)}}dx=\overbrace{f(x)\underbrace{g(x)}}-\int\overbrace{f'(x)}\underbrace{g(x)}dx$$

積分　　　　そのまま

[目安]
どちらが積分？ 微分？
e^x、$\sin x(\cos x)$ ⇒ **積分**
$\ln x$　　　　　　　　⇒ 微分

2つの関数 $f(x)$, $g'(x)$ の積の積分方法ですが、どちらの
関数を積分し、微分するかの目安は右のようになります。

例題 7-5 不定積分を求めなさい。

(1) $\displaystyle\int xe^{-x}dx$　　(2) $\displaystyle\int\ln x\,dx$

解答

(1) [目安] から、e^{-x} を積分にまわすので、他方の x は微分にまわします。

そのまま　　微分

$$\int xe^{-x}\,dx=x(-e^{-x})-\int 1\cdot(-e^{-x})dx=-xe^{-x}+\int e^{-x}\,dx$$

積分　　　そのまま

積分公式Ⅱ② $\displaystyle\int e^{ax+b}dx=\dfrac{1}{a}e^{ax+b}+C$

$$=-xe^{-x}+\dfrac{1}{-1}e^{-x}+C=-(x+1)e^{-x}+C\quad(C\text{ は積分定数})$$

(2) [目安] から、$\ln x$ を微分にまわすので、他方の 1 は積分にまわします。

$$\int 1 \cdot \ln x\, dx = x\ln x - \int x \cdot \frac{1}{x}\, dx = x\ln x - \int 1\, dx = x\ln x - x + C \quad (C \text{ は積分定数})$$

そのまま　微分　微分公式 II の② $(\ln x)' = \dfrac{1}{x}$

積分　そのまま

問 7-9　不定積分を求めなさい。

(1) $\displaystyle\int xe^{2x}\, dx$　　　(2) $\displaystyle\int x^2 \ln x\, dx$　　　(3) $\displaystyle\int x\cos x\, dx$

7.2　定積分と面積

定積分と面積

　　関数 $f(x)$ の不定積分のひとつを $F(x)$ とするとき、

$$\int_a^b f(x)dx = \Big[F(x)\Big]_a^b = F(b) - F(a)$$

を $f(x)$ の a から b までの **定積分** といいます。

　　このとき、a を **下端**、b を **上端** といいます。$a \leqq x \leqq b$ において、$f(x) \geqq 0$ であるとき、定積分 $\displaystyle\int_a^b f(x)dx$ の値は、図の青色部の面積の値 T と等しくなります。

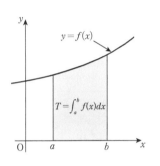

定積分の公式 I

① $\left(\displaystyle\int_a^x f(x)dx\right)' = f(x)$

② $\displaystyle\int_a^b \{f(x) \pm g(x)\}dx = \int_a^b f(x)dx \pm \int_a^b g(x)dx$ (複号同順)

③ $\displaystyle\int_a^b sf(x)dx = s\int_a^b f(x)dx$ (ただし、s は実数)

④ $\displaystyle\int_a^a f(x)dx = 0$

⑤ $\displaystyle\int_a^b f(x)dx = -\int_b^a f(x)dx$

⑥ $\displaystyle\int_a^b f(x)dx + \int_b^c f(x)dx = \int_a^c f(x)dx$

例題 7-7　定積分を求めなさい。

(1) $\displaystyle\int_{-1}^2 (x^2 + x)dx$　　　(2) $\displaystyle\int_0^9 \sqrt{x}\, dx$　　　(3) $\displaystyle\int_{-1}^0 e^x\, dx$

(4) $\displaystyle\int_3^6 \frac{1}{x}dx$　　　(5) $\displaystyle\int_1^e \frac{x-2}{x^2}dx$　　　(6) $\displaystyle\int_0^\pi \sin x\, dx$

ここでは不定積分を求める際に積分公式Iを使います。

(1)

項は別々に、係数は括弧の前に出すと計算がしやすくなります

$$\int_{-1}^{2}(x^2+x)\,dx=\left[\frac{1}{3}x^3+\frac{1}{2}x^2\right]_{-1}^{2}=\frac{1}{3}\left[x^3\right]_{-1}^{2}+\frac{1}{2}\left[x^2\right]_{-1}^{2}=\frac{1}{3}\{2^3-(-1)^3\}+\frac{1}{2}\{2^2-(-1)^2\}$$

上端 下端　　上端 下端

積分公式Iの④ $\int x^r\,dx=\dfrac{1}{r+1}x^{r+1}+C$　指数に1を加えます

$$=\frac{1}{3}(8+1)+\frac{1}{2}(4-1)=\frac{9}{3}+\frac{3}{2}=3+\frac{3}{2}=\frac{9}{2}$$

積分公式Iの④ $\int x^r\,dx=\dfrac{1}{r+1}x^{r+1}+C$　指数に1を加えます

$\dfrac{2}{3}$ を括弧の前に出します

(2)

$$\int_{0}^{9}\sqrt{x}\,dx=\int_{0}^{9}x^{\frac{1}{2}}\,dx=\left[\frac{1}{\frac{1}{2}+1}x^{\frac{1}{2}+1}\right]_{0}^{9}=\left[\frac{2}{3}x^{\frac{3}{2}}\right]_{0}^{9}=\frac{2}{3}\left[x\sqrt{x}\right]_{0}^{9}=\frac{2}{3}(9\sqrt{9}-0\sqrt{0})=\frac{2}{3}\cdot27=18$$

逆数 $\left(a\to\dfrac{1}{a}\right)$ をかけます

$x^{\frac{3}{2}}=x^{1+\frac{1}{2}}=x^1\cdot x^{\frac{1}{2}}=x\sqrt{x}$　見慣れた式に直します

積分公式Iの⑤ $\int e^x\,dx=e^x+C$

(3) $$\int_{-1}^{0}e^x\,dx=\left[e^x\right]_{-1}^{0}=e^0-e^{-1}=1-\frac{1}{e}$$

$e^0=1$　　$e^{-1}=\dfrac{1}{e}$

$\ln M-\ln N=\ln\dfrac{M}{N}$

(4) $$\int_{3}^{6}\frac{1}{x}\,dx=\left[\ln x\right]_{3}^{6}=\ln 6-\ln 3=\ln\frac{6}{3}=\ln 2$$　積分区間が正の範囲→$\ln|x|=\ln x$

積分公式Iの⑥ $\int\dfrac{1}{x}\,dx=\ln|x|+C$

(5)

積分公式Iの④ $\int x^r\,dx=\dfrac{1}{r+1}x^{r+1}+C$　指数に1を加えます

$$\int_{1}^{e}\frac{x-2}{x^2}\,dx=\int_{1}^{e}\left(\frac{x}{x^2}-\frac{2}{x^2}\right)dx=\int_{1}^{e}\left(\frac{1}{x}-2x^{-2}\right)dx=\left[\ln x-\frac{2}{-1}x^{-2+1}\right]_{1}^{e}=\left[\ln x\right]_{1}^{e}+2\left[\frac{1}{x}\right]_{1}^{e}$$

積分公式Iの⑥ $\int\dfrac{1}{x}\,dx=\ln|x|+C$　逆数 $\left(a\to\dfrac{1}{a}\right)$ をかけます

$$=\ln e-\ln 1+2\left(\frac{1}{e}-\frac{1}{1}\right)=1+\frac{2}{e}-2=\frac{2}{e}-1$$

$\ln e=1,\ \ln 1=0$

(6) $$\int_{0}^{\pi}\sin x\,dx=\left[-\cos x\right]_{0}^{\pi}=-\left[\cos x\right]_{0}^{\pi}=-(\cos\pi-\cos 0)=-(-1-1)=2$$

積分公式Iの⑦ $\int\sin x\,dx=-\cos x+C$　　$\cos\pi=-1,\ \cos 0=1$

問 7-10 定積分を求めなさい。

(1) $\displaystyle\int_{-1}^{2}\left(3x^3-x\right)dx$ (2) $\displaystyle\int_{1}^{8}\left(2\sqrt[3]{x^2}+\frac{1}{\sqrt[3]{x}}\right)dx$ (3) $\displaystyle\int_{-1}^{1}\left(2^x+x^2\right)dx$

(4) $\displaystyle\int_{0}^{1}\left(e^x+\ln 5\cdot 5^x\right)dx$ (5) $\displaystyle\int_{1}^{e}\frac{1}{2x}dx$ (6) $\displaystyle\int_{2}^{2e}\frac{-3x+1}{x}dx$

(7) $\displaystyle\int_{0}^{\pi}\left(\sin x+\cos x\right)dx$ (8) $\displaystyle\int_{\frac{\pi}{4}}^{\frac{\pi}{3}}\frac{dx}{\cos^2 x}$

例題 7-8 定積分を求めなさい。

(1) $\displaystyle\int_{0}^{4}\frac{1}{\sqrt{2x+1}}dx$ (2) $\displaystyle\int_{0}^{2}e^{2x}dx$ (3) $\displaystyle\int_{0}^{\frac{\pi}{2}}\cos(3x-\pi)dx$

解答

ここでは不定積分を求める際に積分公式IIを使います。

$$\frac{1}{\sqrt{a}}=\frac{1}{a^{\frac{1}{2}}}=a^{-\frac{1}{2}}$$

(1)

$$\int_{0}^{4}\frac{1}{\sqrt{2x+1}}dx=\int_{0}^{4}(2x+1)^{-\frac{1}{2}}dx=\left[\frac{1}{2}\cdot\frac{1}{-\frac{1}{2}+1}(2x+1)^{-\frac{1}{2}+1}\right]_{0}^{4}=\left[\frac{1}{2}\cdot\frac{1}{\frac{1}{2}}(2x+1)^{\frac{1}{2}}\right]_{0}^{4}=\left[\sqrt{2x+1}\right]_{0}^{4}$$

> x の係数 2 の逆数 $\left(a\to\frac{1}{a}\right)$ をかけます

> 積分公式IIの① $\displaystyle\int(ax+b)^r dx=\frac{1}{a}\cdot\frac{1}{r+1}(ax+b)^{r+1}+C$

$$=\sqrt{9}-\sqrt{1}=3-1=2$$

> 積分公式IIの② $\displaystyle\int e^{ax+b}dx=\frac{1}{a}e^{ax+b}+C$

(2)

$$\int_{0}^{2}e^{2x}dx=\left[\frac{1}{2}e^{2x}\right]_{0}^{2}=\frac{1}{2}\left[e^{2x}\right]_{0}^{2}=\frac{1}{2}\left(e^4-e^0\right)=\frac{e^4-1}{2}$$

> x の係数 2 の逆数 $\left(a\to\frac{1}{a}\right)$ をかけます

> 積分公式IIの⑤ $\displaystyle\int\cos(ax+b)dx=\frac{1}{a}\sin(ax+b)+C$

(3)

$$\int_{0}^{\frac{\pi}{2}}\cos(3x-\pi)dx=\left[\frac{1}{3}\sin(3x-\pi)\right]_{0}^{\frac{\pi}{2}}=\frac{1}{3}\left[\sin(3x-\pi)\right]_{0}^{\frac{\pi}{2}}=\frac{1}{3}\left\{\sin\frac{\pi}{2}-\sin(-\pi)\right\}=\frac{1}{3}(1-0)=\frac{1}{3}$$

> x の係数 3 の逆数 $\left(a\to\frac{1}{a}\right)$ をかけます

問 7-11 定積分を求めなさい。

(1) $\displaystyle\int_1^2 (3x-2)^{-2}\,dx$　　(2) $\displaystyle\int_{-2}^0 e^{-0.5x}\,dx$　　(3) $\displaystyle\int_1^4 \frac{1}{2x+1}\,dx$

(4) $\displaystyle\int_0^{\frac{\pi}{2}} \sin\left(-x+\frac{\pi}{2}\right)dx$

例題 7-9　定積分を求めなさい。

(1) $\displaystyle\int_{-1}^2 2x(x^2+1)^4\,dx$　　(2) $\displaystyle\int_0^2 x^2 e^{-x^3}\,dx$　　(3) $\displaystyle\int_1^7 \frac{x}{x^2+1}\,dx$

解答

ここでは、不定積分を求める際に積分公式Ⅲを使います。不定積分を求めるまでは例題7-4と同じです。

(1)

$$\text{積分公式Ⅲの①}\quad \int f'(x)\{f(x)\}^r\,dx = \frac{1}{r+1}\{f(x)\}^{r+1}+C$$

$$\int_{-1}^2 2x(x^2+1)^4\,dx = \left[\frac{1}{4+1}(x^2+1)^{4+1}\right]_{-1}^2 = \frac{1}{5}[(x^2+1)^5]_{-1}^2 = \frac{1}{5}\left[(2^2+1)^5-\{(-1)^2+1\}^5\right]$$

$$= \frac{1}{5}(5^5-2^5) = \frac{1}{5}\cdot(3125-32) = \frac{3093}{5}$$

x^2+1 を微分した $2x$ がかけてあります

(2)

$$\text{積分公式Ⅲの②}\quad \int f'(x)e^{f(x)}\,dx = e^{f(x)}+C$$

$$\int_0^2 x^2 e^{-x^3}\,dx = \int_0^2 \frac{1}{-3}(-3x^2 e^{-x^3})\,dx = -\frac{1}{3}\left[e^{-x^3}\right]_0^2 = -\frac{1}{3}(e^{-8}-e^0) = -\frac{1}{3}\left(\frac{1}{e^8}-1\right)$$

公式が使えるように x^2 の係数を調整します

$-x^3$ を微分した $-3x^2$ がかけてあります

(3)

公式が使えるように x の係数を調整します

x^2+1 を微分した $2x$ がかけてあります

$$\ln M - \ln N = \ln\frac{M}{N}$$

$$\int_1^7 \frac{x}{x^2+1}\,dx = \int_1^7 \frac{1}{2}\cdot\frac{2x}{x^2+1}\,dx = \frac{1}{2}\left[\ln(x^2+1)\right]_1^7 = \frac{1}{2}(\ln 50 - \ln 2) = \frac{1}{2}\ln\frac{50}{2} = \frac{1}{2}\ln 25 = \frac{1}{2}\ln 5^2$$

$$\text{積分公式Ⅲの③}\int \frac{f'(x)}{f(x)}\,dx = \ln|f(x)|+C$$

$$= \frac{1}{2}\cdot 2\ln 5 = \ln 5$$

問 7-12 定積分を求めなさい。

(1) $\displaystyle \int_{-1}^{1} (2x-1)(x^2-x+1)^2\, dx$　　(2) $\displaystyle \int_{0}^{2} \frac{x^2}{\sqrt{x^3+1}}\, dx$　　(3) $\displaystyle \int_{0}^{1} xe^{-2x^2}\, dx$

(4) $\displaystyle \int_{1}^{2} \frac{x+1}{x^2+2x+2}\, dx$　　(5) $\displaystyle \int_{1}^{e} \frac{(\ln x)^3}{x}\, dx$　　(6) $\displaystyle \int_{-2}^{3} x\sin(\pi x^2)\, dx$

定積分における置換積分法

関数 $x=g(t)$ において、$a=g(\alpha)$, $b=g(\beta)$ で、t が α から β まで変化すると、x が a から b まで変化するとき、表のように表します。

x	$a \to b$
t	$\alpha \to \beta$

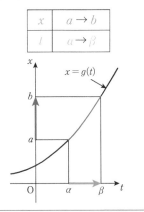

このとき、定積分は x の積分区間を t の積分区間に変えて求めることができます。

$$\int_{a}^{b} f(x)dx = \int_{\alpha}^{\beta} f(g(t))\frac{dx}{dt}dt = \int_{\alpha}^{\beta} f(g(t))g'(t)dt$$

不定積分の置換積分では、最後に x の式に直しましたが、定積分では x の式に直す必要がありません。

例題 7-10 定積分を求めなさい。

(1) $\displaystyle \int_{0}^{3} x\sqrt{x+1}\, dx$　　(2) $\displaystyle \int_{0}^{\frac{\pi}{2}} (1+\sin^2 x)\cos x\, dx$

解答

(1) $t=x+1$ と置き、両辺を x で微分すると、$\dfrac{dt}{dx}=1$、変形して、$dx=dt$ となります。

また、積分区間は関数 $t=x+1$ の右のグラフから、右表のように対応します。

x	$0 \to 3$
t	$1 \to 4$

に、上端、下端の $x=0, 3$ を代入します

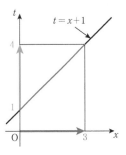

したがって、

$$\int_{0}^{3} x\sqrt{x+1}\, dx = \int_{1}^{4} (t-1)\sqrt{t}\, dt$$

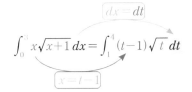

指数に 1 を加え、逆数をかけます

$$= \int_{1}^{4}(t-1)t^{\frac{1}{2}}\, dt = \int_{1}^{4}\left(t^{\frac{3}{2}}-t^{\frac{1}{2}}\right)dt = \left[\frac{1}{\frac{3}{2}+1}t^{\frac{3}{2}+1} - \frac{1}{\frac{1}{2}+1}t^{\frac{1}{2}+1}\right]_{1}^{4} = \left[\frac{2}{5}t^{\frac{5}{2}} - \frac{2}{3}t^{\frac{3}{2}}\right]_{1}^{4}$$

積分区間が t で与えられていますから、x の式に直す必要がありません

$$= \left[\frac{2}{5}t^2\sqrt{t} - \frac{2}{3}t\sqrt{t}\right]_{1}^{4} = \frac{2}{5}\left[t^2\sqrt{t}\right]_{1}^{4} - \frac{2}{3}\left[t\sqrt{t}\right]_{1}^{4} = \frac{2}{5}\left(4^2\sqrt{4}-1\right) - \frac{2}{3}\left(4\sqrt{4}-1\right)$$

$$= \frac{2}{5}(32-1) - \frac{2}{3}(8-1) = \frac{62}{5} - \frac{14}{3} = \frac{116}{15}$$

(2)　$t = \sin x$ と置き、両辺を x について微分すると、$\dfrac{dt}{dx} = \cos x$、変形して、

$\cos x\,dx = dt$ となります。

　また、積分区間は関数 $t = \sin x$
の右のグラフから、右の表のよ
うに対応します。

x	$0 \to \dfrac{\pi}{2}$
t	$0 \to 1$

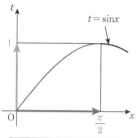

　したがって、

$$\int_0^{\frac{\pi}{2}} (1 + \sin^2 x)\cos x\,dx = \int_0^1 (1 + t^2)\,dt = \left[t + \frac{1}{3}t^3 \right]_0^1$$

$$= [t]_0^1 + \frac{1}{3}[t^3]_0^1 = 1 - 0 + \frac{1}{3}(1 - 0) = \frac{4}{3}$$

$t = \sin x$ に、下端、
上端の $x = 0$, $\dfrac{\pi}{2}$ を
代入します

問 7-13　定積分を求めなさい。

(1)　$\displaystyle\int_{-2}^{1} x(x+2)^4\,dx$　　　(2)　$\displaystyle\int_{-1}^{0} x\sqrt{x+1}\,dx$　　　(3)　$\displaystyle\int_0^{\frac{\pi}{2}} (\cos^3 x - 1)\sin x\,dx$

(4)　$\displaystyle\int_{-2}^{2} \sqrt{4 - x^2}\,dx$　（$x = 2\sin t$ と置く　ただし、$-\dfrac{\pi}{2} \leqq t \leqq \dfrac{\pi}{2}$）

定積分の部分積分法

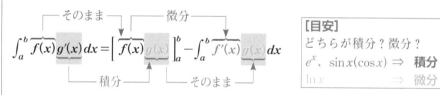

$$\int_a^b \overbrace{f(x)}^{\text{そのまま}}\,\underbrace{g'(x)}_{\text{積分}}\,dx = \left[\overbrace{f(x)}\,\underbrace{g(x)} \right]_a^b - \int_a^b \overbrace{f'(x)}^{\text{微分}}\,\underbrace{g(x)}_{\text{そのまま}}\,dx$$

[目安]
どちらが積分？微分？
e^x、$\sin x(\cos x) \Rightarrow$ **積分**
$\ln x$ 　　　　　　$\Rightarrow$　微分

不定積分を求めればいいので、不定積分の部分積分法がそのまま使えます。

例題 7-11　定積分を求めなさい。

(1)　$\displaystyle\int_0^{\frac{\pi}{2}} x\sin x\,dx$　　　(2)　$\displaystyle\int_0^9 x\sqrt{9 - x}\,dx$

解答

(1)　[目安] から、x を微分すると 1 になるので、$\sin x$ を積分にまわします。

$$\int_0^{\frac{\pi}{2}} x\underset{\text{積分}}{\underline{\sin x}}\,dx = \overset{\text{そのまま}}{\left[x(-\cos x) \right]_0^{\frac{\pi}{2}}} - \int_0^{\frac{\pi}{2}} 1\cdot(-\cos x)\,dx = \frac{\pi}{2}\left(-\cos\frac{\pi}{2} \right) - 0\cdot(-\cos 0) + \int_0^{\frac{\pi}{2}} \cos x\,dx$$

積分公式 I の⑦ $\displaystyle\int \sin x\,dx = -\cos x + C$

$$= 0 - 0 + [\sin x]_0^{\frac{\pi}{2}} = \sin\frac{\pi}{2} - \sin 0 = 1 - 0 = 1$$

---

(2)　x を微分すると 1 となるので微分にまわし、$\sqrt{9-x}$ を積分にまわします。

$$\int_0^9 x\sqrt{9-x}\,dx = \int_0^9 x(9-1x)^{\frac{1}{2}}\,dx = \left[x\cdot\frac{1}{-1}\cdot\frac{2}{3}(9-x)^{\frac{3}{2}}\right]_0^9 - \int_0^9 1\cdot\frac{1}{-1}\cdot\frac{2}{3}(9-x)^{\frac{3}{2}}\,dx$$

　そのまま　　微分
　積分　　　　そのまま

積分公式Ⅱの①　$\displaystyle\int (ax+b)^r\,dx = \frac{1}{a}\cdot\frac{1}{r+1}(ax+b)^{r+1}+C$

$$= 0-0+\frac{2}{3}\int_0^9 (9-x)^{\frac{3}{2}}\,dx = \frac{2}{3}\left[\frac{1}{-1}\cdot\frac{2}{5}(9-x)^{\frac{5}{2}}\right]_0^9$$

$$= -\frac{4}{15}\left[\sqrt{(9-x)^5}\right]_0^9 = -\frac{4}{15}(0-\sqrt{9^5}) = \frac{324}{5}$$

問 7-14　定積分を部分積分法で求めなさい。

(1)　$\displaystyle\int_0^3 x(x-3)^3\,dx$　　　(2)　$\displaystyle\int_{\frac{\pi}{2}}^{\pi} x\cos x\,dx$　　　(3)　$\displaystyle\int_0^1 x^2 e^x\,dx$

偶関数と奇関数

　関数 $f(x)$ が $f(-x)=f(x)$ を満たすとき、**偶関数**といいます。このとき、区間 $-a\leqq x\leqq a$ における定積分は、区間 $0\leqq x\leqq a$ における定積分の2倍となります。

　　関数 $f(x)$ が偶関数　→　$\displaystyle\int_{-a}^{a} f(x)dx = 2\int_0^a f(x)dx$

偶関数のグラフは y 軸に関して対称となります。

　[例]　$f(x)=c,\ x^2,\ x^4,\ x^6,\ \cos x,\ \cdots\cdots(c$ は定数$)$

　一方、関数 $f(x)$ が $f(-x)=-f(x)$ を満たすとき、**奇関数**といいます。このとき、区間 $-a\leqq x\leqq a$ における定積分は 0 となります。

　　関数 $f(x)$ が奇関数　→　$\displaystyle\int_{-a}^{a} f(x)dx = 0$

奇関数のグラフは原点に関して対称となります。

　[例]　$f(x)=x,\ x^3,\ x^5,\ x^7,\ \sin x,\ \cdots\cdots$

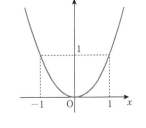

偶関数の例　$y=x^2$

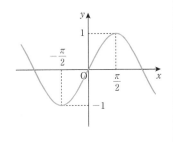

奇関数の例　$y=\sin x$

※　もちろん、普通に定積分を計算してもかまいません。積分する関数が奇関数か、偶関数の条件を満たし、積分区間が $-a\leqq x\leqq a$ であるときに限り、定積分の計算が容易になるというものです。

例題 7-12 定積分を求めなさい。

(1) $\displaystyle\int_{-2}^{2}(x^2+4)dx$ (2) $\displaystyle\int_{-3}^{3}\frac{2x}{x^2+1}dx$

解答

(1) $f(x)=x^2+4$ と置くと、$f(-x)=(-x)^2+4=x^2+4=f(x)$ が成り立ちます。

よって、$f(x)$は偶関数で、積分区間が $-2\leqq x\leqq 2$ であることから、

$$\int_{-2}^{2}(x^2+4)dx=2\int_{0}^{2}(x^2+4)dx=2\left[\frac{1}{3}x^3+4x\right]_{0}^{2}=\frac{2}{3}\left[x^3\right]_{0}^{2}+8\left[x\right]_{0}^{2}$$

$$=\frac{2}{3}(8-0)+8(2-0)=\frac{16}{3}+16=\frac{64}{3}$$

(2) $f(x)=\dfrac{2x}{x^2+1}$ と置くと、$f(-x)=\dfrac{2\cdot(-x)}{(-x)^2+1}=-\dfrac{2x}{x^2+1}=-f(x)$ が成り立ちます。

よって、$f(x)$は奇関数で、積分区間が $-3\leqq x\leqq 3$ であることから、$\displaystyle\int_{-3}^{3}\frac{2x}{x^2+1}dx=0$

問 7-15 1 から 6 の関数の中から、偶関数と奇関数を選びなさい。

1. $f(x)=2x^2-3$ 　　 2. $f(x)=4x^3+2x$ 　　 3. $f(x)=2^x+2^{-x}$

4. $f(x)=xe^{-x^2}$ 　　 5. $f(x)=x^2+\sin x$ 　　 6. $f(x)=x^2\cos x$

問 7-16 定積分を求めなさい。

(1) $\displaystyle\int_{-2}^{2}(x^3+x^2+x+1)dx$ 　 (2) $\displaystyle\int_{-3}^{3}(e^x+e^{-x})dx$ 　 (3) $\displaystyle\int_{-\frac{\pi}{2}}^{\frac{\pi}{2}}x^2\sin x\,dx$

広義積分

　積分区間の上端、あるいは下端で関数$f(x)$が定義されていない場合、あるいは、無限の区間での定積分は極限を使って定義し、**広義積分**といいます。

例　$x\geqq 1$で定義された関数$f(x)$において、

$$\int_{1}^{\infty}f(x)dx=\lim_{h\to\infty}\int_{1}^{h}f(x)dx$$

$0<x\leqq 4$で定義された関数$g(x)$において、

$$\int_{0}^{4}g(x)dx=\lim_{h\to 0}\int_{h}^{4}g(x)dx$$

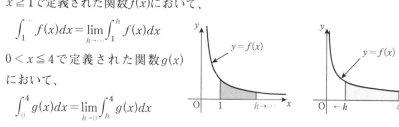
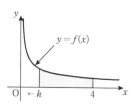

※ 右辺の極限が発散する場合は、広義積分は発散するといいますが、ここでは扱いません。

例題 7-13 広義積分を求めなさい。

(1) $\displaystyle\int_{1}^{\infty}e^{-x}dx$ 　　 (2) $\displaystyle\int_{0}^{1}\frac{1}{\sqrt[3]{x}}dx$

解答

(1) 積分区間が無限大までとなっていますので、

> 積分区間を $1 \le x \le h$ とし、$h \to \infty$ とします

> 積分公式 II の② $\int e^{ax+b}\,dx = \dfrac{1}{a}e^{ax+b}+C$

$$\int_1^\infty e^{-x}\,dx = \lim_{h\to\infty}\int_1^h e^{-x}\,dx = \lim_{h\to\infty}\left[\frac{1}{-1}e^{-x}\right]_1^h = \lim_{h\to\infty}\left\{-\left[e^{-x}\right]_1^h\right\} = \lim_{h\to\infty}\left\{-\left(e^{-h}-e^{-1}\right)\right\}$$

$$= \lim_{h\to\infty}\left(-\frac{1}{e^h}+\frac{1}{e}\right) = 0+\frac{1}{e} = \frac{1}{e}$$

> h を限りなく大きくすれば、e^h が限りなく大きくなるので、$\dfrac{1}{e^h}$ は限りなく 0 に近づきます

(2) 積分される関数 $f(x)=\dfrac{1}{\sqrt[3]{x}}$ は積分区間の下端 $x=0$ で定義されていませんので、

> $\sqrt[p]{a^q}=a^{\frac{q}{p}}$, $\dfrac{1}{a^n}=a^{-n}$

> 指数に 1 を加えます

> $a^{\frac{q}{p}}=\sqrt[p]{a^q}$

$$\int_0^1 \frac{1}{\sqrt[3]{x}}\,dx = \int_0^1 \frac{1}{x^{\frac{1}{3}}}\,dx = \lim_{h\to 0}\int_h^1 x^{-\frac{1}{3}}\,dx = \lim_{h\to 0}\left[\frac{1}{-\frac{1}{3}+1}x^{-\frac{1}{3}+1}\right]_h^1 = \lim_{h\to 0}\left[\frac{3}{2}x^{\frac{2}{3}}\right]_h^1 = \lim_{h\to 0}\frac{3}{2}\left[\sqrt[3]{x^2}\right]_h^1$$

> 積分区間を $h \le x \le 1$ とし、$h \to 0$ とします

> 逆数 $\left(a \to \dfrac{1}{a}\right)$ をかけます

$$= \lim_{h\to 0}\frac{3}{2}\left(\sqrt[3]{1^2}-\sqrt[3]{h^2}\right) = \frac{3}{2}(1-0) = \frac{3}{2}$$

> h を限りなく 0 に近づければ、$\sqrt[3]{h^2}$ は限りなく 0 に近づきます

問 7-17 広義積分を求めよ。

(1) $\displaystyle\int_0^\infty e^{-2x}\,dx$ 　　　(2) $\displaystyle\int_1^5 \frac{1}{\sqrt{x-1}}\,dx$

7.3 薬学への応用

　薬学において薬物動態学の積分は非常に重要です。薬物動態は薬物量が体内でどのように移動するかを記述する科学です。薬物の体内での動きを理解するために、積分が重要な役割を果たします。血中濃度曲線下面積、1 次モーメント時間曲線下面積、全身クリアランスでは積分が重要な役割を果たしています。これらのパラメーターは、薬物の効果や副作用、個々の患者への最適な投与量の決定など、臨床薬物治療における重要な判断の基礎となります。したがって、これらのパラメーターを理解し、適切に計算・解釈できる能力が求められます。積分は、これらの能力を身につけるための重要な数学的ツールとなります。

血中濃度時間曲線下面積

　薬物の血中濃度が時間にわたってどれだけ変化するかを表す指標を**血中濃度時間曲線下面積** (area under the blood concentration time curve; AUC) といいます。AUC は薬物の体内での曝露度や生物学的利用能に関連しており、薬物の効果や毒性などを評価する際に重要な情報となります。体循環血液中に入った薬物量は直接測定することができないので、AUC で代替します。AUC は体循環血液中に入った薬物量に比例することから、AUC が、体内に取り込まれた薬の量を示す指標として用いられます。

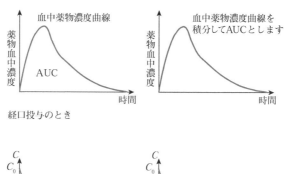

経口投与のとき

急速静注投与のとき

　AUC は通常、血中濃度と時間の関数として表される曲線 (血中濃度時間曲線) の下にあたる面積を計算することで求められます。AUC は、濃度 C を時間 t で積分した値で、下のように表されます。

$$AUC = \int_0^\infty C(t)\,dt$$

ここで、$C(t)$ は時間 t における血中濃度を示し、$0 \to \infty$ まで時間に関しての定積分です。

　具体的な計算式を導くためには、血中濃度が時間でどのように変化するかを表す関数 $C(t)$ が必要です。薬物動態学に基づいて $C(t)$ を時間と血中濃度の関数としてモデル化し、それを積分することで AUC を計算します。たとえば、薬物が 1 次反応 ($C = C_0 e^{-k_e t}$) に従うと仮定した場合、AUC は下のように表されます。

$$AUC = \int_0^\infty C_0 e^{-k_e t}\,dt$$

ただし、C：血中薬物濃度、C_0：初濃度 (投与直後の血中薬物濃度)、k_e：消失速度定数、t：投与後経過時間を表します。

$$\boxed{\int sf(x)dx = s\int f(x)dx} \qquad \boxed{\int e^{ax}dx = \frac{1}{a}e^{ax} + C}$$

$$AUC = \int_0^\infty C_0 e^{-k_e t}\,dt = \lim_{h \to \infty} \int_0^h C_0 e^{-k_e t}\,dt = \lim_{h \to \infty} C_0 \int_0^h e^{-k_e t}\,dt = \lim_{h \to \infty} C_0 \left[-\frac{1}{k_e} \cdot e^{-k_e t} \right]_0^h$$

$$= \lim_{h \to \infty} \left\{ -\frac{C_0}{k_e} \left(e^{-k_e h} - e^0 \right) \right\} = -\frac{C_0}{k_e}(0 - 1) = \frac{C_0}{k_e}$$

$\lim\limits_{h \to \infty} e^{-k_e h} = 0$, $e^0 = 1$ です。
薬学の計算では、∞を通常の数値のように
扱い、$\lim\limits_{h \to \infty} e^{-k_e h} = 0$ を $e^{-k_e \infty} = 0$ としています。

薬物が血液から組織へどれだけ広く分布しているかを示す指標を**分布容積** (volume of distribution; V_d) といいます。血中濃度と分布容積の関係を示す一般的な式は、

$$V_d = \frac{D_{iv}}{C_0}$$

で表されます

$V_d = \dfrac{D_{iv}}{C_0}$ から、$C_0 = \dfrac{D_{iv}}{V_d}$ を、$AUC = \dfrac{C_0}{k_e}$ に代入すると、

$$AUC = \frac{C_0}{k_e} = \frac{D_{iv}}{k_e \cdot V_d}$$

（C_0：初濃度、D_{iv}：静脈内投与量、V_d：分布容積、k_e：消失速度定数）

と表すこともできます。

薬物の**全身クリアランス** (total body clearance; CL_{tot}) は、単位時間あたりにからだ全体から除去される薬物の量を示します。言い換えると、全身クリアランスは、体内

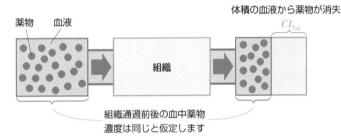

単位時間あたりにこれだけの
体積の血液から薬物が消失

薬物　血液

組織

組織通過前後の血中薬物
濃度は同じと仮定します

から薬物が浄化される速度を表します。ですので、

$$全身クリアランス(CL_{tot}) = \frac{消失速度}{血中薬物濃度} = \frac{-\dfrac{dX}{dt}}{C}$$

で表せます。ここで、Xは体内薬物量を表します。整理すると、

$$-\frac{dX}{dt} = CL_{tot} \cdot C$$

となります。変形すると、

$$-dX = CL_{tot} \cdot C\,dt$$

となります。ここで、両辺を $0 \to \infty$ まで時間に関して定積分すると、左辺は体内から消失した薬物の総量になります。

$$消失した薬物の総量 = CL_{tot} \int_0^\infty C\,dt$$

ここで、$\displaystyle\int_0^\infty C\,dt$ は前述の $AUC = \displaystyle\int_0^\infty C\,dt$ ですので、AUC と同じ定積分になります。

したがって、

$$\text{消失した薬物の総量} = CL_{tot} \cdot AUC$$

で表せます。静脈内注射であれば、消失した薬物の総量＝流入した薬物の総量＝静脈内投与量 (D_{iv}) ですから、

$$D_{iv} = CL_{tot} \cdot AUC$$

となります。CL_{tot} の式に変形して、

$$CL_{tot} = \frac{D_{iv}}{AUC}$$

で表すことができます。また、定常状態では、薬物投与速度 ＝ 薬物消失速度となるため、

$$-\frac{dX}{dt} = CL_{tot} \cdot C \text{は、}$$

$$\text{投与速度} k_0 = CL_{tot} \cdot C_{ss}$$

となります。ここで、C_{ss} は定常状態における血中薬物濃度を表します。

薬物消失速度定数との関係で表すと、以下のようになります。

$$CL_{tot} = k_e \cdot V_d = k_e \cdot \frac{D_{iv}}{C_0}$$

例題 7-14 全身クリアランスが 50 L/h である薬物を 10 mg/h の速度で点滴静注した場合の定常状態における血中濃度 (μg/mL) を求めなさい。

（第 101 回薬剤師国家試験 問 46）

解答

点滴静注ですので、

$k_0 = CL_{tot} \cdot C_{ss}$ から、C_{ss} の式に変形して、

$$C_{ss} = \frac{k_0}{CL_{tot}}$$

となります。この式に問題文の全身クリアランス 50 L/h と投与速度の 10 mg/h を代入します。

$$C_{ss} = \frac{10}{50} = 0.2 \text{ mg/L}$$

となります。問題文では、μg/mL が要求されていますので、mg/L→μg/mL に変換します。

$$C_{ss} = 0.2 \text{ μg/mL}$$

となります。

問 7-18 ある薬物 60 mg をヒトに静脈内投与した後の血中濃度時間曲線下面積 (AUC) が 2.0 mg·h/L であった。全身クリアランス (L/h) を求めなさい。

問 7-19 ある薬物 100 mg をヒトに静脈内投与した後の血中濃度時間曲線下面積 (AUC) が 90 μg·min/mL、消失速度定数が 0.05 min^{-1} であった。全身クリアランス (L/min) と分布容積 (L) を求めなさい。

1 次モーメント時間曲線下面積

　薬物が体内でどれだけ滞留しているかを示す指標を **1 次モーメント時間曲線下面積** (area under the first moment curve; AUMC) といい、測定時における血中薬物濃度と経過時間との積（縦軸）を投与後の時間（横軸）に対してプロットして描かれた曲線下の面積です。

$$AUMC = \int_0^\infty t \cdot C dt = \int_0^\infty t \cdot C_0 e^{-k_e t} dt$$

$$\int_a^b f(x)g'(x)dx = [f(x)g(x)]_a^b - \int_a^b f'(x)g(x)dx \quad \text{定積分の部分積分法を使って求めます。}$$

$$= C_0 \int_0^\infty t \cdot e^{-k_e t} dt = C_0 \left[t \cdot \left(-\frac{1}{k_e} \cdot e^{-k_e t} \right) \right]_0^\infty - C_0 \int_0^\infty 1 \cdot \left(-\frac{1}{k_e} \cdot e^{-k_e t} \right) dt$$

係数は前に出すとわかりやすいです。

$$= -\frac{C_0}{k_e} \left\{ \infty \cdot e^{-k_e \infty} - 0 \cdot e^0 \right\} - C_0 \int_0^\infty \left(-\frac{1}{k_e} \cdot e^{-k_e t} \right) dt$$

$\infty \cdot e^{-k_e \infty}$は、$\displaystyle\lim_{h \to \infty} he^{-k_e h}$のことです。$\displaystyle\lim_{h \to \infty} he^{-k_e h}$は$\infty \times 0$となって難しい極限ですが、0 であることがわかっています。

$$= -\frac{C_0}{k_e}(0-0) - C_0 \left[\frac{e^{-k_e t}}{k_e^2} \right]_0^\infty = -\frac{C_0}{k_e^2}(e^{-k_e \infty} - e^0) = -\frac{C_0}{k_e^2}(0-1) = \frac{C_0}{k_e^2}$$

平均滞留時間

　投与された薬物が体内に滞留する平均時間を **平均滞留時間** (mean residence time; MRT) といいます。この MRT は、次の式で求められることが知られています。

$$MRT = \frac{\int_0^\infty t \cdot C \, dt}{\int_0^\infty C \, dt}$$

この式の分母$\int_0^\infty C \, dt = AUC$、分子$\int_0^\infty t \cdot C \, dt = AUMC$ですので、静脈投与時の$MRT_{iv}$と経口投与時の$MRT_{po}$は、

$$MRT_{iv} = \frac{AUMC}{AUC} = \frac{\dfrac{C_0}{k_e^2}}{\dfrac{C_0}{k_e}} = \frac{C_0}{k_e^2} \cdot \frac{k_e}{C_0} = \frac{1}{k_e} \qquad MRT_{po} = \frac{1}{k_a} + \frac{1}{k_e}$$

k_a：吸収速度定数

国試問題にチャレンジ

問 7-1　全身クリアランスが 40 L/h である薬物を点滴静注し、定常状態における血中濃度を 0.50 mg/L にしたい。投与速度 (mg/h) を求めなさい。

（第 106 回薬剤師国家試験 問 47 改変）

問 7-2　ある薬物 10 mg を被験者に急速静脈内投与したのち、薬物の血中濃度を測定したところ、血中濃度時間曲線下面積 (AUC) は 0.20 mg·h/L であった。この薬物の全身クリアランス (L/h) を求めなさい。ただし、体内動態は線形性を示す。
（第 105 回薬剤師国家試験 問 176 改変）

問 7-3　体内動態が線形 1–コンパートメントモデルに従う薬物 100 mg を急速静脈内投与したとき、投与直後の血中濃度が 2 mg/L，消失速度定数が 0.1 h^{-1} であった、この薬物の全身クリアランス (L/h) を求めなさい。
（第 104 回薬剤師国家試験 問 46 改変）

問 7-4　ある薬物 100 mg を被験者に急速静脈内投与したのちに血中濃度および尿中排泄量を測定したところ、未変化体の血中濃度時間曲線下面積 (AUC) は 1.0 mg·h/L、代謝物の尿中総排泄量は 20 mg（未変化体換算量）であった。この薬物の全身クリアランス (L/h) を求めなさい。ただし、体内動態は線形性を示す。
（第 103 回薬剤師国家試験 問 173 改変）

問 7-5　体内動態が線形 1–コンパートメントモデルに従う薬物 1000 mg をヒトに急速静脈内投与したところ、投与直後の血中濃度は、100 µg/mL であった。この薬物の全身クリアランス (L/h) を求めなさい。ただし、消失速度定数 $k_e = 0.23\ h^{-1}$ とする。
（第 98 回薬剤師国家試験 問 171 改変）

問 7-6　薬物 A 50 mg を、粉末製剤あるいは液剤として経口投与した後の血中濃度時間曲線下面積 (AUC) は等しく、1500 µg·h/L であった。一方、血中濃度に関する 1 次モーメント時間曲線下面積 (AUMC) は、粉末製剤の場合が 9000 µg·h^2/L、液剤の場合が 7500 µg·h^2/L であった。粉末製剤と液剤の平均滞留時間 (MRT) を求めなさい。　（第 101 回薬剤師国家試験 問 172 改変）

問 7-7　27 歳男性。体重 50 kg。父をドナーとする生体腎移植治療が予定されている。7 日後の移植術を控え、術後に用いるタクロリムスの投与設計を薬剤師が依頼された。この患者にタクロリムスを経口投与し、24 時間採血を行った際の血中濃度時間曲線下面積 (AUC $0 \to \infty$) は 120 µg·h/L、一次モーメント曲線下面積 (AUMC $0 \to \infty$) は 1320 µg·h^2/L であった。経口投与時の平均滞留時間 (MRT) を求めなさい。ただし、タクロリムスの体内動態は線形 1–コンパートメントモデルに従うものとする。
（第 107 回薬剤師国家試験 問 270 改変）

第8章

微分方程式

8.1 変数分離形の微分方程式

第 n 次導関数

　関数 $y = f(x)$ の導関数 $f'(x)$ をさらに微分した関数を**第 2 次導関数**といい、y''、$f''(x)$、$\dfrac{d^2 y}{dx^2}$ などで表します。一般に、n 回微分して得られる関数を**第 n 次導関数**といい、$y^{(n)}$、$f^{(n)}(x)$、$\dfrac{d^n y}{dx^n}$ などで表します。

微分方程式

　関数 $y, y', y'', \cdots, f(x), f'(x), f''(x), \cdots$ を含む等式を**微分方程式**といい、等式を満たす関数 $y = f(x)$ を解、解を求めることを**微分方程式を解く**といいます。

　また、解に任意定数 C を含むとき、その解を**一般解**といい、条件を使って C を消去したものを**特殊解**、その条件を**初期条件**といいます。

直接積分形の微分方程式

　導関数が与えられ、積分して解ける微分方程式

$$\frac{dy}{dx} = f(x) \text{ を直接積分形の微分方程式といいます。}$$

変数分離形の微分方程式

微分方程式が

$$g(y)\frac{dy}{dx} = f(x) \text{ の形式に変形できるとき、変数分離形の微分方程式といいます。}$$

両辺を x について積分することで解くことができます。

$$\int g(y)\frac{dy}{dx}dx = \int f(x)dx \quad \rightarrow \quad \int g(y)dy = \int f(x)dx$$

例題 8-1　微分方程式を解きなさい。また、(2)については初期条件から特殊解も求めなさい。

(1)　$\dfrac{dy}{dx}=2x^3-x$　　(2)　$y'=1+2\cos 4x$ （$x=0$ のとき、$y=1$）

 解答

(1)　導関数が $2x^3-x$ ですから、一般解は x について積分して、

$$y=\int(2x^3-x)dx=2\cdot\frac{1}{3+1}x^{3+1}-\frac{1}{1+1}x^{1+1}+C=\frac{1}{2}x^4-\frac{1}{2}x^2+C \quad （C は任意定数）$$

積分公式Iの④ $\displaystyle\int x^r\,dx=\frac{1}{r+1}x^{r+1}+C$

(2)　導関数が $1+2\cos 4x$ ですから、一般解は x について積分して、

$$y=\int(1+2\cos 4x)dx=x+2\cdot\frac{1}{4}\sin 4x+C=x+\frac{1}{2}\sin 4x+C \quad （C は任意定数）$$

積分公式Iの④ $\displaystyle\int 1dx=x+C$　　積分公式IIの⑧ $\displaystyle\int\cos(ax+b)dx=\frac{1}{a}\sin(ax+b)+C$

また、一般解に、初期条件の $x=0$、$y=1$ を代入すると、

$1=0+\dfrac{1}{2}\sin 0+C$ となります。これから、$C=1$

$\boxed{\sin 0=0}$

したがって、特殊解は、$y=x+\dfrac{1}{2}\sin 4x+1$ となります。

問 8-1　微分方程式を解きなさい。また、(2)については初期条件から特殊解も求めなさい。

(1)　$\dfrac{dy}{dx}=2e^{-0.1x}$　　(2)　$y'=\dfrac{\sin 2x}{1+\sin^2 x}$ （$x=0$ のとき、$y=1$）

例題 8-2　微分方程式を解きなさい。また、初期条件 $x=0$ のとき、$y=2$ から特殊解を求めなさい。

(1)　$\dfrac{dy}{dx}=(2x-1)y$　　(2)　$(x-1)y'-2y=1$

 解答

(1)　両辺を y で割ると、

$\dfrac{1}{y}\cdot\dfrac{dy}{dx}=2x-1$　　　　①×÷を使い x の式は右辺、y の式は左辺へ移動します。

$\dfrac{1}{y}dy=(2x-1)dx$　　　　②式を変形します。

$$\int \frac{1}{y}dy = \int (2x-1)dx \quad \text{③ 両辺に∫をつけ、積分します。}$$

$$\int \frac{1}{y}dy = \ln|y| + C$$

それぞれ不定積分を求めると、

$$\ln|y| = 2 \cdot \frac{1}{1+1}x^{1+1} - x + C$$

$$\ln|y| = x^2 - x + C \quad \text{④ } C \text{ は1つにします。}$$

$$\boxed{\ln M = p \iff e^{\ln M} = e^p \iff M = e^p}$$

$$|y| = e^{x^2-x+C} = e^C e^{x^2-x} \quad \text{⑤ } y= \text{ の式に直し、指数部の } C \text{ だけを分離します。}$$

$$y = \pm e^C e^{x^2-x} \quad \text{⑥ ±をつけて絶対値をとります。}$$

$\pm e^C$ を改めて C と置き直し、一般解は、

$$y = Ce^{x^2-x} \ (C \text{ は任意定数}) \text{ となります。}$$

また、一般解に、初期条件の $x=0$、$y=2$ を代入すると、

$$2 = Ce^0 = C \quad \boxed{e^0 = 1}$$

したがって、特殊解は、$y = 2e^{x^2-x}$ となります。

(2)　$-2y$ を右辺に移項し、y' を同じ意味をもつ $\dfrac{dy}{dx}$ に替えて計算しやすくします。

$$(x-1)\frac{dy}{dx} = 2y+1$$

両辺を $(x-1)(2y+1)$ で割ると、　$\dfrac{1}{2y+1} \cdot \dfrac{dy}{dx} = \dfrac{1}{x-1}$

さらに、変形して、$\dfrac{1}{2y+1}dy = \dfrac{1}{x-1}dx$ と直します。

両辺を積分して、

$$\int \frac{1}{2y+1}dy = \int \frac{1}{x-1}dx$$

$$\boxed{\text{積分公式Ⅱの②} \int \frac{1}{ax+b}dx = \frac{1}{a}\ln|ax+b| + C}$$

$$\frac{1}{2}\ln|2y+1| = \ln|x-1| + C \text{ から、} \quad \boxed{\begin{array}{l}\text{両辺に2をかけ、ln の項は}\\ \text{左辺で1つにまとめます}\end{array}}$$

$$\ln|2y+1| - 2\ln|x-1| = 2C$$

$$\boxed{p\ln M = \ln M^p}$$

$$\ln|2y+1| - \ln|x-1|^2 = 2C$$

$$\boxed{\ln M - \ln N = \ln \frac{M}{N}}$$

$$\ln \frac{|2y+1|}{|x-1|^2} = 2C$$

したがって、$\boxed{\ln M = p \ \Leftrightarrow \ e^{\ln M} = e^p \ \Leftrightarrow \ M = e^p}$

$$\frac{|2y+1|}{(x-1)^2} = e^{2C}$$

となります。

$\pm$ をつけて絶対値をとると、$\dfrac{2y+1}{(x-1)^2} = \pm 2e^C$ となります。

$\pm 2e^C$ を改めて C と置き直し、$\dfrac{2y+1}{(x-1)^2} = C$ とし、変形すると、

$2y+1 = C(x-1)^2$ となります。左辺の 1 を右辺に移項して、両辺を 2 で割ると、

求める一般解は、$y = \dfrac{C}{2}(x-1)^2 - \dfrac{1}{2}$　（C は任意定数）　となります。

また、一般解に初期条件の $x=0$、$y=2$ を代入すると、

$$2 = \frac{C}{2}(0-1)^2 - \frac{1}{2} \qquad 2+\frac{1}{2} = \frac{C}{2} \quad \text{すなわち、} C=5$$

したがって、特殊解は、$y = \dfrac{5}{2}(x-1)^2 - \dfrac{1}{2}$ となります。

問 8-2　微分方程式を解きなさい。また、初期条件が付いている (7) と (8) は特殊解を求めなさい。

(1)　$-\dfrac{dy}{dx} = y$　　　(2)　$\dfrac{1}{y} \cdot \dfrac{dy}{dx} = -3x^2$　　　(3)　$2y \cdot \dfrac{dy}{dx} = x$

(4)　$\dfrac{dy}{dx} = \dfrac{y^2}{x^2}$　　　(5)　$\dfrac{1}{x(y+2)} \cdot \dfrac{dy}{dx} = -2$　　　(6)　$(x+1)\dfrac{dy}{dx} = 2-y$

(7)　$-\dfrac{dy}{dx} = 3y^2$（$x=0$ のとき、$y=1$）　　(8)　$y' - 3y = -2xy$（$x=1$ のとき、$y=3e^2$）

8.2　1 階線形微分方程式、身近な微分方程式

1 階線形微分方程式

　与えられた微分方程式を変形して、

$$y' + P(x)y = Q(x)$$

の形の式にできるとき、この微分方程式を **1 階線形微分方程式**といいます。

　この方程式の一般解は、次の式で求められます。

$$y = e^{-\int P(x)dx}\left\{\int Q(x)e^{\int P(x)dx}dx + C\right\} \quad \cdots 8\text{-}①$$

※この解の式は指数部に積分が入り極めて難解にみえますが、実際には、

$$F(x) = \int P(x)dx \text{ から、} e^{F(x)} \text{ を求め、} e^{-F(x)} = \frac{1}{e^{F(x)}} \text{ とあわせて代入すると、やさし}$$

くなります。

※積分定数は最初からついているので、解法途中の不定積分の計算ではつけないことに注意します。

例題 8-3 微分方程式を解きなさい。また、(3)は初期条件に対する特殊解も求めなさい。

(1) $xy' + y = e^x$ (2) $y' + y = 1$ (3) $y' + xy = -x$ ($x = 0$ のとき、$y = 3$)

解答

(1) この1階線形微分方程式は、8-①式を使わずに、次のように解くことができます。

左辺 $= xy' + y = xy' + 1 \cdot y = xy' + (x)'y = (xy)'$

したがって、$(xy)' = e^x$ ← 積の微分公式$(fg)' = f'g + fg'$を使います

両辺を積分すると、左辺はxyを微分して積分することになるので、xyのままとなります。

したがって、 $\boxed{\int e^x\,dx = e^x + C}$

$$xy = \int e^x\,dx = e^x + C$$

両辺を x で割り、一般解は、

> $xy' + y = f(x)$で与えられる微分方程式は、$(xy)' = f(x)$となりますから、一般解は、$xy = \int f(x)dx$で求めることができます。

$$y = \frac{e^x}{x} + \frac{C}{x} \quad (C\text{は任意定数}) \text{ となります。}$$

(2) 8-①式において、$P(x) = 1$、$Q(x) = 1$ですから、

$F(x) = \int P(x)dx = \int 1\,dx = x$ となりますので、

$$e^{F(x)} = e^x,\ e^{-F(x)} = \frac{1}{e^{F(x)}} = \frac{1}{e^x} \text{ が得られます。}$$

したがって、一般解は、8-①式に代入して、 $\boxed{\int e^x\,dx = e^x + C}$

$$y = \frac{1}{e^x}\left(\int 1 \cdot e^x\,dx + C\right) = \frac{1}{e^x}\left(\int e^x\,dx + C\right) = \frac{1}{e^x}(e^x + C) = 1 + \frac{C}{e^x} \quad (C\text{は任意定数})$$

(3) 8-①式において、$P(x) = x$、$Q(x) = -x$ですから、

$F(x) = \int P(x)dx = \int x\,dx = \frac{1}{2}x^2$ となりますので、

$$e^{F(x)} = e^{\frac{1}{2}x^2},\ e^{-F(x)} = e^{-\frac{1}{2}x^2} \text{ が得られます。}$$

したがって、一般解は 8-①式に代入して、 $\boxed{\text{微分公式Ⅲの②}\int f'(x)e^{f(x)}\,dx = e^{f(x)} + C}$

$$y = e^{-\frac{1}{2}x^2}\left\{\int\left(-xe^{\frac{1}{2}x^2}\right)dx + C\right\} = e^{-\frac{1}{2}x^2}\left(-e^{\frac{1}{2}x^2} + C\right) = -1 + Ce^{-\frac{1}{2}x^2} \quad (C\text{は任意定数})$$

となります。これに初期条件 $x = 0$、$y = 2$ を代入すると、

$2 = -1 + Ce^0$ これから、$C = 3$ となります。

したがって、特殊解は、$y = -1 + 3e^{-\frac{1}{2}x^2}$ となります。

（別解）

8-①式において、$F(x) = \int P(x)dx$と置いて、

$e^{F(x)}$を方程式の両辺にかけると、

$e^{F(x)}y' + P(x)e^{F(x)}y = Q(x)e^{F(x)}$ ……… (i) を得ます。

ここで、$F'(x) = \left(\int P(x)dx\right)' = P(x)$ですから、

$\left(e^{F(x)}\right)' = F'(x)e^{F(x)} = P(x)e^{F(x)}$ となります。

したがって、

(i) 式の左辺 $=e^{F(x)}y'+\left(e^{F(x)}\right)'y=\left(e^{F(x)}y\right)'$ となります。

ゆえに、(i) 式は、

$$\left(e^{F(x)}y\right)'=Q(x)e^{F(x)} \quad \cdots\cdots (ii)$$

となり、両辺を積分すると、左辺は微分して積分しますから元に戻って、

$$e^{F(x)}y=\int Q(x)e^{F(x)}dx+C$$

両辺を $e^{F(x)}$ で割れば、8-①式の $y=\dfrac{1}{e^{F(x)}}\left\{\int Q(x)e^{F(x)}dx+C\right\}$ が得られます。

これは、8-①式の証明でもありますが、どの式も (i) 式、(ii) 式と変形できるので、この流れを覚えてもいいでしょう。

実際に、$y'+xy=-x \quad \cdots$(iii) をこの手順で解いてみると、

$$F(x)=\int P(x)dx=\int x\,dx=\frac{1}{2}x^2 \text{ですから、} e^{F(x)}=e^{\frac{1}{2}x^2}$$

(iii) 式の両辺に $e^{\frac{1}{2}x^2}$ をかけると、$e^{\frac{1}{2}x^2}y'+xe^{\frac{1}{2}x^2}y=-xe^{\frac{1}{2}x^2}$

> 微分公式Ⅲの⑤ $\left(e^{f(x)}\right)'=f'(x)e^{f(x)}$ から、$xe^{\frac{1}{2}x^2}=\left(\frac{1}{2}x^2\right)'e^{\frac{1}{2}x^2}=\left(e^{\frac{1}{2}x^2}\right)'$

左辺 $=e^{\frac{1}{2}x^2}y'+\left(e^{\frac{1}{2}x^2}\right)'y=\left(e^{\frac{1}{2}x^2}y\right)'$ ですから、$\left(e^{\frac{1}{2}x^2}y\right)'=-xe^{\frac{1}{2}x^2}$ となります。

この両辺を積分すると、左辺は微分して積分しますから元に戻って、

> 積分公式Ⅲの② $\int f'(x)e^{f(x)}dx=e^{f(x)}+C$

$$e^{\frac{1}{2}x^2}y=\int\left(-xe^{\frac{1}{2}x^2}\right)dx=-\int xe^{\frac{1}{2}x^2}dx=-e^{\frac{1}{2}x^2}+C$$

> 微分 $f(x)=\frac{1}{2}x^2$ の導関数 $f'(x)=x$ がかけられています

両辺を $e^{\frac{1}{2}x^2}$ で割ると、一般解は、$y=-1+Ce^{-\frac{1}{2}x^2}$ となります。

問 8-3 微分方程式を解きなさい。(3)、(5)、(6)は初期条件から特殊解も求めなさい。

(1) $xy'+y=3x^2+1$ $\qquad$ (2) $y'+2y=3e^x+e^{-x}$

(3) $xy'-y=2x^3 \quad (x=1、y=3)$ $\qquad$ (4) $y'+2xy=2x$

(5) $y'-4y=8 \quad (x=0、y=0)$ $\qquad$ (6) $y'+(\cos x)y=\cos x \quad (x=0、y=2)$

8.3 薬学への応用

化学反応の速度 (反応速度) は、反応物が生成物に変換される速さを示します。すなわち、**反応速度**は、反応によって生成物の量が単位時間当たりにどれだけ変化するかを表す量です。反応物 A がある一定の確率で生成物 P に変化する反応で、反応速度は反応物 A の濃度に依存します。逆反応を考えない限り、反応速度は A の濃度 C で記述できます。

したがって、反応速度を数値的に表現する一般式は、

$$v = -\frac{dC}{dt} - k_e C^\alpha$$

になります。これを**速度式**といい、k_eを**反応速度定数**、αを反応次数といいます。また、tは時間、Cは反応物の濃度を表します。

　反応次数 $\alpha = 0$、1、2の反応式について微分型反応式から積分型反応式と半減期を求めてみましょう。

---

0 次反応

　反応物Aが生成物Pに変化するA → Pが0次速度式に従うとき、次の式が成立します。

$$v = \underbrace{-\frac{dC}{dt} = k_e C^0 = k_e}_{\text{微分方程式}} \quad \text{変形して、}$$

$-dC = k_e\,dt$ 　　　　　　両辺に -1 をかけて、

$dC = -k_e\,dt$

Aの濃度が C_0 である時刻 $t = 0$、濃度が C となる時刻 t までの定積分は、

$$\int_{C_0}^{C} dC = -k_e \int_{0}^{t} dt \qquad \boxed{\int_{C_0}^{C} dC = \int_{C_0}^{C} 1\,dC = |C|_{C_0}^{C}}$$

t	$0 \to t$
C	$C_0 \to C$

$[C]_{C_0}^{C} = -k_e\,[t]_0^t$

$C - C_0 = -k_e\,t$ 　　　　　変形して、

$C = -k_e\,t + C_0$

となります。0次反応では、反応物の物質量は直線的に減少します。

---

0 次反応の半減期

　半減期とは、反応物の濃度が初期濃度の半分に減少するまでに要する時間を表します。

$C = \dfrac{1}{2} C_0$、$t = t_{1/2}$と置き、$C = -k_e t + C_0$に代入すると、

$$\frac{1}{2} C_0 = -k_e t_{1/2} + C_0 \qquad \text{変形して、}$$

$$k_e t_{1/2} = C_0 - \frac{1}{2} C_0 = \frac{1}{2} C_0$$

したがって、

$$t_{1/2} = \frac{C_0}{2k_e}$$

となり、半減期 $t_{1/2}$ は初濃度によって変化します。

1次反応

反応物 A が生成物 P に変化する A → P が1次速度式に従うとき、次の式が成立します。「消費速度」なので負号を付ける必要があることに注意しよう。また、C は時刻 t の関数となっています。

$$v = \underbrace{-\frac{dC}{dt} = k_e C}_{微分方程式} \quad 変形して、$$

$$-dC = k_e C dt \qquad 両辺を C で割ると、$$

$$-\frac{dC}{C} = k_e dt \qquad 両辺に -1 をかけて、$$

(左辺は C だけ、右辺は t だけの関数：変数分離型)

$$\frac{dC}{C} = -k_e dt$$

と変形してから、両辺を積分します (変数分離形の微分方程式)。

A の濃度が C_0 である時刻、濃度が C となる時刻 t までの定積分は、

$$\int_{C_0}^{C} \frac{1}{C} dC = -k_e \int_0^t dt \qquad \left[\int \frac{1}{C} dt = \ln C \right]$$

$$[\ln C]_{C_0}^{C} = -k_e [t]_0^t$$

t	$0 \to t$
C	$C_0 \to C$

$$\ln C - \ln C_0 = -k_e t$$

$$\ln \frac{C}{C_0} = -k_e t \qquad \left[\ln M - \ln N = \ln \frac{M}{N} \right]$$

$$\frac{C}{C_0} = e^{-k_e t} \qquad \left[\ln M = a \Leftrightarrow M = e^a \right]$$
変形して、

$$C = C_0 e^{-k_e t}$$

となります。したがって、積分型の1次反応式は、$C = C_0 e^{-kt}$ と表せます。

または、$\ln C - \ln C_0 = -k_e t$ を変形して、

$$\ln C = -k_e t + \ln C_0$$

となります。1次反応では、反応物の物質量は指数関数的に減少します。

1次反応の半減期

1次反応の速度を示す指標として、半減期 ($t_{1/2}$) がよく用いられます。

$\ln C = -k_e t + \ln C_0$ に、$C = \frac{1}{2} C_0$ と $t = t_{1/2}$ を代入すると、

$$\ln \frac{1}{2} C_0 = -k_e t_{1/2} + \ln C_0 \qquad 変形して、$$

$$k_e t_{1/2} = \ln C_0 - \ln \frac{1}{2} C_0 = \ln \frac{C_0}{\frac{1}{2} C_0} = \ln 2$$

したがって、$t_{1/2} = \dfrac{\ln 2}{k_e}$ となり、半減期 $t_{1/2}$ は初濃度によって変化しないことがわかります。

2 次反応

反応物 A と生成物 P に変化する A → P が 2 次の速度式に従うとき、次の式が成立します。

$$v = -\underbrace{\frac{dC}{dt} = k_e C^2}_{\text{微分方程式}} \quad \text{変形して、}$$

$$-dC = k_e C^2 dt \qquad \text{両辺に} -1 \text{をかけて、}$$

$$dC = -k_e C^2 dt \qquad \text{変数分離を行うために、両辺を} C^2 \text{で割り、}$$

$$\frac{dC}{C^2} = -k_e dt$$

と変形します。両辺を積分します（変数分離形の微分方程式）。

A の濃度が C_0 である時刻 $t = 0$ から、濃度が C となる時刻 t までの定積分は、

$$\int_{C_0}^{C} \frac{1}{C^2} dC = -k_e \int_0^t dt \qquad \boxed{\int \frac{1}{C^2} dt = \int C^{-2} dC = \frac{1}{-1} C^{-2+1} = -\frac{1}{C}}$$

$$\left[-\frac{1}{C} \right]_{C_0}^{C} = -k_e \, [t]_0^t$$

t	$0 \to t$
C	$C_0 \to C$

$$-\frac{1}{C} + \frac{1}{C_0} = -k_e t \quad \text{変形して、}$$

$$\frac{1}{C} = k_e t + \frac{1}{C_0} \quad \text{または、} \quad C = \frac{C_0}{1 + C_0 k_e t} \quad \text{となります。}$$

---

2 次反応の半減期

$C = \frac{1}{2} C_0$、$t = t_{1/2}$ と置き、$\frac{1}{C} = k_e t + \frac{1}{C_0}$ に代入すると、

$$\frac{1}{\frac{1}{2} C_0} = k_e t_{1/2} + \frac{1}{C_0} \quad \text{変形して、}$$

$$k_e t_{1/2} = \frac{1}{\frac{1}{2} C_0} - \frac{1}{C_0} = \frac{2}{C_0} - \frac{1}{C_0} = \frac{1}{C_0}$$

したがって、$t_{1/2} = \frac{1}{k_e C_0}$ となります。

1 次反応の半減期 $t_{1/2} = \frac{\ln 2}{k_e}$ は、初濃度 C_0 の影響を受けませんが、2 次反応の半減期 $t_{1/2} = \frac{1}{k_e C_0}$ は初濃度によって変化（反比例）します。

0次、1次、2次反応のまとめ

	0次反応	1次反応	2次反応
微分型計算式	$-\dfrac{dC}{dt}=k_e$	$-\dfrac{dC}{dt}=k_e C$	$-\dfrac{dC}{dt}=k_e C^2$
積分型計算式	$C=-k_e t+C_0$	自然対数型 $\ln C=-k_e t+\ln C_0$ 常用対数型 $\log C=-\dfrac{k_e t}{2.303}+\log C_0$ 指数型 $C=C_0 e^{-k_e t}$	$\dfrac{1}{C}=k_e t+\dfrac{1}{C_0}$ $C=\dfrac{C_0}{k_e t C_0+1}$
特　徴	反応速度は、反応物の残存濃度 C と無関係で一定	反応速度は、反応物の残存濃度 C に比例	反応速度は、反応物の残存濃度 C の2乗に比例
グラフ			
半減期	$t_{1/2}=\dfrac{C_0}{2k_e}$	$t_{1/2}=\dfrac{\ln 2}{k_e}=\dfrac{0.693}{k_e}$	$t_{1/2}=\dfrac{1}{k_e C_0}$
反応速度定数 k_e の次元	[濃度]・[時間]$^{-1}$	[時間]$^{-1}$	[濃度]$^{-1}$・[時間]$^{-1}$

例題 8-4　0次反応の特徴に関する文章について正しいのはどれか。

1. 薬物濃度 C が $C=C_0 e^{-k_e t}$ のように指数的に減少する反応である。
2. 半減期は初濃度に比例する。
3. 反応速度定数 k_e の次元は、[時間]・[濃度$^{-1}$] である。
4. 半減期は、反応速度定数 k_e に比例する。
5. 分解する薬物の分解速度は時間とともに低下する。

解答

1. 誤り。　　薬物濃度 C が $C = C_0 e^{-k_e t}$ のように指数的に減少するのは、1 次反応です。

2. 正しい。　半減期は、$t_{1/2} = \dfrac{C_0}{2k_e}$ で表されますから、初濃度に比例します。

3. 誤り。　　反応速度定数 k_e の次元は、$[濃度] \cdot [時間^{-1}]$ です。

4. 誤り。　　半減期 $t_{1/2} = \dfrac{C_0}{2k_e}$ は、反応速度定数 k_e に反比例します。

5. 誤り。　　分解する薬物の分解速度は変化しません。

したがって、正答は 2. です。

問 8-4　1 次反応を示したグラフはどれか。

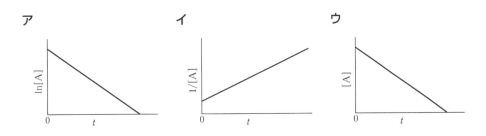

例題 8-5　化合物 A の 200 ℃での分解反応の半減期は初濃度が 1 mol/L の時は 30 分、2 mol/L の時は 15 分であった。この分解反応は 2 次反応に従って分解し、初濃度が 3 mol/L の場合、化合物 A が 90 ％分解するのに要する時間を求めなさい。

解答

A の分解は二次反応に従うことから、A の半減期 ($t_{1/2}$) は、

$$t_{1/2} = \frac{1}{k_e C_0} \cdots 8\text{-}②$$

が成立します。ただし、C_0：反応物の初濃度、k_e：反応速度定数です。

問題文に「A の半減期は初濃度が 1mol/L の時は 30 分」とありますので、8-②式に数値を代入すると、

$$0.5 = \frac{1}{1 \cdot k_e}$$

となり、$k_e = \dfrac{1}{0.5} = 2 (\text{mol/L})^{-1} \cdot \text{h}^{-1}$

問題文では、「初濃度が 3 mol/L の場合、化合物 A が 90 ％分解するのに要する時間を求めなさい」とあります。ですので、

初濃度が 3 mol/L が 90 ％分解されて残りが 0.3 mol/L になるのに要する時間 t を求めることになります。

分解が2次反応に従うので、2次反応式の $\dfrac{1}{C} = k_e t + \dfrac{1}{C_0}$

に問題文の数値と先ほど計算した反応速度定数 k_e を代入して t を求めます。

$$\frac{1}{0.3} = 2t + \frac{1}{3}$$

t の式に変形します。

$$t = \frac{\dfrac{1}{0.3} - \dfrac{1}{3}}{2} = \frac{\dfrac{10-1}{3}}{2} = \frac{\dfrac{9}{3}}{2} = \frac{3}{2} = 1.5\,時間$$

問 8-5 化合物 A の 25 ℃での分解反応は 2 次反応である。A の初濃度が 0.2 mol/L のとき、20 秒で 50 ％が分解した。この反応の反応速度定数 $[\mathrm{L \cdot mol^{-1} \cdot s^{-1}}]$ を求めなさい。

問 8-6 薬物 A の水溶液中（初濃度 40 mg/mL）での分解過程について、時間 (h) に対して濃度 C (mg/mL) の常用対数値をプロットしたところ、下のグラフのようになった。(1)から(4)の問に答えなさい。

(1) この反応は何次反応か答えなさい。

(2) 半減期を求めなさい。

(3) 反応速度定数を求めなさい。

(4) 反応開始から 20 時間後に、薬物 A が分解する割合を求めなさい。

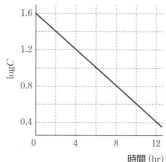

時間 (hr)

例題 8-6 1 次反応式で分解される薬物を投与速度 k_0 で投与すると、体内薬物量を X、投与時間を t、消失速度定数を k_e として、下の微分方程式が成り立つ。

$$\frac{dX}{dt} = k_0 - k_e X$$

この微分方程式を、初期条件 $t=0$ のとき、$X=0$ のもとで解きなさい。

$\dfrac{dX}{dt} = k_0 - k_e X$ を変形して、$\dfrac{dX}{dt} + k_e X = k_0$ … 8-③

とします。これを 1 階線形微分方程式として解きます。

1 階線形微分方程式を式で表すと、

$$\frac{dy}{dx} + P(x)y = Q(x)$$

のようになります。

その一般解は、

8-①式の $y = e^{-\int P(x)dx} \left\{ \int Q(x) e^{\int P(x)dx}\, dx + C \right\}$

で与えられます。

$$\begin{array}{c} \dfrac{dy}{dx} + P(x)y = Q(x) \\ \downarrow \quad \downarrow \quad \downarrow \quad \downarrow \\ \dfrac{dX}{dt} + k_e\ X = k_0 \end{array}$$

ですので、8-③式から、$P(x)=k_e$、$Q(x)=k_0$になります。

$F(x)=\int P(x)dx$から、

$$F(t)=\int k_e\,dt=k_e\int 1\,dt=k_e t$$

となりますので、

$$e^{F(t)}=e^{k_e t}、\quad e^{-F(t)}=\frac{1}{e^{F(t)}}=\frac{1}{e^{k_e t}}=e^{-k_e t}$$

が得られます。

$$\int 1\,dx = x$$
xで積分すれば、1はxですから、tで積分すれば、
$$\int 1\,dt = t$$

したがって、一般解は、8-①式に代入して、

$$X=e^{-k_e t}\left(\int k_0 e^{k_e t}\,dt+C\right)=e^{-k_e t}\left(\frac{k_0}{k_e}e^{k_e t}+C\right)=\frac{k_0}{k_e}+Ce^{-k_e t}\quad 8\text{-④}$$

となります。

これに初期条件$t=0$、$X=0$を代入すると、

$$0=\frac{k_0}{k_e}+Ce^{k_e\cdot 0}\qquad \boxed{e^0=1}$$

$$0=\frac{k_0}{k_e}+C$$

となります。Cを左辺に移項して、

$$C=-\frac{k_0}{k_e}\quad 8\text{-⑤}$$

とします。

8-⑤式を8-④式に代入すると、

$$X=\frac{k_0}{k_e}-\frac{k_0}{k_e}e^{-k_e t}=\frac{k_0}{k_e}(1-e^{-k_e t})$$

となります。

体内薬物量Xをグラフにすると、右のようになります。投与速度k_0で投与すると、体内薬物量Xは徐々に増加し、その量は限りなく$\dfrac{k_0}{k_e}$に近づくことがわかります。この値を分布容積で割れば最大体内濃度が計算されます。

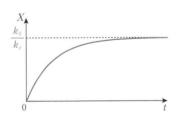

最大薬物量の半分まで到達するのは、ちょうど半減期経過したときであることを覚えておくといいでしょう。

問 8-7 ある薬物100 mgをヒトに静脈内投与したところ、右の片対数グラフに示す血中濃度推移が得られた。この薬物を50 mg/hの速度で定速静注するとき、投与開始2時間後の血中薬物濃度(μg/mL) を求めなさい。

(第97回薬剤師国家試験 問172 改)

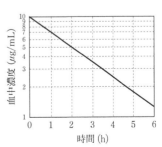

問 8-1　ある液剤を 25 ℃で保存すると、1 次速度式に従って分解し、100 時間後に薬物含量が 96.0 ％に低下していた。この薬物の有効性と安全性を考慮すると、薬物含量が 90.0 ％までは投与が可能である。この液剤の有効期間は何日か求めなさい。ただし、$\log 2 = 0.301$、$\log 3 = 0.477$ とする。

（第 100 回薬剤師国家試験 問 180 改変）

問 8-2　体内動態が 1– コンパートメントモデルに従う薬物 800 mg をヒトに単回静脈内投与したところ、投与直後の血中濃度は 40 µg/mL、投与 6 時間後の血中濃度は 5 µg/mL であった。この薬物の消失速度定数 (h^{-1}) を求めなさい。

（第 107 回薬剤師国家試験 問 45 改変）

問 8-3　薬物 A 200 mg を患者に急速静脈内投与したところ、投与直後と 2 時間後の血中濃度はそれぞれ 20 µg/mL および 4 µg/mL であった。同じ患者に薬物 A を点滴静注し、定常状態における血中濃度を 15 µg/mL にしたい。消失半減期と定常状態に到達するまでに要する時間を求めなさい。ただし、薬物 A の体内動態は線形 1– コンパートメントモデルに従うものとし、定常状態に到達するまでに要する時間は消失半減期の 5 倍とする。また、$\ln 2 = 0.693$、$\ln 5 = 1.61$ とする。

（第 108 回薬剤師国家試験 問 173 改変）

問 8-4　ある薬物 A の水に対する溶解度は 5 w/v ％であり、1 次反応速度式に従って分解し、その分解速度定数は 0.02 h^{-1} である。この薬物 1.5 g を水 10 mL に懸濁させたとき、残存率が 90 ％になる時間 (h) を求めなさい。ただし、溶解速度は分解速度に比べて十分に速いものとする。

（第 99 回薬剤師国家試験 問 93 改変）

問 8-5　正逆反応とも一次反応で進行する反応を考える。

$$\mathrm{A} \underset{k_{-1}}{\overset{k_1}{\rightleftarrows}} \mathrm{B}$$

$k_1 = 0.01 \, \mathrm{min}^{-1}$、$k_{-1} = 0.02 \, \mathrm{min}^{-1}$ のとき、最終的に反応物 A と生成物 B の割合はどのようになるか。ただし、反応開始時の反応物 A の割合を 1 とする。

（第 100 回薬剤師国家試験 問 2 改変）

第9章

行列

9.1 平面ベクトルと空間ベクトル

ベクトルの定義

「向き」と「大きさ」を併せもつ量を**ベクトル**といい、矢印で向きをつけた線分（有向線分といいます）AB で表し、$\overrightarrow{AB}$、または、$\vec{a}$ と書きます。ベクトルの「向き」は矢印で、「大きさ」は有向線分の長さで表現し、大きさは $|\overrightarrow{AB}|$、または、$|\vec{a}|$ で表します。

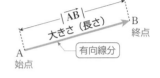

ベクトルの相等　$\vec{a}$ と $\vec{b}$ の向きが同じで大きさが等しい場合をいい、$\vec{a} = \vec{b}$ で表します。

※ 始点がどこにあっても、向きと大きさが同じであれば、同じベクトルです。

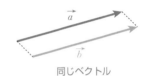

同じベクトル

零ベクトル（ゼロ）　始点と終点が同じベクトルをいい、$\vec{0}$ で表します。

単位ベクトル　大きさが1のベクトルをいいます。

逆ベクトル　$\vec{a}$ と大きさが等しく向きが逆のベクトルをいい、$-\vec{a}$ で表します。

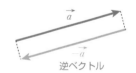

逆ベクトル

ベクトルの和 $\vec{a} + \vec{b}$　**ベクトルの差** $\vec{a} - \vec{b}$　**ベクトルの実数倍** $k\vec{a}$

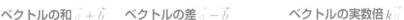

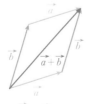

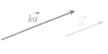

和は $\vec{a}$ と $\vec{b}$ でつくる平行四辺形の対角線となります

差は $\vec{a}$ と $\vec{b}$ の始点を合わせ、終点を結びます

① $k > 0$ のとき
・向きは同じ
・大きさは k 倍

② $k < 0$ のとき
・向きは逆
・大きさは $|k|$ 倍

③ $k = 0$ のとき $0\vec{a} = \vec{0}$

基本公式

① $\vec{a}+\vec{b}=\vec{b}+\vec{a}$ （交換法則）　　　② $\vec{a}-\vec{b}=\vec{a}+(-\vec{b})$ （減法の法則）

③ $(\vec{a}+\vec{b})+\vec{c}=\vec{a}+(\vec{b}+\vec{c})$ （結合法則）　④ $\vec{a}+\vec{0}=\vec{0}+\vec{a}=\vec{a}$ （零ベクトルの性質）

⑤ $\vec{a}+(-\vec{a})=(-\vec{a})+\vec{a}=\vec{0}$ （逆ベクトの性質）　⑥ $m(n\vec{a})=(mn)\vec{a}$ （結合法則）

⑦ $(m+n)\vec{a}=m\vec{a}+n\vec{a}$ （分配法則）　　　⑧ $m(\vec{a}+\vec{b})=m\vec{a}+m\vec{b}$ （分配法則）

例題 9-1　ベクトルの式を簡単にしなさい。

(1) $(3\vec{a}-4\vec{b})+2(\vec{a}+3\vec{b})$　　　(2) $4\vec{a}-2(2\vec{b}-\vec{c})+3(-2\vec{a}+\vec{b}-2\vec{c})$

解答

文字式と同様の計算ができます。

$$\boxed{\text{基本公式⑥と⑧}}$$

(1) $(3\vec{a}-4\vec{b})+2(\vec{a}+3\vec{b})=3\vec{a}-4\vec{b}+2\vec{a}+6\vec{b}=5\vec{a}+2\vec{b}$

初めの式から作図しようとすると大変ですが、それを計算結果の右辺をもとにすれば、容易に作図できます。このように、ベクトルは幾何的な内容を代数的な処理で簡単にする利点があります。

$$\boxed{\text{基本公式⑥と⑧}}$$

(2) $4\vec{a}-2(2\vec{b}-3\vec{c})+3(-2\vec{a}+\vec{b}-2\vec{c})=4\vec{a}-4\vec{b}+6\vec{c}-6\vec{a}+3\vec{b}-6\vec{c}=-2\vec{a}-\vec{b}$

問 9-1　ベクトルの式を簡単にしなさい。

(1) $3\vec{a}+5\vec{b}-2\vec{a}+3\vec{b}$　　　(2) $-(4\vec{a}+3\vec{b})+2(\vec{a}-\vec{b})$

(3) $2(\vec{a}+2\vec{b})-3(\vec{a}-\vec{b})$　　　(4) $\dfrac{1}{2}(2\vec{a}-\vec{b}+3\vec{c})+\dfrac{1}{6}(4\vec{a}+3\vec{b}-3\vec{c})$

ベクトルの平行条件

$\vec{a}\neq\vec{0}$、$\vec{b}\neq\vec{0}$のとき、

$\vec{a}\,/\!/\,\vec{b}$

　$\Leftrightarrow$　（$\Leftrightarrow$は必要十分条件を表します）

$\vec{b}=k\vec{a}$を満たす実数kが存在します。

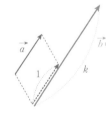

kは大きさの比で、$\vec{b}$の向きが$\vec{a}$と逆であれば、$k<0$となります。

異なる3点 A、B、C が同一直線上にある条件

3点 A、B、C が同一直線上にある。

　$\Leftrightarrow$

$\overrightarrow{AC}=k\overrightarrow{AB}$を満たす実数$k$が存在します。

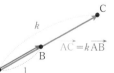

3点 A、B、C の位置関係から$k>0$、あるいは、$k<0$となります。

ベクトルの１次結合

［平面上のベクトル］

$\vec{a} \neq \vec{0}$、$\vec{b} \neq \vec{0}$なる２つのベクトル$\vec{a}$, $\vec{b}$が平行ではないとき、任意のベクトル$\vec{p}$に対して、$\vec{p} = s\vec{a} + t\vec{b}$となる実数$s$、$t$の組がただ１通り決まります。

［空間内のベクトル］

同一平面上にない異なる４点 O、A、B、C をとります。$\overrightarrow{OA} = \vec{a}$、$\overrightarrow{OB} = \vec{b}$、$\overrightarrow{OC} = \vec{c}$とするとき、任意のベクトル$\vec{p}$に対して、

$\vec{p} = r\vec{a} + s\vec{b} + t\vec{c}$となる実数$r$、$s$、$t$の組がただ１通り決まります。

例題 9-2 三角形 ABC において、辺 AB の中点を D、辺 AC を３等分する点を頂点 A に近い方から E、F とする。$\overrightarrow{AD} = \vec{a}$、$\overrightarrow{AE} = \vec{b}$とするとき、

(1) $\overrightarrow{DE}$、$\overrightarrow{BF}$を$\vec{a}$、$\vec{b}$で表しなさい。

(2) $\overrightarrow{DE}$と$\overrightarrow{BF}$が平行であることを示しなさい。

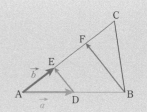

解答

(1) ベクトルの差の定義から、$\overrightarrow{DE} = \vec{b} - \vec{a}$

$$\overrightarrow{BF} = \overrightarrow{AF} - \overrightarrow{AB} = 2\vec{b} - 2\vec{a} = 2(\vec{b} - \vec{a})$$

(2) (1)から、$\overrightarrow{BF} = 2(\vec{b} - \vec{a}) = 2\overrightarrow{DE}$

したがって、ベクトルの平行条件から、$\overrightarrow{DE}$と$\overrightarrow{BF}$は平行となります。

問 9-2 平行六面体 ABCD-EFGH において、BH の中点を I とします。$\overrightarrow{AB} = \vec{a}$、$\overrightarrow{AD} = \vec{b}$、$\overrightarrow{AE} = \vec{c}$とするとき、

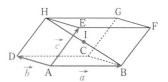

(1) $\overrightarrow{AG}$、$\overrightarrow{AI}$を$\vec{a}$、$\vec{b}$、$\vec{c}$で表しなさい。

(2) ３点 A、I、G が同一直線上にあることを示しなさい。

ベクトルの成分表示と演算

［平面上のベクトル］

$E_1(1, 0)$、$E_2(0, 1)$において、$\vec{e_1} = \overrightarrow{OE_1}$、$\vec{e_2} = \overrightarrow{OE_2}$とします。

$$\vec{a} = a_1\vec{e_1} + a_2\vec{e_2}$$

となるとき、$\vec{a} = (a_1, a_2)$と表します。

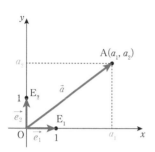

$\vec{a} = (a_1, a_2)$、$\vec{b} = (b_1, b_2)$において、

ベクトルの相等

$$\vec{a} = \vec{b} \leftrightarrows a_1 = b_1,\ a_2 = b_2$$

ベクトルの大きさ

$$|\vec{a}| = \sqrt{a_1{}^2 + a_2{}^2}$$

加法・減法

$$\vec{a} \pm \vec{b} = (a_1, a_2) \pm (b_1, b_2)$$
$$= (a_1 \pm b_1,\ a_2 \pm b_2)\ (複号同順)$$

実数倍　kは実数とします。

$$k\vec{a} = k(a_1, a_2) = (ka_1, ka_2)$$

ベクトル$\overrightarrow{AB}$の成分と大きさ

座標平面上の2点 $A(a_1, a_2)$、$B(b_1, b_2)$について、

$$\overrightarrow{AB} = (b_1, b_2) - (a_1, a_2)$$
$$= (b_1 - a_1,\ b_2 - a_2)$$
$$|\overrightarrow{AB}| = \sqrt{(b_1 - a_1)^2 + (b_2 - a_2)^2}$$

［空間内のベクトル］

$E_1(1, 0, 0)$、$E_2(0, 1, 0)$、$E_3(0, 0, 1)$において、$\vec{e_1} = \overrightarrow{OE_1}$、$\vec{e_2} = \overrightarrow{OE_2}$、$\vec{e_3} = \overrightarrow{OE_3}$とします。

$$\vec{a} = a_1\vec{e_1} + a_2\vec{e_2} + a_3\vec{e_3}$$

となるとき、$\vec{a} = (a_1, a_2, a_3)$と表します。

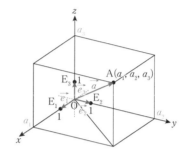

$\vec{a} = (a_1, a_2, a_3)$、$\vec{b} = (b_1, b_2, b_3)$において、

ベクトルの相等

$$\vec{a} = \vec{b} \leftrightarrows a_1 = b_1,\ a_2 = b_2,\ a_3 = b_3$$

ベクトルの大きさ

$$|\vec{a}| = \sqrt{a_1{}^2 + a_2{}^2 + a_3{}^2}$$

加法・減法

$$\vec{a} \pm \vec{b} = (a_1, a_2, a_3) \pm (b_1, b_2, b_3)$$
$$= (a_1 \pm b_1,\ a_2 \pm b_2,\ a_3 \pm b_3)$$
$$(複号同順)$$

実数倍　kは実数とします。

$$k\vec{a} = k(a_1, a_2, a_3) = (ka_1, ka_2, ka_3)$$

ベクトル$\overrightarrow{AB}$の成分と大きさ

原点を O とする座標空間内の2点 $A(a_1, a_2, a_3)$、$B(b_1, b_2, b_3)$について、

$$\overrightarrow{AB} = (b_1, b_2, b_3) - (a_1, a_2, a_3)$$
$$= (b_1 - a_1,\ b_2 - a_2,\ b_3 - a_3)$$
$$|\overrightarrow{AB}|$$
$$= \sqrt{(b_1 - a_1)^2 + (b_2 - a_2)^2 + (b_3 - a_3)^2}$$

例題 9-3 ベクトル $\vec{a}$、$\vec{b}$、$\vec{c}$ の成分表示と大きさ
を求めなさい。

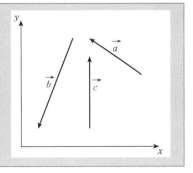

解答

ベクトルの始点を原点まで移動することはありません。ベクトルの始点から x 軸方向、y 軸方向にそれぞれいくつ進んだところに終点があるかを数えたものが x 成分、y 成分となります。

$\vec{a}$ は、始点から x 軸方向、y 軸方向にそれぞれ -3、2 進むと、終点ですから、

| x 軸方向は、右向きは正、左向きは負 |
| y 軸方向は、上向きは正、下向きは負 |

$\vec{a} = (-3,\ 2)$ となります。また、大きさは、

$|\vec{a}| = \sqrt{(-3)^2 + 2^2} = \sqrt{9+4} = \sqrt{13}$ となります。

$\vec{b}$ は、始点から x 軸方向、y 軸方向にそれぞれ -2、-5 進むと、終点ですから、

$\vec{b} = (-2,\ -5)$ となります。また、大きさは、

$|\vec{b}| = \sqrt{(-2)^2 + (-5)^2} = \sqrt{4+25} = \sqrt{29}$ となります。

$\vec{c}$ は、始点から x 軸方向、y 軸方向にそれぞれ 0、4 進むと、終点ですから、

$\vec{c} = (0,\ 4)$ となります。また、大きさは、

$|\vec{c}| = \sqrt{0^2 + 4^2} = \sqrt{0+16} = \sqrt{16} = 4$ となります。

問 9-3 $\vec{a}$、$\vec{b}$、$\vec{c}$、$\vec{d}$ の成分表示と大きさを求めなさい。

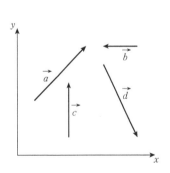

例題 9-4 (1)と(2)の問に答えなさい。

(1) $\vec{a} = (-2,\ 3)$、$\vec{b} = (5,\ -1)$ としたとき、ベクトルを成分で表しなさい。

 ① $\vec{a} + \vec{b}$ ② $4\vec{a}$ ③ $2\vec{a} - 3\vec{b}$

(2) $\vec{a} = (-1,\ 2,\ 3)$、$\vec{b} = (2,\ -2,\ -1)$ としたとき、ベクトルを成分で表しなさい。

 ① $\vec{a} - \vec{b}$ ② $3\vec{a} + 4\vec{b}$ ③ $2(3\vec{a} - 4\vec{b}) - 3(\vec{a} - 2\vec{b})$

解答

(1) ① $\vec{a}+\vec{b}=(-2,\ 3)+(5,\ -1)=(-2+5,\ 3-1)=(3,\ 2)$

   　　　　x成分、y成分ごとに計算します。

   ② $4\vec{a}=(4\cdot(-2),\ 4\cdot3)=(-8,\ 12)$

   　　　　x成分、y成分それぞれ4倍します。

   ③ $2\vec{a}-3\vec{b}=2(-2,\ 3)-3(5,\ -1)=(2\cdot(-2),\ 2\cdot3)-(3\cdot5,\ 3\cdot(-1))$
   　　　　　$=(-4,\ 6)-(15,\ -3)=(-4-15,\ 6-(-3))=(-19,\ 9)$

   実数倍の計算が先です。その後、x成分、y成分ごとに加法、減法を行います。

(2) ① $\vec{a}-\vec{b}=(-1,\ 2,\ 3)-(2,\ -2,\ -1)=(-1-2,\ 2-(-2),\ 3-(-1))=(-3,\ 4,\ 4)$

   　　　x成分、y成分、z成分ごとに計算します。

   ② $3\vec{a}+4\vec{b}=3(-1,\ 2,\ 3)+4(2,\ -2,\ -1)=(3\cdot(-1),\ 3\cdot2,\ 3\cdot3)+(4\cdot2,\ 4\cdot(-2),\ 4\cdot(-1))$
   　　　　　$=(-3,\ 6,\ 9)+(8,\ -8,\ -4)=(-3+8,\ 6-8,\ 9-4)=(5,\ -2,\ 5)$

   実数倍の計算が先です。そのあと、x成分、y成分、z成分ごとに加法、減法を行います。

   ③ $2(3\vec{a}-4\vec{b})-3(\vec{a}-2\vec{b})=6\vec{a}-8\vec{b}-3\vec{a}+6\vec{b}=3\vec{a}-2\vec{b}$
   　　　　　　　　　　　　　　$=3(-1,\ 2,\ 3)-2(2,\ -2,\ -1)$
   　　　　　　　　　　　　　　$=(3\cdot(-1),\ 3\cdot2,\ 3\cdot3)-(2\cdot2,\ 2\cdot(-2),\ 2\cdot(-1))$
   　　　　　　　　　　　　　　$=(-3,\ 6,\ 9)-(4,\ -4,\ -2)=(-3-4,\ 6-(-4),\ 9-(-2))$
   　　　　　　　　　　　　　　$=(-7,\ 10,\ 11)$

最初から成分表示をあてはめてはいけません。ベクトルの計算を済ませてからです。

問 9-4 $\vec{a}=(-1,\ 3)$、$\vec{b}=(-2,\ 4)$とするとき、ベクトルを成分で表しなさい。

(1) $\vec{a}+\vec{b}$ 　　(2) $\vec{a}-\vec{b}$ 　　(3) $-2\vec{b}$

(4) $3\vec{a}-4\vec{b}$ 　　(5) $2(2\vec{a}-3\vec{b})+3(-2\vec{a}+\vec{b})$

問 9-5 $\vec{a}=(3,\ 0,\ -2)$、$\vec{b}=(1,\ -3,\ 4)$とするとき、ベクトルを成分で表しなさい。

(1) $3\vec{a}+2\vec{b}$ 　　(2) $4\vec{a}-3\vec{b}$ 　　(3) $3(\vec{a}-2\vec{b})-2(3\vec{a}-\vec{b})$

例題 9-5 (1)と(2)の問に答えなさい。

(1) 座標平面上の2点 A$(1,\ -6)$、B$(-2-2)$について、ベクトル$\overrightarrow{AB}$の成分表示と大きさを求めなさい。

(2) 座標空間内の2点 C$(2,\ -3,\ -1)$、D$(0,\ -2,\ 1)$について、ベクトル$\overrightarrow{CD}$の成分表示と大きさを求めなさい。

解答 　終点の座標－始点の座標

(1) $\overrightarrow{AB}=(-2,\ -2)-(1,\ -6)=(-2-1,\ -2-(-6))=(-3,\ 4)$

   $|\overrightarrow{AB}|=\sqrt{(-3)^2+4^2}=\sqrt{9+16}=\sqrt{25}=5$

(2) $\overrightarrow{\mathrm{CD}}=(0,\ -2,\ 1)-(2,\ -3,\ -1)=(0-2,\ -2-(-3),\ 1-(-1))=(-2,\ 1,\ 2)$

$|\overrightarrow{\mathrm{CD}}|=\sqrt{(-2)^2+1^2+2^2}=\sqrt{4+1+4}=\sqrt{9}=3$

問 9-6 原点を O とする座標平面上の3点 A$(2,\ -3)$、B$(-1,\ 1)$、C$(-1,\ 2)$について、ベクトルの成分表示と大きさを求めなさい。

(1) $\overrightarrow{\mathrm{AB}}$　　(2) $\overrightarrow{\mathrm{BC}}$　　(3) $\overrightarrow{\mathrm{CA}}$

問 9-7 原点を O とする座標空間内の3点 A$(-2,\ 2,\ 4)$、B$(3,\ 0,\ -2)$、C$(1,\ -1,\ -2)$について、ベクトルの成分表示と大きさを求めなさい。

(1) $\overrightarrow{\mathrm{AB}}$　　(2) $\overrightarrow{\mathrm{BC}}$　　(3) $\overrightarrow{\mathrm{CA}}$

例題 9-6　(1)と(2)の問に答えなさい。

(1) $\vec{a}=(2,\ -1)$、$\vec{b}=(1,\ -2)$とするとき、ベクトル$\vec{c}=(5,\ 2)$を$s\vec{a}+t\vec{b}$の形に表しなさい。

(2) $\vec{a}=(-2,\ -3,\ 2)$、$\vec{b}=(1,\ -1,\ 3)$、$\vec{c}=(2,\ 2,\ -1)$とするとき、ベクトル$\vec{d}=(4,\ 9,\ -10)$を$r\vec{a}+s\vec{b}+t\vec{c}$の形に表しなさい。

解答

(1)　成分表示の計算からsとtを求めます。

$$s\vec{a}+t\vec{b}=s(2,\ -1)+t(1,\ -2)=(2s,\ -s)+(t,\ -2t)=(2s+t,\ -s-2t)$$

これが$\vec{c}=(5,\ 2)$と等しくなります。

したがって、x成分、y成分がそれぞれ等しいので、次の連立方程式が成り立ちます。

$$\begin{cases} 2s+t=5 \\ -s-2t=2 \end{cases}$$

これを解いて、$s=4$、$t=-3$が得られます。

したがって、$\vec{c}=4\vec{a}-3\vec{b}$となります。

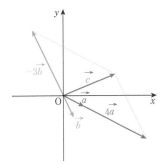

(2)　$r\vec{a}+s\vec{b}+t\vec{c}=r(-2,\ -3,\ 2)+s(1,\ -1,\ 3)+t(2,\ 2,\ -1)$

$=(-2r,\ -3r,\ 2r)+(s,\ -s,\ 3s)+(2t,\ 2t,\ -t)$

$=(-2r+s+2t,\ -3r-s+2t,\ 2r+3s-t)$

これが$\vec{d}=(4,\ 9,\ -10)$と等しくなります。

したがって、x成分、y成分、z成分がそれぞれ等しいので、次のr、s、tについての3元連立方程式が成り立ちます。

$$\begin{cases} -2r+s+2t=4 & \cdots\cdots ① \\ -3r-s+2t=9 & \cdots\cdots ② \\ 2r+3s-t=-10 & \cdots\cdots ③ \end{cases}$$

| 未知数が3つの3元連立方程式です。解き方は、未知数を1つ消して未知数を2つにした式を2式用意することです。そのようにすれば、見慣れた2元連立方程式になります。 |

tを消去するのがやさしそうです。

①式－②式から、　　$r+2s=-5$　……④

①式＋③式×2から、$2r+7s=-16$　……⑤

④式と⑤式による連立方程式を解いて、$r=-1$、$s=-2$を得ます。

これを③式に代入して、$t=2$が得られます。

したがって、$\vec{d}=-1\vec{a}-2\vec{b}+2\vec{c}=-\vec{a}-2\vec{b}+2\vec{c}$となります。

問 9-8　$\vec{a}=(-3,\ -1)$、$\vec{b}=(2,\ 3)$とするとき、ベクトル$\vec{c}=(1,\ -9)$を$s\vec{a}+t\vec{b}$の形で表しなさい。

問 9-9　$\vec{a}=(4,\ -3,\ 2)$、$\vec{b}=(1,\ 1,\ -2)$、$\vec{c}=(3,\ -1,\ -2)$とするとき、ベクトル$\vec{d}=(1,\ -4,\ 8)$を$r\vec{a}+s\vec{b}+t\vec{c}$の形で表しなさい。

ベクトルの内積 $\vec{a}\cdot\vec{b}$ の定義

零ベクトルでない2つのベクトル$\vec{a}$と$\vec{b}$のなす角をθ

$(0\leqq\theta\leqq\pi)$とするとき、

$$\vec{a}\cdot\vec{b}=|\vec{a}||\vec{b}|\cos\theta \qquad \cos\theta=\frac{\vec{a}\cdot\vec{b}}{|\vec{a}||\vec{b}|}$$

$\vec{a}=\vec{0}$または$\vec{b}=\vec{0}$のとき、$\vec{a}\cdot\vec{b}=0$

ベクトルの始点を揃えます

※ 内積は和や差などと違い、ベクトルではなく実数値となります。ベクトルに対して、
　向きをもたない、大きさのみをもつ量を**スカラー**といいます。

ベクトルの垂直条件

$\vec{a}\perp\vec{b}\Leftrightarrow\vec{a}\cdot\vec{b}=0$

成分表示で表されたベクトルの内積

平面ベクトル$\vec{a}=(a_1,\ a_2)$、$\vec{b}=(b_1,\ b_2)$とすると、$\vec{a}\cdot\vec{b}=a_1b_1+a_2b_2$

空間ベクトル$\vec{a}=(a_1,\ a_2,\ a_3)$、$\vec{b}=(b_1,\ b_2,\ b_3)$とすると、$\vec{a}\cdot\vec{b}=a_1b_1+a_2b_2+a_3b_3$

内積の性質

① $\vec{a}\cdot\vec{b}=\vec{b}\cdot\vec{a}$　　② $(\vec{a}+\vec{b})\cdot\vec{c}=\vec{a}\cdot\vec{c}+\vec{b}\cdot\vec{c}$　　③ $\vec{a}\cdot(\vec{b}+\vec{c})=\vec{a}\cdot\vec{b}+\vec{a}\cdot\vec{c}$

④ $(k\vec{a})\cdot\vec{b}=\vec{a}\cdot(k\vec{b})=k(\vec{a}\cdot\vec{b})$　　kは実数　　⑤ $\vec{a}\cdot\vec{a}=|\vec{a}|^2$

例題 9-7　平行四辺形 ABCD において、AB＝4、BC＝6、

$\angle$ABC＝$\dfrac{\pi}{3}$としたときの内積を求めなさい。

(1) $\overrightarrow{BA}\cdot\overrightarrow{BC}$　　(2) $\overrightarrow{AB}\cdot\overrightarrow{BC}$　　(3) $\overrightarrow{AD}\cdot\overrightarrow{BC}$

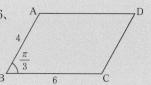

解答

(1) $\overrightarrow{\mathrm{BA}}\cdot\overrightarrow{\mathrm{BC}}=4\cdot6\cos\dfrac{\pi}{3}=24\cdot\dfrac{1}{2}=12$

(2) $\overrightarrow{\mathrm{AB}}\cdot\overrightarrow{\mathrm{BC}}=4\cdot6\cos\dfrac{2}{3}\pi=24\cdot\left(-\dfrac{1}{2}\right)=-12$

(3) $\overrightarrow{\mathrm{AD}}\cdot\overrightarrow{\mathrm{BC}}=6\cdot6\cos0=36\cdot1=36$

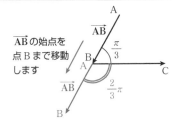

$\overrightarrow{\mathrm{AB}}$ と $\overrightarrow{\mathrm{BC}}$ のなす角は、$\dfrac{\pi}{3}$ でありません。
$\overrightarrow{\mathrm{AB}}$ の始点を B にとってみましょう。

$\overrightarrow{\mathrm{AB}}$ の始点を点 B まで移動します

問 9-10 ひし形 ABCD において、AB = 6、∠BAD$=\dfrac{2}{3}\pi$ としたときの内積を求めなさい。

(1) $\overrightarrow{\mathrm{AB}}\cdot\overrightarrow{\mathrm{AD}}$　　(2) $\overrightarrow{\mathrm{CD}}\cdot\overrightarrow{\mathrm{BC}}$　　(3) $\overrightarrow{\mathrm{BD}}\cdot\overrightarrow{\mathrm{AC}}$

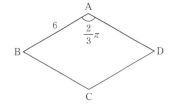

例題 9-8 ベクトル $\vec{a}$, $\vec{b}$ の内積を求めなさい。また、$\vec{a}$, $\vec{b}$ のなす角 θ を求めなさい。

(1) $\vec{a}=(-3,\ 6)$, $\vec{b}=(-1,\ -3)$　　(2) $\vec{a}=(1,\ -1,\ 1)$, $\vec{b}=\left(1,\ \sqrt{6}\ ,\ -1\right)$

解答

(1) $\vec{a}\cdot\vec{b}=(-3)\cdot(-1)+6\cdot(-3)=3-18=-15$

また、内積の定義 $\vec{a}\cdot\vec{b}=|\vec{a}||\vec{b}|\cos\theta$ から、

$$\cos\theta=\dfrac{\vec{a}\cdot\vec{b}}{|\vec{a}||\vec{b}|}=\dfrac{-15}{\sqrt{(-3)^2+6^2}\sqrt{(-1)^1+(-3)^2}}=\dfrac{-15}{\sqrt{45}\sqrt{10}}=-\dfrac{15}{\sqrt{450}}=-\dfrac{15}{15\sqrt{2}}=-\dfrac{1}{\sqrt{2}}$$

したがって、$\theta=\dfrac{3}{4}\pi$　なす角 θ は、$0\leqq\theta\leqq\pi$ で求めます

(2) $\vec{a}\cdot\vec{b}=1\cdot1+(-1)\cdot\sqrt{6}+1\cdot(-1)=1-\sqrt{6}-1=-\sqrt{6}$

ゆえに、

$$\cos\theta=\dfrac{-\sqrt{6}}{\sqrt{1^2+(-1)^2+1^2}\sqrt{1^2+\sqrt{6}^2+(-1)^2}}=\dfrac{-\sqrt{6}}{\sqrt{3}\sqrt{8}}=-\dfrac{\sqrt{6}}{\sqrt{24}}=-\sqrt{\dfrac{1}{4}}=-\dfrac{1}{2}$$

したがって、$\theta=\dfrac{2}{3}\pi$　なす角 θ は、$0\leqq\theta\leqq\pi$ で求めます

問 9-11 ベクトル $\vec{a}$, $\vec{b}$ の内積を求めなさい。また、$\vec{a}$, $\vec{b}$ のなす角 θ を求めなさい。

(1) $\vec{a}=(5,\ 1)$、$\vec{b}=(-5,\ -1)$　　(2) $\vec{a}=(1,\ 1)$、$\vec{b}=\left(\sqrt{3}-1,\ \sqrt{3}+1\right)$

(3) $\vec{a}=(0,\ -1,\ 1)$、$\vec{b}=(-2,\ -2,\ 1)$　　(4) $\vec{a}=(1,\ 1,\ -2)$、$\vec{b}=(1,\ 3,\ 2)$

9.2 行列

行列の定義

① 数を長方形状に並べ、( ) で囲んだものを**行列**といい、個々の数を**成分**、あるいは、**要素**といいます。

行列の横成分の並びを**行**、縦成分の並びを**列**といい、上から1行目、2行目、…、左から1列目、2列目、…といいます。

② m行、n列からなる行列を$m \times n$**行列**（エムエヌ行列と読みます）といいます。$m \times n$をその行列の**型**といい、$m \times n$型行列とよぶことがあります。

③ $n \times n$行列はn**次の正方行列**といい、nをその**次数**といいます。

④ $1 \times n$行列をn**次の行ベクトル**、$n \times 1$行列をn**次の列ベクトル**ということがあります。

⑤ i行目でj列目の成分を(i, j)**成分**（アイジェイ成分と読みます）といいます。

3次の正方行列

$$\begin{array}{c} \quad \overset{1}{\underset{列目}{}} \; \overset{2}{\underset{列目}{}} \; \overset{3}{\underset{列目}{}} \\ \begin{matrix} 1行目 \\ 2行目 \\ 3行目 \end{matrix} \begin{pmatrix} a & b & c \\ d & e & f \\ g & h & i \end{pmatrix} \end{array}$$

$(2, 3)$成分

$(3, 1)$成分

行列の相等

2つの行列A、Bの型が同じですべての対応する成分が等しいとき、A、Bは**等しい**といい、$A = B$で表します。

例題 9-9 行列A、Bについて、(1)から(3)の問に答えなさい。

$$A = \begin{pmatrix} x & -2 & 4 \\ -1 & 3z & 3 \end{pmatrix} \qquad B = \begin{pmatrix} 2 & -2 & 2y \\ -1 & -6 & 3 \end{pmatrix}$$

(1) 行列Aの型を答えなさい。

(2) 行列Bにおいて、$(1, 2)$成分を答えなさい。

(3) $A = B$であるとき、x、y、zを求めなさい。

解答

(1) 2行で、3列からなる行列なので、2×3型行列です。

(2) $(1, 2)$成分は、1行目で左から2列目の成分ですから、-2です。

(3) 対応するすべての成分が等しいので、

$(1, 1)$成分から、$x = 2$

$(1, 3)$成分から、$2y = 4$、$y = 2$となります。

$(2, 2)$成分から、$3z = -6$、$z = -2$となります。

問 9-12 行列A、B、Cについて、(1)から(3)の問に答えなさい。

$$A = \begin{pmatrix} -1 & 3 \\ x & 0 \\ \sqrt{2} & -4 \end{pmatrix} \qquad B = \begin{pmatrix} y & 3 \\ -2 & 0 \\ \sqrt{2} & 2z \end{pmatrix} \qquad C = \begin{pmatrix} 1 & 5 \\ -3 & -2 \end{pmatrix}$$

(1) 行列 B、C の型を答えなさい。

(2) 行列 A、C の各々について、$(2, 2)$成分を答えなさい。

(3) $A = B$ であるとき x、y、z を求めなさい。

【行列の演算 1】

行列の加法・減法・実数倍

　行列の加法、減法は同じ型の行列の間で定義され、対応する成分どうしで行います。また、k を実数とするとき、行列 A の k 倍はすべての成分を k 倍します。

行列の和　$\begin{pmatrix} a & b \\ c & d \end{pmatrix} + \begin{pmatrix} p & q \\ r & s \end{pmatrix} = \begin{pmatrix} a+p & b+q \\ c+r & d+s \end{pmatrix}$

行列の差　$\begin{pmatrix} a & b \\ c & d \\ e & f \end{pmatrix} - \begin{pmatrix} p & q \\ r & s \\ t & u \end{pmatrix} = \begin{pmatrix} a-p & b-q \\ c-r & d-s \\ e-t & f-u \end{pmatrix}$

行列のスカラー倍　$k\begin{pmatrix} a & b & c \\ d & e & f \\ g & h & i \end{pmatrix} = \begin{pmatrix} ka & kb & kc \\ kd & ke & kf \\ kg & kh & ki \end{pmatrix}$

零行列　すべての成分が 0 である行列をいい、O または、O で表します。

3次の正方行列の場合

$O = \begin{pmatrix} 0 & 0 & 0 \\ 0 & 0 & 0 \\ 0 & 0 & 0 \end{pmatrix}$

基本法則

行列 A、B、O は同じ型の行列で、k、l は実数とするとき、

① $A+B = B+A$ 　　　　　　　　　　　　　　（交換法則）

② $(A+B)+C = A+(B+C)$ 　　　　　　　　　（結合法則）

③ $A+O = O+A = A$

④ $(k+l)A = kA+lA$ 　　　$k(A+B) = kA+kB$ 　　（分配法則）

⑤ $k(lA) = (kl)A$ 　　　　　　　　　　　　　（結合法則）

⑥ $OA = AO = O$ 　　　$kO = O$

例題 9-10 　$A = \begin{pmatrix} 3 & -2 \\ 4 & 2 \end{pmatrix}$、$B = \begin{pmatrix} 2 & -3 \\ 1 & -1 \end{pmatrix}$ とするとき、行列を計算しなさい。

(1) 　$A+B$ 　　(2) 　$A-B$ 　　(3) 　$4A$ 　　(4) 　$-2A+3B$

解答

(1) 　$A+B = \begin{pmatrix} 3 & -2 \\ 4 & 2 \end{pmatrix} + \begin{pmatrix} 2 & -3 \\ 1 & -1 \end{pmatrix} = \begin{pmatrix} 3+2 & -2-3 \\ 4+1 & 2-1 \end{pmatrix} = \begin{pmatrix} 5 & -5 \\ 5 & 1 \end{pmatrix}$

(2) 　$A-B = \begin{pmatrix} 3 & -2 \\ 4 & 2 \end{pmatrix} - \begin{pmatrix} 2 & -3 \\ 1 & -1 \end{pmatrix} = \begin{pmatrix} 3-2 & -2-(-3) \\ 4-1 & 2-(-1) \end{pmatrix} = \begin{pmatrix} 1 & 1 \\ 3 & 3 \end{pmatrix}$

(3) $4A = 4\begin{pmatrix} 3 & -2 \\ 4 & 2 \end{pmatrix} = \begin{pmatrix} 4 \cdot 3 & 4 \cdot (-2) \\ 4 \cdot 4 & 4 \cdot 2 \end{pmatrix} = \begin{pmatrix} 12 & -8 \\ 16 & 8 \end{pmatrix}$

(4) $-2A + 3B = -2\begin{pmatrix} 3 & -2 \\ 4 & 2 \end{pmatrix} + 3\begin{pmatrix} 2 & -3 \\ 1 & -1 \end{pmatrix} = \begin{pmatrix} -2 \cdot 3 & -2 \cdot (-2) \\ -2 \cdot 4 & -2 \cdot 2 \end{pmatrix} + \begin{pmatrix} 3 \cdot 2 & 3 \cdot (-3) \\ 3 \cdot 1 & 3 \cdot (-1) \end{pmatrix}$

$= \begin{pmatrix} -6 & 4 \\ -8 & -4 \end{pmatrix} + \begin{pmatrix} 6 & -9 \\ 3 & -3 \end{pmatrix} = \begin{pmatrix} -6+6 & 4-9 \\ -8+3 & -4-3 \end{pmatrix} = \begin{pmatrix} 0 & -5 \\ -5 & -7 \end{pmatrix}$

問 9-13 $A = \begin{pmatrix} 1 & -3 & 0 \\ -2 & 5 & 2 \\ 4 & 0 & -3 \end{pmatrix}$、$B = \begin{pmatrix} 0 & 2 & -7 \\ 1 & 0 & -3 \\ -2 & 4 & 3 \end{pmatrix}$ とするとき、行列を計算しなさい。

(1) $A + B$　　　(2) $A - B$　　　(3) $2A$　　　(4) $-2A + 3B$

(5) $(A + 2B) + (3A - 4B)$　　　(6) $-A + B - 2(A - 2B)$

【行列の演算 2】

行ベクトルと列ベクトルの積

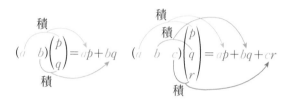

行列と行列の積

$A : m \times n$ 行列と $B : n \times l$ 行列において、積 AB は次のように定めます。

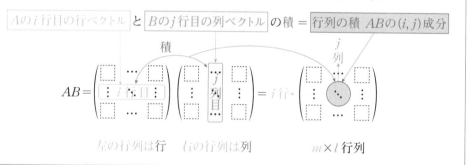

例題 9-11 行列の積を求めなさい。

(1) $\begin{pmatrix} 3 & 2 \\ 1 & -2 \end{pmatrix}\begin{pmatrix} 1 & -2 \\ -1 & 3 \end{pmatrix}$　　　(2) $\begin{pmatrix} 2 & 5 \\ -1 & 3 \end{pmatrix}\begin{pmatrix} 3 \\ -1 \end{pmatrix}$

(3) $\begin{pmatrix} 2 & -1 & 2 \\ -2 & 0 & -3 \\ -3 & 2 & 4 \end{pmatrix}\begin{pmatrix} 1 & -4 & 2 \\ 0 & 3 & 5 \\ 2 & -1 & 2 \end{pmatrix}$

解答

(1)

積
次に
最初に
積
1行目×1列目の積 | 1行目×2列目の積

$$\begin{pmatrix} 3 & 2 \\ 1 & -2 \end{pmatrix}\begin{pmatrix} 1 & -2 \\ -1 & 3 \end{pmatrix} = \begin{pmatrix} 3\cdot1+2\cdot(-1) & 3\cdot(-2)+2\cdot3 \\ 1\cdot1+(-2)\cdot(-1) & 1\cdot(-2)+(-2)\cdot3 \end{pmatrix} = \begin{pmatrix} 1 & 0 \\ 3 & -8 \end{pmatrix}$$

2行目×1列目の積 | 2行目×2列目の積

次の次に
最後に
積
積

積

(2)

$$\begin{pmatrix} 2 & 5 \\ -1 & 3 \end{pmatrix}\begin{pmatrix} 3 \\ -1 \end{pmatrix} = \begin{pmatrix} 2\cdot3+5\cdot(-1) \\ (-1)\cdot3+3\cdot(-1) \end{pmatrix} = \begin{pmatrix} 1 \\ -6 \end{pmatrix}$$

積

(3)

$$\begin{pmatrix} 2 & -1 & 2 \\ -2 & 0 & -3 \\ -3 & 2 & 4 \end{pmatrix}\begin{pmatrix} 1 & -4 & 2 \\ 0 & 3 & 5 \\ 2 & -1 & 2 \end{pmatrix}$$

> 1行目の計算が終わったら、2行目、3行目で同様の計算を行います。

$$= \begin{pmatrix} 2\cdot1+(-1)\cdot0+2\cdot2 & 2\cdot(-4)+(-1)\cdot3+2\cdot(-1) & 2\cdot2+(-1)\cdot5+2\cdot2 \\ -2\cdot1+0\cdot0+(-3)\cdot2 & -2\cdot(-4)+0\cdot3+(-3)\cdot(-1) & -2\cdot2+0\cdot5+(-3)\cdot2 \\ -3\cdot1+2\cdot0+4\cdot2 & -3\cdot(-4)+2\cdot3+4\cdot(-1) & -3\cdot2+2\cdot5+4\cdot2 \end{pmatrix}$$

$$= \begin{pmatrix} 6 & -13 & 3 \\ -8 & 11 & -10 \\ 5 & 14 & 12 \end{pmatrix}$$

> n 次の正方行列どうしの積は、同じ n 次の正方行列になります。

問 9-14 行列の積を求めなさい。

(1) $\begin{pmatrix} 3 & -1 \\ -2 & 0 \end{pmatrix}\begin{pmatrix} 2 \\ -1 \end{pmatrix}$

(2) $\begin{pmatrix} 2 & -3 \\ 3 & 5 \end{pmatrix}\begin{pmatrix} 0 & -2 \\ -1 & 1 \end{pmatrix}$

(3) $\begin{pmatrix} 3 \\ 1 \end{pmatrix}(-2 \quad 2)$

(4) $\begin{pmatrix} -2 & 1 \\ 2 & 3 \end{pmatrix}\begin{pmatrix} 0 & -1 & 4 \\ 3 & 2 & 0 \end{pmatrix}$

(5) $\begin{pmatrix} 1 & 0 & 3 \\ -2 & 3 & -1 \\ 3 & -2 & 4 \end{pmatrix}\begin{pmatrix} 2 & 3 & 2 \\ 0 & 1 & -1 \\ -3 & -2 & 0 \end{pmatrix}$

行列の乗法の性質

① $(AB)C = A(BC)$ （結合法則）

② $A(B+C) = AB+AC$ $\quad (A+B)C = AC+BC$ （分配法則）

行列の積では、一般的に交換法則 $AB = BA$ が成り立ちません。$(AB \neq BA)$

③ $AO = OA = O$

---

④ $A \neq O$、$B \neq O$ でも $AB = O$ となることがあります。

⑤ $(kA)B = A(kB) = k(AB)$　（ただし、k は実数）

　$A(BC)$ や $(AB)C$ のカッコを省略してもかまいません。また AA や AAA を A^2 や A^3 と表記することもできます。

問 9-15　$A = \begin{pmatrix} 2 & 0 \\ 3 & -3 \end{pmatrix}$、$B = \begin{pmatrix} 4 & 3 \\ -2 & 1 \end{pmatrix}$、$C = \begin{pmatrix} 3 & 2 \\ -4 & 2 \end{pmatrix}$ とするとき、⑴から⑶の問に答えなさい。

⑴　AB、BA を求め、$AB \neq BA$ となることを確認しなさい。

⑵　$(AB)C$、$A(BC)$ を求め、$(AB)C = A(BC)$ が成り立つことを確認しなさい。

⑶　$A(B+C)$、$AB + AC$ を求め、$A(B+C) = AB + AC$ が成り立つことを確認しなさい。

単位行列 E

　左上から右下への対角線上の成分が 1 で、他のすべての成分が 0 である正方行列を**単位行列**といい、E で表します。

$$2 \text{次の単位行列} E = \begin{pmatrix} 1 & 0 \\ 0 & 1 \end{pmatrix} \qquad 3 \text{次の単位行列} E = \begin{pmatrix} 1 & 0 & 0 \\ 0 & 1 & 0 \\ 0 & 0 & 1 \end{pmatrix}$$

E と同じ次数の任意の正方行列 A に対して、$AE = EA = A$ という関係が成り立ちます。

逆行列 A^{-1}

　正方行列 A に対して、$AA^{-1} = A^{-1}A = E$ を満たす行列 A^{-1} を A の**逆行列**といいます。2 次の正方行列において、

$A = \begin{pmatrix} a & b \\ c & d \end{pmatrix}$ の逆行列は、$ad - bc \neq 0$ のとき存在し、$A^{-1} = \dfrac{1}{ad-bc} \begin{pmatrix} d & -b \\ -c & a \end{pmatrix}$

例題 9-12　行列 A、B の逆行列が存在するか調べなさい。また、存在する場合は、逆行列を求めなさい。

⑴　$A = \begin{pmatrix} 4 & 3 \\ 7 & 5 \end{pmatrix}$　　⑵　$B = \begin{pmatrix} 2 & -3 \\ 4 & -6 \end{pmatrix}$

解答

⑴　$A = \begin{pmatrix} 4 & 3 \\ 7 & 5 \end{pmatrix}$ において、$ad - bc = 4 \cdot 5 - 3 \cdot 7 = -1 \neq 0$

　したがって、逆行列は存在します。

　逆行列は、$A^{-1} = \dfrac{1}{-1} \begin{pmatrix} 5 & -3 \\ -7 & 4 \end{pmatrix} = \begin{pmatrix} -5 & 3 \\ 7 & -4 \end{pmatrix}$

入れ替える
$A = \begin{pmatrix} a & b \\ c & d \end{pmatrix} \Rightarrow A^{-1} = \dfrac{1}{ad-bc} \begin{pmatrix} d & -b \\ -c & a \end{pmatrix}$
符号を替える

となります。

(2) $B = \begin{pmatrix} 2 & -3 \\ 4 & -6 \end{pmatrix}$ において、$ad-bc = 2\cdot(-6)-(-3)\cdot4 = -12+12 = 0$

したがって、逆行列は存在しません。

問 9-16 行列 A、B、C、D の逆行列が存在するか調べなさい。また、存在する場合は、逆行列を求めなさい。ただし、k は実数とします。

(1) $A = \begin{pmatrix} 0 & 1 \\ 1 & 0 \end{pmatrix}$ (2) $B = \begin{pmatrix} 3 & 2 \\ -7 & -4 \end{pmatrix}$ (3) $C = \begin{pmatrix} 4 & -8 \\ -3 & 6 \end{pmatrix}$

(4) $D = \begin{pmatrix} k & -1 \\ 1 & k \end{pmatrix}$

連立 1 次方程式と行列

$$\begin{cases} ax+by = p \\ cx+dy = q \end{cases} \Leftrightarrow \begin{pmatrix} a & b \\ c & d \end{pmatrix}\begin{pmatrix} x \\ y \end{pmatrix} = \begin{pmatrix} p \\ q \end{pmatrix} \qquad A = \begin{pmatrix} a & b \\ c & d \end{pmatrix} : 連立方程式の\textbf{係数行列}$$

$$\Leftrightarrow AX = P \qquad ただし、X = \begin{pmatrix} x \\ y \end{pmatrix},\ P = \begin{pmatrix} p \\ q \end{pmatrix}$$

$ad-bc \neq 0$ のとき、連立方程式の解は、$X = A^{-1}P$ で求まります。

例題 9-13 連立方程式を解きなさい。

$$\begin{cases} 2x+5y = 3 \\ 3x+7y = 1 \end{cases}$$

解答

連立方程式を行列の積で表すと、 $\begin{cases} 2x+5y = 3 \\ 3x+7y = 1 \end{cases}$ の係数行列は、$\begin{pmatrix} 2 & 5 \\ 3 & 7 \end{pmatrix}$

$\begin{pmatrix} 2 & 5 \\ 3 & 7 \end{pmatrix}\begin{pmatrix} x \\ y \end{pmatrix} = \begin{pmatrix} 3 \\ 1 \end{pmatrix}$ となります。$ad-bc = 2\cdot7-5\cdot3 = 14-15 = -1 \neq 0$

したがって、逆行列が存在します。連立方程式の解は、

$$\begin{pmatrix} x \\ y \end{pmatrix} = \begin{pmatrix} 2 & 5 \\ 3 & 7 \end{pmatrix}^{-1}\begin{pmatrix} 3 \\ 1 \end{pmatrix} = \frac{1}{-1}\begin{pmatrix} 7 & -5 \\ -3 & 2 \end{pmatrix}\begin{pmatrix} 3 \\ 1 \end{pmatrix} = \begin{pmatrix} -7 & 5 \\ 3 & -2 \end{pmatrix}\begin{pmatrix} 3 \\ 1 \end{pmatrix} = \begin{pmatrix} -21+5 \\ 9-2 \end{pmatrix} = \begin{pmatrix} -16 \\ 7 \end{pmatrix}$$

となります。したがって、$x = -16$、$y = 7$

問 9-17 連立方程式を解きなさい。

(1) $\begin{cases} 3x-y = 3 \\ x-2y = -4 \end{cases}$ (2) $\begin{cases} 4x+3y = 1 \\ -x+2y = -3 \end{cases}$

n 次の正方行列 $A = \begin{pmatrix} a_{11} & \cdots & a_{1n} \\ \vdots & \ddots & \vdots \\ a_{n1} & \cdots & a_{nn} \end{pmatrix}$ に対し、

> a_{11} の添字 11 は、「じゅういち」ではなく「いち、いち」と読みます。a_{ij} で (i, j) 成分であることを示します。

$$|A| = \sum_{\sigma \in S_n} sgn(\sigma) a_{1\sigma(1)} a_{2\sigma(2)} \cdots a_{n\sigma(n)}$$

を**Aの行列式**といい、$|A|$ や $\det A$ などで表します。

ただし、S_n は 1 から n までの整数のすべての置換の集合で（置換群）、σ はその要素、$sgn(\sigma)$ は置換 σ の符号を表します。ここでは、次のように行列式の値を求めますので、知らなくても大丈夫です。

① $n = 1$ のとき、$A = (a_{11})$ に対して、

$$|A| = a_{11}$$

② $n = k$ のとき、$A = \begin{pmatrix} a_{11} & \cdots & a_{1k} \\ \vdots & \ddots & \vdots \\ a_{k1} & \cdots & a_{kk} \end{pmatrix}$ に対して、

$A_{ij} = (-1)^{i+j}$

$\begin{vmatrix} a_{11} & \cdots & j列目 & \cdots & a_{1k} \\ \vdots & & & & \vdots \\ i行目 & & & & \\ \vdots & & & & \vdots \\ a_{k1} & \cdots & & \cdots & a_{kk} \end{vmatrix}$

取り去って全体を縮める

$$|A| = a_{i1} A_{i1} + a_{i2} A_{i2} + \cdots + a_{ik} A_{ik} \quad \cdots (1)$$

または、$|A| = a_{1i} A_{1i} + a_{2i} A_{2i} + \cdots + a_{ki} A_{ki} \quad \cdots (2)$

ただし、A_{ij} は、行列 A から i 行目と j 列目を取りさった $(k-1)$ 次の正方行列の行列式に $(-1)^{i+j}$ をかけたもので、行列 A の (i, j) **余因子**といいます。

つまり、n 次の行列式を 1 次小さい $(n-1)$ 次の行列式で表すことで帰納的に行列式 $|A|$ を定めます。(1)式を i **行目による余因子展開**、(2)式を i **列目による余因子展開**といいます。

実際に、1 行目による余因子展開で $n = 2, 3$ のとき、行列式を求めてみましょう。

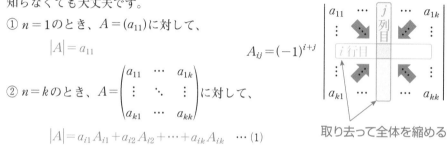

> $(1, 1)$ 成分 a を含む行と列を除く行列式

> $(1, 2)$ 成分 b を含む行と列を除く行列式

$$\begin{vmatrix} a & b \\ c & d \end{vmatrix} = a(-1)^{1+1} |d| + b(-1)^{1+2} |c| = ad - bc \quad \cdots (3)$$

> $(1, 1)$ 成分 a を含む行と列を除く行列式

> $(1, 2)$ 成分 b を含む行と列を除く行列式

> $(1, 3)$ 成分 c を含む行と列を除く行列式

$$\begin{vmatrix} a & b & c \\ d & e & f \\ g & h & i \end{vmatrix} = a(-1)^{1+1} \begin{vmatrix} e & f \\ h & i \end{vmatrix} + b(-1)^{1+2} \begin{vmatrix} d & f \\ g & i \end{vmatrix} + c(-1)^{1+3} \begin{vmatrix} d & e \\ g & h \end{vmatrix}$$

$$= a(ei - fh) - b(di - fg) + c(dh - eg)$$

$$= aei + bfg + chd - ceg - fha - idb \quad \cdots (4)$$

> 2 次の正方行列の行列式には(3)式を使います

(3)、(4)式は下のように矢印にしたがって成分をかけた積の和と差の式になります。

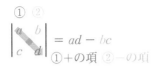

$$\begin{vmatrix} a & b \\ c & d \end{vmatrix} = ad - bc$$

①＋の項　②－の項

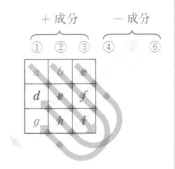

＋成分　－成分

$$\begin{vmatrix} a & b & c \\ d & e & f \\ g & h & i \end{vmatrix} = \underbrace{aei + bfg + chd}_{+ 符号} - \underbrace{ceg - fha - idb}_{- 符号}$$

赤線部の積の項は＋符号、青線部の積の項は－符号

この公式を**サラスの公式**といいます。

例題 9-14 行列式の値を求めなさい。

(1) $\begin{vmatrix} 4 & 2 \\ 5 & 3 \end{vmatrix}$ 　(2) $\begin{vmatrix} 1 & -2 & 2 \\ 5 & 1 & -3 \\ 3 & -1 & 4 \end{vmatrix}$

解答

(1) $\begin{vmatrix} 4 & 2 \\ 5 & 3 \end{vmatrix} = 4 \cdot 3 - 2 \cdot 5 = 12 - 10 = 2$

(2) A. **サラスの公式**を使うと、次のようになります。

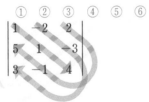

＋符号　　　－符号

$$= 1 \cdot 1 \cdot 4 + (-2) \cdot (-3) \cdot 3 + 2 \cdot (-1) \cdot 5 - 2 \cdot 1 \cdot 3 - (-3) \cdot (-1) \cdot 1 - 4 \cdot 5 \cdot (-2)$$
$$= 4 + 18 - 10 - 6 - 3 + 40 = 43$$

B. 1行目に関しての**余因子展開**を用いると、次のようになります。

1行目と1列目を除いたもの　1行目と2列目を除いたもの　1行目と3列目を除いたもの

1行目の展開で、奇数項は＋、偶数項は－となります。

$$\begin{vmatrix} 1 & -2 & 2 \\ 5 & 1 & -3 \\ 3 & -1 & 4 \end{vmatrix} = 1 \begin{vmatrix} 1 & -3 \\ -1 & 4 \end{vmatrix} - (-2) \begin{vmatrix} 5 & -3 \\ 3 & 4 \end{vmatrix} + 2 \begin{vmatrix} 5 & 1 \\ 3 & -1 \end{vmatrix}$$

$$= 1\{1 \cdot 4 - (-3) \cdot (-1)\} + 2\{5 \cdot 4 - (-3) \cdot 3\} + 2\{5 \cdot (-1) - 1 \cdot 3\}$$
$$= (4 - 3) + 2(20 + 9) + 2(-5 - 3)$$
$$= 1 + 58 - 16 = 43$$

問 9-18 行列式の値を求めなさい。

(1) $\begin{vmatrix} -1 & 3 \\ -4 & 5 \end{vmatrix}$ 　　(2) $\begin{vmatrix} 4 & -1 \\ -8 & 2 \end{vmatrix}$ 　　(3) $\begin{vmatrix} 5 & -3 & -2 \\ 6 & -3 & -1 \\ -4 & 5 & 2 \end{vmatrix}$ 　　(4) $\begin{vmatrix} 1 & -2 & 5 \\ 0 & 5 & -4 \\ 0 & -3 & 3 \end{vmatrix}$

クラメルの公式

(1) x, y についての 2 元連立方程式 $\begin{cases} ax+by=p \\ cx+dy=q \end{cases}$ において、

　係数行列 $\begin{pmatrix} a & b \\ c & d \end{pmatrix}$ の行列式が、$\begin{vmatrix} a & b \\ c & d \end{vmatrix} \neq 0$ を満たすとき、解 x, y は、

$$x = \frac{\begin{vmatrix} p & b \\ q & d \end{vmatrix}}{\begin{vmatrix} a & b \\ c & d \end{vmatrix}}, \quad y = \frac{\begin{vmatrix} a & p \\ c & q \end{vmatrix}}{\begin{vmatrix} a & b \\ c & d \end{vmatrix}}$$

　で与えられます。

(2) x、y、z についての 3 元連立方程式 $\begin{cases} ax+by+cz=p \\ dx+ey+fz=q \\ gx+hy+iz=r \end{cases}$ において、

　係数行列 $\begin{pmatrix} a & b & c \\ d & e & f \\ g & h & i \end{pmatrix}$ の行列式が、$\begin{vmatrix} a & b & c \\ d & e & f \\ g & h & i \end{vmatrix} \neq 0$ を満たすとき、解 x, y, z は、

$$x = \frac{\begin{vmatrix} p & b & c \\ q & e & f \\ r & h & i \end{vmatrix}}{\begin{vmatrix} a & b & c \\ d & e & f \\ g & h & i \end{vmatrix}}, \quad y = \frac{\begin{vmatrix} a & p & c \\ d & q & f \\ g & r & i \end{vmatrix}}{\begin{vmatrix} a & b & c \\ d & e & f \\ g & h & i \end{vmatrix}}, \quad z = \frac{\begin{vmatrix} a & b & p \\ d & e & q \\ g & h & r \end{vmatrix}}{\begin{vmatrix} a & b & c \\ d & e & f \\ g & h & i \end{vmatrix}}$$

　で与えられます。

　この公式を**クラメルの公式**といいます。

例題 9-15 連立方程式をクラメルの公式を用いて解きなさい。

(1) $\begin{cases} 2x-3y=7 \\ x+4y=-2 \end{cases}$ 　　(2) $\begin{cases} 3x+y-4z=4 \\ -x+3y+2z=6 \\ 2x-2y+5z=5 \end{cases}$

解答

(1) 連立方程式の係数行列 $\begin{pmatrix} 2 & -3 \\ 1 & 4 \end{pmatrix}$ において、$\begin{vmatrix} 2 & -3 \\ 1 & 4 \end{vmatrix} = 2 \cdot 4 - (-3) \cdot 1 = 8 + 3 = 11 \neq 0$

したがって、連立方程式の解は存在し、

$$x=\frac{\begin{vmatrix} 7 & -3 \\ -2 & 4 \end{vmatrix}}{11}=\frac{7\cdot4-(-3)\cdot(-2)}{11}=\frac{28-6}{11}=2$$

x の係数にあたる第1列を $\begin{pmatrix} 7 \\ -2 \end{pmatrix}$ に替えた行列式

$$y=\frac{\begin{vmatrix} 2 & 7 \\ 1 & -2 \end{vmatrix}}{11}=\frac{2\cdot(-2)-7\cdot1}{11}=\frac{-4-7}{11}=-1$$

y の係数にあたる第2列を $\begin{pmatrix} 7 \\ -2 \end{pmatrix}$ に替えた行列式

したがって、 $x=2$、 $y=-1$

(2) 連立方程式の係数行列 $\begin{pmatrix} 3 & 1 & -4 \\ 1 & 3 & 2 \\ 2 & -2 & 5 \end{pmatrix}$ において、余因子展開または、サラスの公

式から、

$$\begin{vmatrix} 3 & 1 & -4 \\ -1 & 3 & 2 \\ 2 & -2 & 5 \end{vmatrix}=\overbrace{3\cdot3\cdot5+1\cdot2\cdot2+(-4)\cdot(-2)\cdot( )-(-4)\cdot3\cdot2-2\cdot(-2)\cdot3-5\cdot( )\cdot1}^{aei+bfg+chd-ceg-fha-idb}$$

$$=45+4-8+24+12+5=82\neq0$$

したがって、連立方程式の解は存在し、

x の係数にあたる第1列を $\begin{pmatrix} 4 \\ 6 \\ 5 \end{pmatrix}$ に替えた行列式

$$x=\frac{\begin{vmatrix} 4 & 1 & -4 \\ 6 & 3 & 2 \\ 5 & -2 & 5 \end{vmatrix}}{82}=\frac{4\cdot3\cdot5+1\cdot2\cdot5+(-4)\cdot(-2)\cdot6-(-4)\cdot3\cdot5-2\cdot(-2)\cdot4-5\cdot6\cdot1}{82}$$

$$=\frac{60+10+48+60+16-30}{82}=2$$

y の係数にあたる第2列を $\begin{pmatrix} 4 \\ 6 \\ 5 \end{pmatrix}$ に替えた行列式

$$y=\frac{\begin{vmatrix} 3 & 4 & -4 \\ -1 & 6 & 2 \\ 2 & 5 & 5 \end{vmatrix}}{82}=\frac{3\cdot6\cdot5+4\cdot2\cdot2+(-4)\cdot5\cdot( )-(-4)\cdot6\cdot2-2\cdot5\cdot3-5\cdot( )\cdot4}{82}$$

$$=\frac{90+16+20+48-30+20}{82}=2$$

z の係数にあたる第3列を $\begin{pmatrix} 4 \\ 6 \\ 5 \end{pmatrix}$ に替えた行列式

$$z=\frac{\begin{vmatrix} 3 & 1 & 4 \\ 1 & 3 & 6 \\ 2 & -2 & 5 \end{vmatrix}}{82}=\frac{3\cdot3\cdot5+1\cdot6\cdot2+4\cdot(-2)\cdot( )-4\cdot3\cdot2-6\cdot(-2)\cdot3-5\cdot( )\cdot1}{82}$$

$$=\frac{45+12+8-24+36+5}{82}=1$$

したがって、 $x=2$、 $y=2$、 $z=1$

問 9-19 連立方程式をクラメルの公式を用いて解きなさい。

(1) $\begin{cases} 3x-5y=4 \\ -4x+7y=-6 \end{cases}$ (2) $\begin{cases} 5x-3y+2z=-11 \\ 2x+y-3z=0 \\ -3x+2y+z=7 \end{cases}$

第10章

確率

薬学では、臨床試験や研究において、統計的なデータを頻繁に扱います。そのため、確率の理解は、このような統計的なデータの解釈に役立ちます。また、ある治療法が特定の症状を改善する確率や、薬物の使用に伴う特定の副作用の発生確率などの評価においても確率の理解が重要となってきます。

10.1 順列と組合せ

順列 異なる n 個のものから、r 個を選んで、順序を考慮して 1 列にならべた配列を**順列**といいます。その総数を $_nP_r$ で表します。なお、P は英語の permutation に由来します。

順列の公式 $_nP_r = \underbrace{n(n-1)(n-2)\cdots\cdots(n-r+1)}_{r個の積} = \dfrac{n!}{(n-r)!}$

階乗 「!」は階乗と読みます。1 から n までのすべての自然数の積を「$n!$」で表します。

$n! = n \times (n-1) \times (n-2) \times \cdots \times 3 \times 2 \times 1$

$0! = 1$、$_nP_0 = 1$ と定義します。

[例] $3! = 3 \times 2 \times 1 = 6$

組合せ 異なる n 個のものから r 個取り出したものを**組合せ**といいます。順序は考慮しません。その総数を $_nC_r$ で表します。なお、C は、英語の combination に由来します。

組合せの公式 $_nC_r = \dfrac{_nP_r}{r!} = \underbrace{\dfrac{n(n-1)(n-2)\cdots\cdots(n-r+1)}{r(r-1)\cdots\cdots3\cdot2\cdot1}}_{分母、分子とも r個の積} = \dfrac{n!}{r!(n-r)!}$

組合せの性質 ① $_nC_r = {}_nC_{n-r}$ ② $_nC_r = {}_{n-1}C_{r-1} + {}_{n-1}C_r$

特に、$_nC_0 = {}_nC_n = 1$ $_nC_1 = {}_nC_{n-1} = n$

例題 10-1 値を求めなさい。

(1) $4!$ (2) $_7P_2$ (3) $_7C_2$ (4) $_{99}C_{97}$

解答

(1)　$4! = 4 \cdot 3 \cdot 2 \cdot 1 = 24$

(2)　順列の公式 $_nP_r = \dfrac{n!}{(n-r)!}$ から、

$$_7P_2 = \frac{7!}{5!} = 7 \cdot 6 = 42$$

$_7P_2 = 7 \times 6 = 42$ 　　$\boxed{n \text{ から } r \text{ 個かけると、簡単に計算できます}}$

(3) 組合せの公式 $_nC_r = \dfrac{n!}{r!(n-r)!}$ から、

$$_7C_2 = \frac{7!}{2!(7-2)!} = \frac{7!}{2! \cdot 5!} = \frac{7 \cdot 6}{2} = \frac{42}{2} = 21$$

$_7C_2 = \dfrac{7 \cdot 6}{2!} = \dfrac{42}{2} = 21$ 　　$\boxed{n \text{ から } r \text{ 個かけ、} r! \text{ で割ると、簡単に計算できます}}$

(4) 組合せの性質 $_nC_r = {}_nC_{n-r}$ から、　　$\boxed{{}_{99}C_{97} \text{ より、} {}_{99}C_2 \text{ を計算したほうが容易です}}$

$$_{99}C_{97} = {}_{99}C_{99-97} = {}_{99}C_2 = \frac{99 \cdot 98}{2!} = 99 \cdot 49 = 4851$$

問 10-1　値を求めなさい。

(1)　$_6P_3$ 　　　(2)　$_{100}P_2$ 　　　(3)　$_5C_2$ 　　　(4)　$_{15}C_{13}$

例題 10-2　男子 3 人、女子 2 人の 5 人が 1 列になる並び方について、(1)から(3)の問に答えなさい。

(1)　両端が男子となる並び方は何通りになるか求めなさい。

(2)　男女が交互に並ぶのは何通りになるか求めなさい。

(3)　女子が 2 人が隣り合って並ぶのは何通りになるか求めなさい。

解答

(1)　両端に男子 2 人がくる並び方は、$_3P_2 = 3 \cdot 2 = 6$ 通り

その一つひとつに、間に並ぶ残りの 3 人の並び方は、

$_3P_3 = 3! = 3 \cdot 2 \cdot 1 = 6$ 通り

したがって、並び方の総数は、

$_3P_2 \times {}_3P_3 = 6 \cdot 6 = 36$ 通り

男子の並び方 $_3P_2 = 3 \cdot 2 = 6$ 通り

男・・・男

○○○

残り 3 人の並び方 $_3P_3 = 6$ 通り

(2)　男子 3 人の並び方は、$_3P_3 = 3! = 3 \cdot 2 \cdot 1 = 6$ 通り

その一つひとつに、女子 2 人の並び方は、

$_2P_2 = 2! = 2 \cdot 1 = 2$ 通り

したがって、並び方の総数は、

$_3P_3 \times {}_2P_2 = 6 \cdot 2 = 12$ 通り

男子の並び方 $_3P_2 = 3 \cdot 2 = 6$ 通り

男・男・男

○○

女子 2 人の並び方 $_2P_2 = 2$ 通り

(3)　男子 3 人とひとまとめにした女子の並び方は、

$_4P_4 = 4! = 4 \cdot 3 \cdot 2 \cdot 1 = 24$ 通り

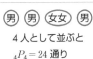

⑨ ⑨ 女女 ⑨

4 人として並ぶと

$_4P_4 = 24$ 通り

その一つひとつに、ひとまとめにした女子2人の並び方は、

$_2P_2 = 2! = 2 \cdot 1 = 2$ 通り

したがって、並び方の総数は、

$_4P_4 \times _2P_2 = 24 \cdot 2 = 48$ 通り

問 10-2 A ～ E の 5 人が一列になって記念撮影をするときの並び方について、(1)から(3)の問に答えなさい。

⑴ 全部で並び方は何通りになるか求めなさい。

⑵ 右端が C さんになる並び方は何通りになるか求めなさい。

⑶ A さんと B さんが隣どうしになる並び方は何通りになるか求めなさい。

10.2 確率

試行	同じ条件で繰り返すことができ、その結果が偶然によって決まる実験・観察のことを**試行**といいます。
標本空間	試行によって起こるすべての結果を集めた集合を**標本空間**といい、Ω（オメガと読みます）で表します。
事象	標本空間の部分集合（試行によって起こる結果）を**事象**といいます。
全事象	標本空間そのものからなる事象を**全事象**といい、Uで表します。
空事象	空集合で表す事象（決して起こることのない事象）を**空事象**といい、$\varnothing$で表します。
根元事象	これ以上分けることができない事象を**根元事象**といいます。
場合の数	ある事象の要素の個数を**場合の数**といいます。
同様に確からしい	1回の試行で根元事象のすべてが同じ可能性で起こるとき、**同様に確からしい**といいます。

確率　試行において、ある特定の事象が発生する可能性を表す数値を**確率**といいます。

事象 A が起きる確率 $P(A)$ は、

$$P(A) = \frac{n(A)}{n(U)} = \frac{\text{事象} A \text{が起こる場合の数}}{\text{全事象} U \text{が起こる場合の数}}$$

P は、probability の頭文字です。

0 から 1 までの値をとり、1 は確実に事象が起こることを、0 は事象がまったく起こらないことを示します。

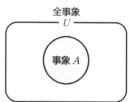

確率の基本性質　① すべての事象 A について、$0 \leqq P(A) \leqq 1$

　　　　　　　　② 全事象 U、空事象 $\varnothing$ について、$P(U) = 1$, $P(\varnothing) = 0$

[例] サイコロを1回振る試行において、全事象は$U = \{1, 2, 3, 4, 5, 6\}$となります。

このとき、4の目が出る事象をAとすると、$A = \{4\}$となり、

事象 A が起こる確率は、$P(A) = \dfrac{1}{6}$ となります。

また、2以上5以下の目が出る事象をBとすると、$B=\{2, 3, 4, 5\}$となり、$P(B)=\dfrac{4}{6}=\dfrac{2}{3}$となります。

余事象 事象Aに対して、Aが起こらない事象をAの**余事象**といい、$\overline{A}$またはA^cで表します。このとき、余事象$\overline{A}$が起こる確率$P(\overline{A})$について、$P(\overline{A})=1-P(A)$が成り立ちます。

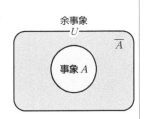

積事象 事象Aと事象Bが同時に起こる事象を**積事象**といい、$A \cap B$で表します。

排反事象 事象Aと事象Bが同時に起こらない、つまり、$A \cap B = \phi$であるとき、2つの事象は互いに**排反事象**であるといいます。

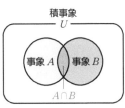

和事象 事象Aまたは事象Bが起こる事象を**和事象**といい、$A \cup B$で表します。このとき、和事象$A \cup B$が起こる確率$P(A \cup B)$について、

$P(A \cup B)=P(A)+P(B)-P(A \cap B)$が成り立ちます。

特に、事象Aと事象Bが互いに排反であるとき、

$P(A \cup B)=P(A)+P(B)$

が成り立ちます。この性質を**確率の加法定理**といいます。

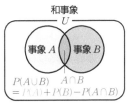

確率の乗法定理 事象Aが起こったときに事象Bが起こる確率を**条件付確率**といい、$P_A(B)$で表わします。

$$P_A(B)=\frac{\text{事象Aと事象Bが同時に起こる確率}}{\text{事象Aが起こる確率}}$$

$$=\frac{P(A \cap B)}{P(A)}$$

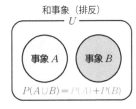

となります。

両辺に$P(A)$をかけ、右辺と左辺を入れ替えると、

$P(A \cap B)=P(A) \times P_A(B)$

となります。この式を**確率の乗法定理**といいます。

独立 事象Aと事象Bが互いの確率に影響し合わない状態、すなわち、$P_A(B)=P(A)$、$P_B(A)=P(A)$が成り立つとき、2つの事象は**独立**であるといいます。このとき、

$P(A \cap B)=P(A) \times P(B)$

が成り立ちます。

従属 事象Aの結果が事象Bに影響を与える状態を**従属**といいます。

例題 **10-3** 日本人の ABO 血液型の頻度は、A 型が 40 ％、B 型が 20 ％、O 型が 30 ％、AB 型が 10 ％である。街角で任意に日本人に血液型を聞くとき、

⑴ 1 人に聞いて、その人が A 型または B 型である確率を求めなさい。

⑵ 1 人ずつ 2 人に聞いて、1 人目が A 型で 2 人目が B 型となる確率を求めなさい。

解答

⑴ 血液型が A 型の人である事象を A、B 型の事象を B とすると、A、B は排反ですので、加法定理 $P(A \cup B) = P(A) + P(B)$ で求まります。

$P(A \cup B) = 0.4 + 0.2 = 0.6 (60 ％)$

⑵ 2 つの事象 A と B は独立であると考えられます。1 人目が A 型である確率は $P(A) = 0.4$、2 人目が B 型である確率は $P(B) = 0.2$ ですから、積事象 $A \cap B$ の確率は、$P(A \cap B) = P(A) \times P(B)$ で求まります。

$P(A \cap B) = 0.4 \times 0.2 = 0.08 (8 ％)$

問 **10-3** ある医薬品を服用した患者 100 人のうち、副作用として、頭痛が 23 人、倦怠感が 12 人、頭痛と倦怠感を同時に認めたのが 5 人であった。100 人から 1 人を選んだとき、⑴から⑶の問に答えなさい。

⑴ 頭痛が認められる確率を求めなさい。

⑵ 頭痛または倦怠感を認める確率を求めなさい。

⑶ 副作用を認めない確率を求めなさい。

例題 **10-4** 袋の中に赤玉が 6 個、青玉が 4 個が入っている。この袋から初めに A さんが、次に B さんが 1 個ずつ引くとする。このとき，A さんと B さんが赤玉を引く確率を求めなさい。ただし，引いた玉は戻さないものとする。

解答

A さんが引いた玉が赤である事象を A とすると、

$$P(A) = \frac{6}{10} = \frac{3}{5}$$

B さんが引いた玉が赤である事象を B とすると、

求める事象は積事象 $A \cap B$ で、$P(A \cap B) = P(A) \cdot P_A(B)$ で求めます。

$P_A(B)$ は、事象 A が起きたとして、事象 B が起こる条件付確率です。事象 A が起きたということは、B さんが玉を引くときは、赤玉は 1 つ少なくなっていますから、

$$P_A(B) = \frac{5}{9}$$

したがって、A と B とが赤玉を引く確率 $P(A \cap B)$ は、

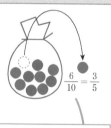

B さんが玉を引くときには、赤玉が 1 つ減っているので、袋の中には赤玉が 5 個、青玉が 4 個入っていることになります。

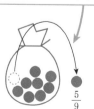

$$P(A \cap B) = P(A) \cdot P_A(B) = \frac{3}{5} \cdot \frac{5}{9} = \frac{1}{3}$$

問 10-4 4本の当たりくじを含んだ10本のくじが袋の中にあります。(1)と(2)の問に答えなさい。

(1) 袋の中からAさんがくじを1本引き、その<u>くじを戻した後</u>にBさんがくじを引くとき、AさんとBさんがともに当たりくじを引く確率を求めなさい。

(2) 袋の中からAさんがくじを1本引き、その<u>くじを戻さず</u>にBさんがくじを引くとき、AさんとBさんがともに当たりくじを引く確率を求めなさい。

例題 10-5 ある工場では、同じ薬物を複数の機械で作製している。不良品が現れる確率は機械Aで2%、他の機械で4%である。機械Aでは全体の60%の薬物を作製している。製品の中から1個を取り出すとき、(1)と(2)の問に答えなさい。

(1) それが不良品である確率を求めよ。

(2) それが不良品であるとき、機械Aの製品である確率を求めよ。

---

(1) 1個取り出して、機械Aで作製された製品である事象をAとすると、他の機械で作製された製品である事象は余事象$\overline{A}$で表されます。また、取り出した製品が不良品である事象をBとします。

1つの製品を取り出して、それが不良品である事象は、機械Aで作製した不良品である事象$A \cap B$と他の機械で作製した不良品である事象$\overline{A} \cap B$の和事象となります。

$$P(A \cap B) = P(A) \times P_A(B) = \frac{60}{100} \times \frac{2}{100} = \frac{3}{250}$$

$$P(\overline{A} \cap B) = P(\overline{A}) \times P_{\overline{A}}(B) = \frac{40}{100} \times \frac{4}{100} = \frac{4}{250}$$

> $P_A(B)$は、機械Aで作製されたときの不良率で2%
> $P_{\overline{A}}(B)$は、A以外の機械で作製されたときの不良率で4%となります。

2つの事象$A \cap B$と$\overline{A} \cap B$は互いに排反なので、

$$P(B) = P(A \cap B) + P(\overline{A} \cap B) = \frac{3}{250} + \frac{4}{250} = \frac{7}{250}$$

(2) それが不良品であるとき、機械Aの製品である確率は、事象Bが起きたとして、事象Aが起こる条件付確率ですから、

$$P_B(A) = \frac{P(B \cap A)}{P(B)} = \frac{\dfrac{3}{250}}{\dfrac{7}{250}} = \frac{3}{7}$$

問 10-5 疾患Xは10万人に1人が罹患している。疾患Xにかかっているのに、疾患Xを調べる検査が陰性と判定してしまう確率が0.01、疾患Xにかかっていないのに、疾患Xを調べる検査が陽性と判定してしまう確率が0.01である。患者のAさんがその検査で陽性と判定されたとき、本当に病気にかかっている確率を求めなさい。

例題 10-6 サイコロを6回振って、1の目が5回以上出る確率を求めなさい。

① サイコロを振って、1の目がでる確率は、$\dfrac{1}{6}$ です。

② サイコロ振りを6回繰り返します。各回の試行は独立です。

③ 1の目が5回以上出る事象は、ちょうど5回出る事象と6回出る事象の和事象です。

5回出る事象の確率は、$_6C_5 \left(\dfrac{1}{6}\right)^5 \left(1-\dfrac{1}{6}\right)^{6-5} = 6 \times \left(\dfrac{1}{6}\right)^5 \times \dfrac{5}{6} = \dfrac{5}{7776}$

6回出る事象の確率は、$_6C_6 \left(\dfrac{1}{6}\right)^6 \left(1-\dfrac{1}{6}\right)^{6-6} = 1 \times \left(\dfrac{1}{6}\right)^6 \times 1 = \dfrac{1}{46656}$

5回出る事象と6回出る事象は排反ですから、

求める事象の確率は、$\dfrac{5}{7776} + \dfrac{1}{46656} = \dfrac{31}{46656} = 0.00066$

問 10-6 ある工場で製造する製品には4％の不良品が含まれています。製品の中から5個取り出したとき、不良品が2個以下となる確率を求めなさい。

10.3 確率変数と確率分布

確率変数	試行によって値が決まる変数を**確率変数**といいます。確率変数は X のように通常大文字を用いて表します。
確率分布	確率変数がとる値に、その値をとる確率を対応させたものを**確率分布**といいます。

確率変数 X がとる値を x_1, x_2, $\cdots$, x_n として、それぞれに対応する確率を p_1, p_2, $\cdots$, p_n とすると、

$p_1 \geqq 0$、$p_2 \geqq 0$、$\cdots$、$p_n \geqq 0$　　$p_1 + p_2 + \cdots + p_n = 1$

が成り立ちます。確率変数 X と対応する確率を下表のようにまとめたものを**確率分布表**といいます。

X	x_1	x_2	$\cdots$	x_n	計
P	p_1	p_2	$\cdots$	p_n	1

確率分布には、離散型確率分布と連続型確率分布があります。

離散型確率変数 サイコロの目や個数などのように、とびとびの値をとる確率変数を**離散型確率変数**とよび、その確率分布を**離散型確率分布**といいます。代表例としては、二項分布やポアソン分布があります。

連続型確率変数 長さや質量などの計測値のように、連続的な値をとる確率変数を**連続型確率変数**とよび、その確率分布を**連続型確率分布**といいます。代表例としては、正規分布や t 分布があります。

離散型確率変数の性質

離散型確率変数 X の確率分布表が下表で与えられているとき、

X	x_1	x_2	$\cdots$	x_n	計
P	p_1	p_2	$\cdots$	p_n	1

期待値（平均値） $\displaystyle E(X)=\mu=\underbrace{x_1 p_1+x_2 p_2+\cdots+x_n p_n}$

変数×確率の和

$$=\sum_{i=1}^{n}x_i p_i=\sum_{i=1}^{n}x_i P(X=x_i)$$

$E(X)=\mu$ とするとき、確率変数 X と平均値 μ との差 $X-\mu$ を**偏差**といいます。

分散 $\displaystyle V(X)=\sigma^2=(x_1-\mu)^2 p_1+(x_2-\mu)^2 p_2+\cdots+(x_n-\mu)^2 p_n$

$$=E((X-\mu)^2)=\sum_{i=1}^{n}(x_i-\mu)^2 p_i \qquad \boxed{偏差の 2 乗の期待値}$$

$$=\underline{E(X^2)-\{E(X)\}^2}=\sum_{i=1}^{n}x_i^2 p_i-\left\{\sum_{i=1}^{n}x_i p_i\right\}^2$$

$(X^2 の期待値)-(X の期待値)^2$

標準偏差 $\sigma=\sqrt{V(X)}=\sqrt{\sigma^2}$ $\boxed{\sqrt{分散}}$

E と V は、expectation（期待値）と variance（分散）の頭文字に由来します。また、mean（平均値）、standard deviation（標準偏差）の頭文字 m と s に対応するギリシャ文字として、μ（ミュー）と σ（シグマ）が使用されています。

例題 10-7 100枚のくじがある。賞金は1等が10,000円、2等が1,000円、3等が100円である。100枚のうち、1等は1枚、2等は3枚、3等は10枚あり、それ以外ははずれ（賞金なし）である。このくじを1枚だけ買うときの賞金 X の期待値を求めなさい。

解答

賞金額を X とおけば、離散型確率変数が定まり、確率分布表は次のようになります。

くじ	賞金（円）X	確率 $P(X=x_i)$	$x_i P(X=x_i)$
1等	10000	$\dfrac{1}{100}$	$\dfrac{10000}{100}$
2等	1000	$\dfrac{3}{100}$	$\dfrac{3000}{100}$
3等	100	$\dfrac{10}{100}$	$\dfrac{1000}{100}$
はずれ	0	$\dfrac{86}{100}$	0
合計		1	140

期待値 $E(X)=x_1 p_1 + x_2 p_2 + \cdots + x_n p_n$ から、

$$E(X)=10000\cdot\frac{1}{100}+1000\cdot\frac{3}{100}+100\cdot\frac{10}{100}+0\cdot\frac{86}{100}$$

$$=\frac{10000}{100}+\frac{3000}{100}+\frac{1000}{100}=\frac{14000}{100}=140円$$

問 10-7 袋の中に、1から5までの数を書いたカードが入っている。袋の中のカードの構成は、1が1枚、2が2枚、3が3枚、4が4枚、5が10枚である。袋から1枚カードを引き、そのカードに書かれた数を確率変数 X とするとき、期待値 $E(X)$ を求めなさい。

問 10-8 2本の当たりくじを含む5本のくじがある。この中から同時に2本のくじを引くとき、その中に含まれる当たりくじの本数を確率変数 X とする。期待値 $E(X)$ を求めなさい。計算には、組合せを使います。

連続型確率変数はどのように確率を定めているでしょうか。

$c \leqq X \leqq d$ の値をとる連続型確率変数 X は、次のような関数 $f(x)$ の定積分（面積）を用いて確率が定められています。

① $c \leqq x \leqq d$ で定義され、この区間で $f(x) \geqq 0$

② $\displaystyle\int_c^d f(x)\,dx = 1$

このとき、$a \leqq X \leqq b$ となる確率を、

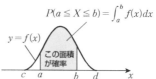

$$P(a \leqq X \leqq b)=\int_a^b f(x)dx$$

$$P(a \leq X \leq b) = \int_a^b f(x)dx$$

で定めます。このとき、$f(x)$ を**確率密度関数**といいます。

連続型確率変数の性質

確率変数 X が $a \leq X \leq b$ の値をとるとき、確率 $P(a \leq X \leq b)$ を

$P(a \leq X \leq b) = \int_a^b f(x)dx$ の定積分の形で表します。この $f(x)$ を**確率密度関数**また

は**確率密度**といいます。

このとき、平均値、分散、標準偏差は次のように定めます。

期待値（平均値） $\quad E(X) = \mu = \int_a^b xf(x)dx$

分散 $\qquad\qquad V(X) = \sigma^2 = \int_a^b (x-\mu)^2 f(x)dx$

$\qquad\qquad\qquad\quad = E(X^2) - \{E(X)\}^2$

標準偏差 $\qquad\quad \sigma = \sqrt{V(X)} = \sqrt{\sigma^2}$

確率密度関数
$y = f(x)$

$\mu - \sigma \quad \mu \quad \mu + \sigma$

$\boxed{= \text{期待値}}$

確率変数の変換

$Y = aX + b$ $(a, b : 実数定数)$ によって、Y を新たに定義すると、

期待値（平均値） $\quad E(Y) = E(aX+b) = aE(X) + b$

分散 $\qquad\qquad V(Y) = V(aX+b) = a^2 V(X)$

標準偏差 $\qquad\quad \sigma(Y) = \sqrt{V(Y)} = \sqrt{a^2 V(X)} = |a|\sqrt{V(X)} = |a|\sigma(X)$

確率変数の標準化 平均値が μ、標準偏差が σ である確率変数 X を、$Y = \dfrac{X-\mu}{\sigma}$ で変

換したとき、

$\qquad E(Y) = 0 \quad V(Y) = 1 \quad \sigma(Y) = 1$

これを確率変数の**標準化**といいます。

10.4 代表的な確率分布

二項分布

成功する確率が p である試行を独立に n 回行ったときの成功数 X の確率分布を**二項分布**といいます。二項分布は、離散型確率変数の確率分布です。

互いに独立した試行を n 回行うときに、k 回成功する確率、すなわち、$X = k$ となる確率 $P(x = k)$ は、反復試行の定理から、

$$P(x = k) = {}_nC_k p^k (1-p)^{n-k} = \frac{n!}{k!(n-k)!} p^k (1-p)^{n-k} \quad (k = 0, 1, 2, \cdots, n)$$

となります。このとき、確率変数 X はパラメータ (n, p) に関する二項分布に従うといい、$X \sim B(n, p)$ と表します。

したがって、X の確率分布表は次のようになります。

X	0	1	$\cdots$	r	$\cdots$	n	計
P	$_nC_0 q^n$	$_nC_1 pq^{n-1}$	$\cdots$	$_nC_r p^r q^{n-r}$	$\cdots$	$_nC_n p^n$	1

ただし、$q = 1 - p$

[例] 罹患率が 2% の疾患があるとき、住民 10000 人の中の患者の数：$B(10000, 0.02)$

　男子が生まれる確率が 0.514 で、10 万人の新生児が生まれたときに、その中の男児の数：$B(100000, 0.514)$

　二項分布では、試行回数 n、成功した回数 X、成功する確率 p があれば、確率変数 X の期待値 (平均値) と分散を簡単に計算することができます。

二項分布の性質

$X \sim B(n, p)$ であるとき，X の期待値・分散・標準偏差

期待値 (平均値)　$\mu = E(X) = np$

分散　$\sigma^2 = V(X) = np(1-p)$

標準偏差　$\sigma = \sqrt{V(X)} = \sqrt{np(1-p)}$

例題 10-8　コインを 100 枚投げ上げたとき、表となる枚数を X と置く。このとき、(1)と(2)の問に答えなさい。

(1)　確率変数 X が従う二項分布を求めなさい。

(2)　確率変数 X の期待値 (平均値)、分散、標準偏差を求めなさい。

解答

(1)　コインを 1 枚投げて、表となる確率は $\dfrac{1}{2}$ となります。1 枚を 100 回投げ上げる試行と 100 枚を同時に投げ上げる試行は同じものとみなせますから、確率変数 X は二項分布 $B\left(100, \dfrac{1}{2}\right)$ に従います。

(2)　確率変数 X は二項分布 $B\left(100, \dfrac{1}{2}\right)$ に従うので、

期待値 (平均値) $E(X) = np = 100 \times \dfrac{1}{2} = 50$ 枚

分散 $V(X) = np(1-p) = 100 \times \dfrac{1}{2} \times \left(1 - \dfrac{1}{2}\right) = 25$

標準偏差 $\sigma = \sqrt{V(X)} = \sqrt{25} = 5$ 枚

となります。

問 10-9　確率変数 X が(1)(2)の二項分布に従うとき、期待値 (平均値)、標準偏差を求めなさい。

(1)　$B\left(400, \dfrac{1}{4}\right)$　　　(2)　$B\left(450, \dfrac{1}{3}\right)$

問 10-10 1個のサイコロを4回投げるとき、2以下の目が出る回数を確率変数 X とする。X の確率分布を求めなさい。

正規分布

正規分布は、連続型確率変数の確率分布です。連続型確率変数 X、$\sigma > 0$ とします。X の確率密度関数 $f(x)$ が、

$$f(x) = \frac{1}{\sqrt{2\pi}\,\sigma} e^{-\frac{(x-\mu)^2}{2\sigma^2}} \quad (-\infty < x < \infty)$$

であるとき、X は平均値 μ、分散 σ^2 の**正規分布**に従うといい、$X \sim N(\mu, \sigma^2)$ と書きます。
特に、$\mu = 0$、$\sigma^2 = 1$ となる $N(0, 1)$ を**標準正規分布**といいます。

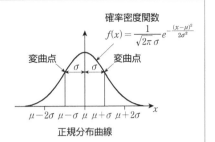

正規分布の性質

	正規分布(μ, σ^2)	標準正規分布 $N(0, 1)$
確率密度関数	$f(x) = \dfrac{1}{\sqrt{2\pi}\,\sigma} e^{-\frac{(x-\mu)^2}{2\sigma^2}}$	$f(z) = \dfrac{1}{\sqrt{2\pi}} e^{-\frac{z^2}{2}}$
期待値（平均値）	μ	0
分散	σ^2	1
標準偏差	σ	1

正規分布曲線の性質

正規分布曲線 $y = f(x)$ は以下の性質をもちます。

① x 軸が漸近線になります。

② 直線 $x = \mu$ に関して、左右対称の山型です。

③ 期待値（平均値）で最大値をとります。

④ 期待値（平均値）、中央値、最頻値が同じになります。

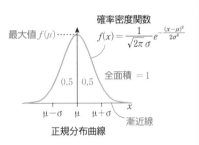

⑤ x 軸と正規分布曲線の間の面積は 1、直線 $x = \mu$ を中心に分けた半分の面積は 0.5 となります。$P(X \geqq \mu) = P(X \leqq \mu) = 0.5$

⑥ 標準偏差（分散）が小さくなるほど、裾野が狭まり、高い山型になります。逆に、標準偏差（分散）が大きくなるほど、裾野が広くなり、低い山型になります。

標準正規分布曲線の性質

標準正規分布曲線 $y = f(z)$ は以下の性質をもちます。

① z 軸が漸近線になります。

② z 軸と分布曲線の間の面積は 1、直線 $z = 0$ を中心に分けた半分の面積は 0.5 となります。

$$P(Z \geqq 0) = P(Z \leqq 0) = 0.5$$

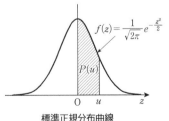

③ 直線 $z = 0$ に関して、左右対称の山型で、$z = 0$ で最大値をとります。

④ $P(0 \leqq Z \leqq u) = P(u)$ は標準正規分布表を利用して求められます。

標準正規分布表

Z が標準正規分布 $N(0, 1)$ に従うとき、Z の各値 $u(>0)$ に対して、

$$P(0 \leqq Z \leqq u) = P(u) = \int_0^u \frac{1}{\sqrt{2\pi}} e^{-\frac{z^2}{2}} dz$$ の値を表にしたものを**標準正規分布表**といいます。

標準正規分布表の見方

標準正規分布表の左端の列（縦軸）に u の小数点第1位まで、上端の行（横軸）に u の小数点第2位が記載されています。行と列が交差するところが $P(0 \leqq Z \leqq u) = P(u)$ の確率です。下の例は、「0.43」で水色の行と列が重なる「0.16640」が、Z のとる値が 0 以上 0.43 以下となる場合の確率です。

Z	0.00	0.01	0.02	0.03	0.04	0.05	$\cdots$	$\longleftarrow u$
0.0	0.00000	0.00399	0.00798	0.01197	0.01595	0.01994	$\cdots$	
0.1	0.03983	0.04380	0.04776	0.05172	0.05567	0.05962	$\cdots$	
0.2	0.07926	0.08317	0.08706	0.09095	0.09483	0.09871	$\cdots$	
0.3	0.11791	0.12172	0.12552	0.12930	0.13307	0.13683	$\cdots$	$\longleftarrow p(u)$
0.4	0.15542	0.15910	0.16276	0.16640	0.17003	0.17364	$\cdots$	
0.5	0.19146	0.19497	0.19847	0.20194	0.20540	0.20884	$\cdots$	
0.6	0.22575	0.22907	0.23237	0.23565	0.23891	0.24215	$\cdots$	
$\cdots$	$\cdots$	$\cdots$	$\cdots$	$\cdots$	$\cdots$	$\cdots$	$\cdots$	

標準正規分布表には、y 軸（0点）からの確率の数値が記載されています。したがって、y 軸をまたぐ確率や、y 軸より右側、または左側のみの確率を求めるには、下図のように確率を足し引きします。

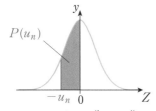

$$P(-u_n \leqq Z \leqq 0) = P(|-u_n|) = P(u_n)$$

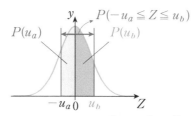

$$P(-u_a \leqq Z \leqq u_b) = P(|-u_a|) + P(|u_b|)$$
$$= P(u_a) + P(u_b)$$

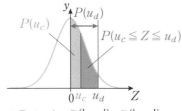

$$P(u_c \leqq Z \leqq u_d) = P(|u_d|) - P(|u_c|)$$
$$= P(u_d) - P(u_c)$$

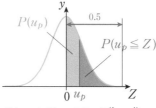

$$P(u_p \leqq Z) = 0.5 - P(|u_p|)$$
$$= 0.5 - P(u_p)$$

例題 10-9 確率変数 Z が標準正規分布 $N(0, 1)$ に従うとき、標準正規分布表を用いて(1)から(3)の確率を求めなさい。

(1) $P(0.4 \leqq Z \leqq 1.7)$　　(2) $P(Z \leqq -0.6)$　　(3) $P(-0.92 \leqq Z \leqq 1.08)$

解答

標準正規分布 $N(0, 1)$ に従う確率変数 Z については、$u \geqq 0$ のときの確率 $P(0 \leqq Z \leqq u)$ $= P(u)$ を標準正規分布表で調べることができます。

(1) $P(0.4 \leqq Z \leqq 1.7) = P(1.7) - P(0.4) = 0.45543 - 0.15542 = 0.30001$

(2) $P(Z \leqq -0.6) = P(Z \leqq 0) - P(-0.6 \leqq Z \leqq 0) = 0.5 - P(0.6) = 0.5 - 0.22575 = 0.27425$

$$\boxed{P(Z \geqq 0) = P(Z \leqq 0) = 0.5}$$

(3) $P(-0.92 \leqq Z \leqq 1.08) = P(0.92) + P(1.08) = 0.32121 + 0.35993 = 0.68114$

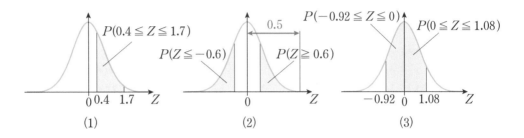

(1)　　　　　　　　　(2)　　　　　　　　　(3)

問 10-11 確率変数 Z が標準正規分布 $N(0, 1)$ に従うとき、(1)から(3)の確率を求めなさい。

(1) $P(0 \leqq Z \leqq 1.96)$　　(2) $P(0 \leqq Z \leqq 1.64)$　　(3) $P(2.5 \leqq Z \leqq 3.0)$

正規分布の標準化

確率変数 X が正規分布 $N(\mu, \sigma^2)$ に従うとき、

$$z = \frac{x - \mu}{\sigma}$$

と変換すると、Z は標準正規分布 $N(0, 1)$ に従います。

例題 10-10 確率変数 X が正規分布 $N(3, 5^2)$ に従うとき、標準正規分布表を用いて(1)から(3)の確率を求めなさい。

(1) $P(3 \leqq X \leqq 8)$　　(2) $P(6 \leqq X \leqq 13)$　　(3) $P(X \geqq 4)$

解答

(1) 標準化して、Z に関する式に変形します。$Z = \dfrac{X - 3}{5}$

$$P(3 \leqq X \leqq 8) = P\left(\frac{3 - 3}{5} \leqq Z \leqq \frac{8 - 3}{5}\right) = P(0 \leqq Z \leqq 1) = P(1)$$

標準正規分布表から、$P(1) = 0.34134$

(2) $Z = \dfrac{X-3}{5}$ から、

$$P(6 \leq X \leq 13) = P\left(\dfrac{6-3}{5} \leq Z \leq \dfrac{13-3}{5}\right) = P\left(\dfrac{3}{5} \leq Z \leq 2\right)$$
$$= P(0.6 \leq Z \leq 2) = P(2) - P(0.6)$$

標準正規分布表から、$P(2) - P(0.6) = 0.47725 - 0.22575 = 0.25150$

(3) $Z = \dfrac{X-3}{5}$ から、

$$P(X \geq 4) = P\left(z \geq \dfrac{4-3}{5}\right) = P\left(z \geq \dfrac{1}{5}\right) = P(z \geq 0.2) = 0.5 - P(0.2)$$

標準正規分布表から、$0.5 - P(0.2) = 0.5 - 0.07926 = 0.42074$

問 10-12 確率変数 X が正規分布 $N(25, 9^2)$ に従うとき、標準正規分布表を用いて(1)から
(3)の確率を求めなさい。

(1) $P(25 \leq X \leq 34)$ (2) $P(X \geq 32.2)$ (3) $P(29.5 \leq X \leq 30.4)$

例題 10-11 20 歳代の男性 512 人について体重を調べたところ、平均値が 64.9 kg、
標準偏差が 10.7 kg であった。この分布が正規分布 $N(64.9, 10.7^2)$ に従うとき、(1)と
(2)の問に答えなさい。
(1) 体重が 50 kg 以上 60 kg 以下の人の割合を求めなさい。
(2) 75 kg 以上の人の割合を求めなさい。

解答

(1) 標準化して、Z に関する式に変形します。

$$Z = \dfrac{X-64.9}{10.7}$$

$$P(50 \leq X \leq 60) = P\left(\dfrac{50-64.9}{10.7} \leq Z \leq \dfrac{60-64.9}{10.7}\right)$$
$$= P\left(\dfrac{-14.9}{10.7} \leq Z \leq \dfrac{-4.9}{10.7}\right) \fallingdotseq P(-1.39 \leq Z \leq -0.46)$$
$$= P(1.39) - P(0.46) = 0.41774 - 0.17724$$
$$= 0.24050 \fallingdotseq 0.241$$

(2) $P(75 \leq X) = P\left(\dfrac{75-64.9}{10.7} \leq Z\right) = P\left(\dfrac{10.1}{10.7} \leq Z\right) \fallingdotseq P(0.94 \leq Z)$
$$= P(0 \leq Z) - P(0 \leq Z \leq 0.94) = 0.5 - P(0.94)$$
$$= 0.5 - 0.3264 = 0.1736 \fallingdotseq 0.174$$

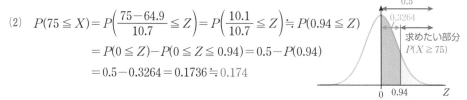

問 10-13 健康な 1,000 人について空腹時血糖値を調べたところ、平均値は 104 mg/dL、
標準偏差は 22 mg/dL であった。この分布が正規分布 $N(104, 22^2)$ に従うとき、
糖尿病の基準となる 126 mg/dL を超えている人が何％いるか求めなさい。

問 **10-14** 日本人女性 1410 人について血清 LDL コレステロール値を調査した結果、平均値が 122.6 mg/dL、標準偏差が 31.7 mg/dL であった。この分布が正規分布 $N(122.6, 31.7^2)$ に従うとき、(1)と(2)の問に答えなさい。

(1) 血清 LDL コレステロール値が 140 mg/dL 以上となる人の割合を求めなさい。

(2) 境界域高 LDL コレステロール血症の基準値となる 120 ～ 139 mg/dL の範囲に含まれる人の割合を求めなさい。

標準正規分布のパーセント点

確率変数 X が正規分布 $N(\mu, \sigma^2)$ に、確率変数 Z が $N(0, 1)$ に従っているとします。このとき、X のとる値が、

平均 μ から標準偏差 σ の 1 倍 ($k=1$) の範囲に入る確率は、

$$P(\mu-\sigma \leq X \leq \mu+\sigma) = P(-1 \leq Z \leq 1) = 0.6827(68.27\%)$$

平均 μ から標準偏差 σ の 2 倍 ($k=2$) の範囲に入る確率は、

$$P(\mu-2\sigma \leq X \leq \mu+2\sigma) = P(-2 \leq Z \leq 2) = 0.9545(95.45\%)$$

平均 μ から標準偏差 σ の 3 倍 ($k=3$) の範囲に入る確率は、

$$P(\mu-3\sigma \leq X \leq \mu+3\sigma) = P(-3 \leq Z \leq 3) = 0.9973(99.73\%)$$

となります。これで、確率が平均値 μ の周辺に集まっていることがわかります。

逆に、正規分布曲線における両端は、平均値から離れた値で、稀にしか起こらない事象です。そこで、両側の端部分を合わせて全体の 5 %、1 % となる X の値が重要な値になります。その値を両側 5 % 点、両側 1 % 点といい、$\mu \pm 1.96\sigma$ と $\mu \pm 2.58\sigma$ に相当します。見方を変えると、山型の裾野を除いた部分が、95 %、99 % となる点です。そのような点は、標準正規分布表から、次の値となります。

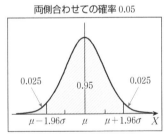
$$P(\mu-1.96\sigma \leq X \leq \mu+1.96\sigma) = 0.95$$

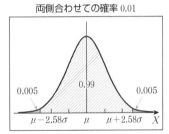
$$P(\mu-2.58\sigma \leq X \leq \mu+2.58\sigma) = 0.99$$

　両側 5 % 点 $= \mu \pm 1.96\sigma$

　両側 1 % 点 $= \mu \pm 2.58\sigma$

山型の中央部に入る確率が 95 %（入らない確率が 5 %）となる変数の値の範囲は、

$$P(\mu-1.96\sigma \leq X \leq \mu+1.96\sigma) = P(-1.96 \leq Z \leq 1.96) = 0.95$$

山型の中央部に入る確率が 99 %（入らない確率が 1 %）となる変数の値の範囲は、

$$P(\mu-2.58\sigma \leq X \leq \mu+2.58\sigma) = P(-2.58 \leq Z \leq 2.58) = 0.99$$

です。

　場合によって、片側 5 % 点が使われることもあります。5 % を山型の片側の端に寄せたもので、次の値となります。

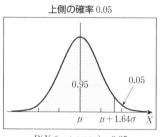

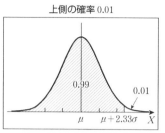

$$P(X \leqq \mu + 1.64\sigma) = 0.95 \qquad P(X \leqq \mu + 2.33\sigma) = 0.99$$

片側 5% 点 $= \mu \pm 1.64\sigma$

片側 1% 点 $= \mu \pm 2.33\sigma$

片側に入る確率が 95%（入らない確率が 5%）となる変数の値の範囲は、

$$P(X \leqq \mu + 1.64\sigma) = P(Z \leqq 1.64) = 0.95$$

また、片側に入る確率が 99%（入らない確率が 1%）となる変数の値の範囲は、

$$P(X \leqq \mu + 2.33\sigma) = P(Z \leqq 2.33) = 0.99$$

です。

例題 10-12 日本人男性 693 人について空腹時血糖値を調べたところ、平均値が 102 mg/dL、標準偏差が 26 mg/dL の正規分布とみなせることがわかった。(1)から(3)の問に答えなさい。

(1) 両側 5% 点を求めなさい。

(2) 上側 5% 点を求めなさい。

(3) 空腹時血糖値が 120 mg/dL 以上の日本人男性は何人いるか、求めなさい。

解答

(1) 空腹時血糖値を X と置くと、X は $N(102,\ 26^2)$ に従います。

$P(\mu - 1.96\sigma \leqq X \leqq \mu + 1.96\sigma) = 0.95$ から、

両側 5% 点は、$102 - 1.96 \cdot 26 = 102 - 50.96 = 51.04$ mg/dL

$\qquad\qquad\qquad 102 + 1.96 \cdot 26 = 102 + 50.96 = 152.96$ mg/dL

(2) $P(X \leqq \mu + 1.64\sigma) = 0.95$ から、

上側 5% 点は、$102 + 1.64 \cdot 26 = 102 + 42.64 = 144.64$ mg/dL

(3) $P(X \geqq 120) = P\left(Z \geqq \dfrac{120 - 102}{26}\right) = P\left(Z \geqq \dfrac{18}{26}\right) \fallingdotseq P(Z \geqq 0.69) = 0.5 - P(0.69)$

$\qquad\qquad = 0.5 - 0.25490 = 0.24510$

求める人数は、$693 \times 0.24510 = 169.8543$ となります。

したがって、120 mg/dL 以上の日本人男性は、170 人となります。

問 10-15 日本人の 20 歳代の男性 134 人について体重を調べたところ、平均値 53.4 kg、標準偏差が 8.5 kg の正規分布とみなせることがわかった。(1)と(2)の問に答えなさい。

(1) 両側 5% 点を求めなさい。

(2) 体重が 70 kg 以上の日本人男性は何人いるか、求めなさい。

二項分布と正規分布

X を二項分布 $B(n, p)$ に従う確率変数とすると、X は n が大きいとき、近似的に正規分布 $N(np, np(1-p))$ に従います。

標準化した変数 $Z = \dfrac{X-\mu}{\sigma} = \dfrac{X-np}{\sqrt{np(1-p)}}$ によって、二項分布 $B(n, p)$ は近似的に正規分布 $N(0, 1^2)$ に従います。この性質を**二項分布の正規近似**といいます。

t 分布

t 分布は正規分布に似た確率分布ですが、母集団の分散がわからない場合の小さな標本に基づく分布として利用されます。t 分布の確率密度関数は、

$$f(x) = \frac{\Gamma\left(\dfrac{\nu+1}{2}\right)}{\sqrt{\nu\pi}\,\Gamma\left(\dfrac{\nu}{2}\right)}\left(1+\frac{x^2}{\nu}\right)^{-\frac{\nu+1}{2}} \quad (-\infty < x < \infty、\nu > 0)$$

で表されます。ν は自由度 (標本サイズから 1 を引いたもの)、Γ はガンマ関数です。

特徴

t 分布は平均値 0、分散 1 の正規分布 $N(0, 1^2)$ に似た対称な分布になります。

自由度 ν に依存し、ν が大きくなるほど、t 分布は正規分布 $N(0, 1^2)$ に近づきます。

自由度 ν が小さいと、分布はより裾野の広い形状となり、標本平均のばらつきが大きいことを反映します。

用途

分布は、通常、母集団の平均に関する統計的検定や区間推定に利用されます。特に、標本サイズが小さい場合に有用です。

分布に基づく t 統計量は、標本平均の分布を表します。標本平均を母平均と比較する際に使用され、標本サイズが小さい場合に t 分布を採用します。

平均値が μ の正規分布に従う n 個の独立した確率変数 $X_1, X_2, \cdots, X_n$ について、

平均値 $\overline{X} = \dfrac{1}{n}\displaystyle\sum_{i=1}^{n} X_i$、不偏分散 $U^2 = \dfrac{1}{n-1}\displaystyle\sum_{i=1}^{n}(X_i - \overline{X})^2$ とすると、

$$t = \frac{\overline{X} - \mu}{\dfrac{U}{\sqrt{n}}}$$

は、自由度 $\nu = (n-1)$ の t 分布に従うことがわかっています。

*t*分布表の見方

　*t*分布表では、左端の列（縦軸）に自由度、上端の行（横軸）に確率が記載されています。行と列が交差するところの値を読みます。

[例] 自由度$\nu = 10$、両側5％水準の臨界値を探す場合

① 自由度10の行を探します。

② 確率$0.05 \div 2 = 0.025$と交わる値を探します。

③ この場合、$t = 2.228$となります。このように、*t*分布表から任意の自由度と確率水準に対応する臨界値$t_\nu(\alpha)$を求めることができます。

ν ＼ α	0.1	0.05	0.025	0.01	0.005	0.001	0.0005
1	3.078	6.314	12.706	31.821	63.657	318.309	636.619
2	1.886	2.920	4.303	6.965	9.925	22.327	31.599
3	1.638	2.353	3.182	4.541	5.841	10.215	12.924
4	1.533	2.132	2.776	3.747	4.604	7.173	8.610
5	1.476	2.015	2.571	3.365	4.032	5.893	6.869
6	1.440	1.943	2.447	3.143	3.707	5.208	5.959
7	1.415	1.895	2.365	2.998	3.499	4.785	5.408
8	1.397	1.860	2.306	2.896	3.355	4.501	5.041
9	1.383	1.833	2.262	2.821	3.250	4.297	4.781
10	1.372	1.812	2.228	2.764	3.169	4.144	4.587
11	1.363	1.796	2.201	2.718	3.106	4.025	4.437
…	…	…	…	…	…	…	…

　*t*分布表は通常、片側（一方向）と両側（両方向）の表があります。片側の場合は表に表示された値をそのまま臨界値$t_\nu(\alpha)$として使用します。

　一方、両側の場合は、片側の$\dfrac{1}{2}$の値$\dfrac{\alpha}{2}$で臨界値$t_\nu\left(\dfrac{\alpha}{2}\right)$を求めます。

国試問題にチャレンジ

問 10-1　ある疾患Xは、日本人の有病率が0.2％である。Xに対する疾患マーカーMはXに罹患した患者において99％の確率で陽性を示すが、1％の確率で陰性を示す。また、Xに罹患していない患者では2％の確率で陽性を示し、98％の確率で陰性を示す。ある日本人患者が疾患マーカーMで陽性を示したとき、その患者が疾患Xに罹患している確率（陽性予測値）を求めなさい。

（第101回薬剤師国家試験 問192 改変）

第11章

統計

統計学は薬学において、基礎・臨床を問わず、さまざまな分野で不可欠なツールです。複雑な統計解析手法の発達によって、データ解析の重要性が特に臨床で増しています。統計の活用によって、薬物の効果や安全性の評価、個別化医療の探索、医療サービスの最適化、学術的な研究や論文の信頼性の向上などが可能となります。

記述統計	データの特徴や傾向を要約・整理する統計手法を**記述統計**といいます。
	・**中心傾向の指標**：平均値、中央値、最頻値（モード）
	・**ばらつきの指標**：標準偏差、範囲、四分位範囲
推測統計	限られた（標本）データから全体（母集団）の特性を予測し、結論を導く統計手法を**推測統計**といいます。意思決定や研究の基盤を提供します。
	・**母集団と標本**：推測統計を使用して、標本から母集団の特性を推測します。
	・**確率分布**：統計モデルを使用して、確率分布から事象の起こりやすさを推定し、予測します。
要約統計	データの特性を理解しやすくするために、分布の特徴を簡潔に表現する手法です。

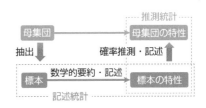

11.1　データの尺度水準

尺度水準

データ	統計では、調査や観測によって収集される観測値や数値の集まりを**データ**といいます。これは主に量的データ（定量データ）と質的データ（カテゴリーに分類されるデータ）に分類されます。
尺度水準	統計学でデータがどのように測定されているかを定義する概念を**尺度水準**（または測定水準）といいます。以下は、一般的な尺度水準の種類とその特徴です。
名義尺度	データはカテゴリーに分類され、順序や大小関係は存在しません。たとえば、性別や血液型などがあります。

順序尺度	データは順序や序列に従ってランク付けられます。大小関係や順序がありますが、その差や比には意味がありません。たとえば、痛みの評価スケールなどがあります。		

順序尺度 データは順序や序列に従ってランク付けられます。大小関係や順序がありますが、その差や比には意味がありません。たとえば、痛みの評価スケールなどがあります。

間隔尺度 データは順序に従ってランク付けられ、さらに値の差に意味をもちますが、絶対的なゼロ点は存在しません。たとえば、気温 20 ℃と 0 ℃の差は 20 ℃ありますが、0 ℃には物理的な意味がありません。暖房を入れて室温が 10 ℃から 20 ℃に上昇しても温度が 2 倍なったとはいいません。

比尺度 データは順序にランク付けられ、値の差や比に意味があり、絶対的なゼロ点が存在します。何もないことを意味します。たとえば、体重が 0 kg であれば、体重が存在しないことになります。食事療法で体重が 1 kg 減少し、薬物療法で 2 kg 減少した場合、減少量は 2 倍といえます。

データの種類	尺　度	意　味	例
質的データ	名義尺度	同じ分類か否か	性別
	順序尺度	名義尺度に加え、大小関係あり	重症度
量的データ	間隔尺度	順序尺度に加え、差に意味あり	気温
	比尺度	間隔尺度に加え、0 に絶対的意味あり	身長・体重

例題 11-1 尺度水準を答えなさい。

(1) 色　　(2) 血圧　　(3) 出生年　　(4) 商品の満足度　　(5) IQ テストのスコア

(1) 名義尺度：色 (赤、黄、青 …) は他の色と区別するための名称なので名義尺度です。

(2) 比尺度：血圧における「0」という値は原点を表します。したがって、体重や身長と同じように比尺度です。

(3) 間隔尺度：出生年には、順序があります。さらに、A さんと B さんは 5 歳違いというように間隔を数値で表すこともできます。また、0 年という概念がありません。順序と間隔に意味がありますので、間隔尺度です。

(4) 順序尺度：満足度が高いほど、数値が高いという順序関係が与えられていますが、2 位と 3 位の差が 1 位と 2 位の差と同じかどうかはわからないため、順序尺度です。

(5) 間隔尺度：IQ の点数には等間隔で意味のある差が存在しますが、比には意味がないため間隔尺度です。IQ が 2 倍であっても能力が 2 倍という意味ではありません。

問 11-1 尺度水準を答えなさい。

(1) マラソン大会の順位　　(2) 商品の価格　　(3) 都道府県

(4) テストの点数　　(5) 気温 (摂氏)

母集団と標本は、統計学で非常に重要な概念です。

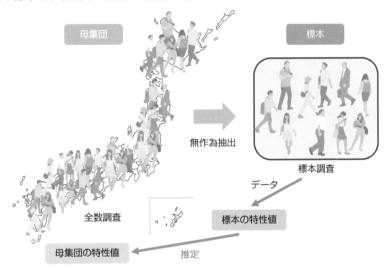

母集団 調査や研究の対象となる全体の集合を**母集団**といいます。

標本 母集団から抽出された、母集団の一部分を**標本**といいます。

標本を調査・分析することで、母集団全体に関する推論を行います。標本が母集団を代表するよう、無作為に選ばれることが重要です。

全数調査と標本調査

全数調査と標本調査は、統計学で用いられるデータ収集の手法です。

全数調査 対象となる母集団全体について調査する手法を**全数調査**といいます。

データの完全性や正確性が高まりますが、調査に莫大な時間や費用がかかり、実施の可能性が低くなります。

標本調査 母集団から一部を取り出して調査する手法を**標本調査**といいます。

コストや時間を削減でき、実施できる可能性が高くなります。適切に標本が選ばれれば、標本の結果を母集団全体へ拡張することができます。標本が偏っている場合、標本データが母集団を適切に代表していない可能性があるため、推定結果に注意が必要です。

標本サイズと標本抽出

標本サイズ 標本（サンプル）として選ばれる要素の数を**標本サイズ**（サンプルサイズ）といいます。

無作為抽出 ランダムに選ばれた要素からなるサンプルを得る手法を**無作為抽出**といいます。

層化抽出	母集団を層別（または「層」）に分け、各層から抽出する手法を**層化抽出**といいます。各層の大きさに比例させて抽出数を配分し、抽出する方法が比例配分法、各層の大きさに加えて、層内の特定項目の標準偏差にも比例させて配分するのがネイマン配分法です。いずれも偏りを減らす工夫をしています。
復元抽出	抽出された要素が再び母集団に戻され、同じ要素が再度選ばれることがある手法を**復元抽出**といいます。 各抽出が独立しているため、同じ要素が複数回選ばれる可能性があります。生データ収集の労力を省力化する目的で仮想患者群の作成などに利用されます。
非復元抽出	サンプリングされた要素が母集団から除外され、同じ要素は再度選ばれない手法を**非復元抽出**といいます。 一度選ばれた要素はサンプルに含まれますが、再度同じ要素は選ばれません。

中心極限定理と大数の法則

中心極限定理	母集団がどのような確率分布であっても、その母集団から独立かつ同一の分布に従う n 個の確率変数 $X_1, X_2, \cdots, X_n$ からなる標本について、平均値を求めると、標本の平均値 $\overline{X}$ の分布が正規分布 $N\left(\mu, \dfrac{\sigma^2}{n}\right)$ に収束するという法則を**中心極限定理**といいます。「独立かつ同一の分布に従う」とは、1つの同じサイコロを10回振ったときに、1回目のサイコロの値が1である確率は $\dfrac{1}{6}$、2回目も $\dfrac{1}{6}$、…となり、1回目に何が出ても2回目の結果に影響しない状況のことです。
大数の法則	独立かつ同一の分布に従う n 個の確率変数 $X_1, X_2, \cdots, X_n$ からなる標本について、その標本の平均値 $\overline{X}$ が n が大きくなるにつれて母集団の平均値 μ に収束するという法則を**大数の法則**といいます。 大数の法則は、統計的な推定や検定の基礎となり、十分な大きさのサンプルを用いることで統計的な信頼性が向上することを示唆しています。

11.3　基本統計量

度数分布表とヒストグラム

度数分布表	データセット（データ全体）を特定の階級（範囲）に分割し、各階級の度数（データがその階級にいくつ含まれるか）を示す表を**度数分布表**といいます。
階級	データを区切る範囲を**階級**（クラス）といいます。
度数	各階級に含まれるデータの個数を**度数**といいます。

相対度数： ある階級の度数を全体の度数で割ったものを**相対度数**といいます。

$$相対度数 = \frac{ある階級の度数}{全体の度数（総度数）}$$

累積度数 特定の階級までの度数の累計を**累積度数**といいます。累積度数を用いることで、特定の値以下にいくつのデータが含まれるかを把握できます。

$$累積度数 = \frac{各階級の累積度数}{全体の度数（総度数）}$$

ヒストグラム 度数分布表を視覚的に表現したものを**ヒストグラム**といい、横軸に階級、縦軸に度数や相対度数をとります。ヒストグラムはデータ分布の形状や特徴を把握するのに役立ちます。

棒の幅：階級の幅になります。階級の幅が異なる場合には高さに注意する必要があります。

棒の高さ：各階級の度数や相対度数を表します。厳密には、高さでなく、面積が度数に比例するように描きます。

例題 11-2 データは、ある新薬の臨床試験における被検者の治療前の収縮期血圧である。階級幅が 5 mmHg である度数分布表とヒストグラムを作成しなさい。

130	140	125	145	135	150	128	138	142	132
136	131	147	133	129	141	143	137	148	134
139	126	144	130	132	140	125	138	131	143

(mmHg)

解答

この例題では、階級幅が既に指定されていますから、それに従い度数分布表を作成します。一番小さな階級が 125 ～ 130 mmHg で、それ以降は 5 mmHg の階級幅で階級を作成する指示が問題文に記されています。したがって、125 ～ 130、130 ～ 135、135 ～ 140、140 ～ 145、145 ～ 150、150 ～ 155 の 6 つの階級に分けて度数分布表を作成します。

度数分布表

階級 (mmHg) 以上　未満	階級値 (mmHg)	度数 （人）
125 ～ 130	127.5	5
130 ～ 135	132.5	8
135 ～ 140	137.5	6
140 ～ 145	142.5	7
145 ～ 150	147.5	3
150 ～ 155	152.5	1

ヒストグラム

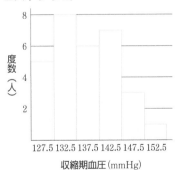

問 11-2 ある新薬の臨床試験が行われ、被験者の収縮期血圧を治療後に調査したところ、表のようになった。階級幅が 5 mmHg である度数分布表とヒストグラムを作成しなさい。

120	130	115	122	128	135	118	126	132	121
124	131	113	125	129	120	132	128	125	121
123	116	128	130	122	134	116	124	130	121

(mmHg)

代表値

統計の代表値には、平均値、中央値、および最頻値があります。

平均値 データの合計を標本サイズで割った値を**平均値**といいます。

標本サイズが n のデータ x_1, x_2, $\cdots$, x_n について、

$$\text{平均値}\,\bar{x} = \frac{x_1 + x_2 + \cdots + x_n}{n} = \frac{1}{n}\sum_{i=1}^{n} x_i$$

中央値 データを昇順または降順に並べたときに、中央に位置する値を**中央値**といいます。データ数 n が奇数の場合は中央の値、偶数の場合は中央の 2 つの値の平均値です。

$$\text{奇数の場合の中央値} = x_{\frac{n+1}{2}}$$

$$\text{偶数の場合の中央値} = \frac{x_{\frac{n}{2}} + x_{\frac{n}{2}+1}}{2}$$

最頻値 データ内で最も頻繁に現れる値を**最頻値(モード)**といいます。データ内で複数のモードがあることがあります。

例題 11-3 ある新薬の臨床試験が行われ、被験者の収縮期血圧を治療前に調査したところ、下表のようになった。平均値と中央値を求めなさい。

130	140	125	145	135	150	128	138	142	132
136	131	147	133	129	141	143	137	148	134
139	126	144	130	132	140	125	138	131	143

(mmHg)

解答

$$\text{平均値}\,\bar{x} = \frac{130+140+125+145+135+\cdots+125+138+131+143}{30} = \frac{4092}{30} = 136.4\,\text{mmHg}$$

収縮期血圧を低いほうから順に整理すると、下表のようになります。この標本サイズは偶数ですので、15 番目と 16 番目の値の平均値になります。

1	2	3	4	5	6	7	8	9	10	11	12	13	14	15	16
125	125	126	128	129	130	130	131	131	132	132	133	134	135	136	137
138	138	139	140	140	141	142	143	143	144	145	147	148	150		
17	18	19	20	21	22	23	24	25	26	27	28	29	30		

したがって、

$$\text{中央値} = \frac{136+137}{2} = \frac{273}{2} = 136.5\,\text{mmHg}$$

問 11-3 ある臨床研究で得られた患者10人の収縮期血圧データを下表に示す。平均値と中央値を求めなさい。

収縮期血圧データ (mmHg)	120	130	125	140	118	122	135	128	130	132

問 11-4 ある医療施設で得られた患者20人の総コレステロール値を下表に示す。平均値と中央値を求めなさい。

コレステロール値データ (mg/dL)	180	200	190	220	210	195	200	205	198	190
	215	225	185	205	195	210	200	190	205	215

散布度

散布度とは、データのバラつきを表す尺度です。代表的なものとして、分散、標準偏差、標準誤差があります。これらの指標は統計学でデータのばらつきや信頼性を評価する際に重要です。

分散 データの平均値からの乖離（かいり）の度合いを表す統計量を**分散**といいます。分散が大きいほど、データのばらつきが大きいことを示します。

偏差 各データが平均値からどれだけ離れているかを示す尺度を**偏差**といいます。一般的に、データの偏差は、そのデータから平均値を引いた値です。

偏差平方和 データセット（データ全体）が平均値からどれだけばらついているかを示す尺度で、偏差の2乗（平方）の和を**偏差平方和**または**変動**といいます。個々のデータではなく、データセットというところがポイントです。

母分散 母集団全体のデータの分散を示す指標で、各データから母平均を引いた値（偏差）の2乗の平均値を**母分散**といいます。

N個のデータX_1, X_2, $\cdots$, X_Nがあるとき、母分散σ^2は次の式で求まります。σはシグマと読みます。

$$\sigma^2 = \frac{\overbrace{(\underbrace{個々のデータX_i - 母平均\mu}_{偏差})^2\,の総和}^{偏差平方和（変動）}}{母集団サイズ} = \frac{\overbrace{\underbrace{(X_1-\mu)}_{偏差}^2+(X_2-\mu)^2+\cdots+(X_N-\mu)^2}^{偏差平方和（変動）}}{N}$$

$$= \frac{1}{N}\sum_{i=1}^{N}(X_i-\mu)^2$$

計算を簡単にするために、下記の式で表すことがあります。

$$\sigma^2 = \frac{1}{N}\left\{\sum_{i=1}^{N}X_i{}^2 - \frac{1}{N}\left(\sum_{i=1}^{N}X_i\right)^2\right\}$$

不偏分散 母集団の分散を推定するための統計量を**不偏分散**といい、母分散の不偏推定量として用いられます。不偏推定量とは、読んで字の如く、偏りがないように補正した推定量のことです。標本サイズが大きくなると、母分散に近づきます。

n個のデータx_1, x_2, $\cdots$, x_nがあるとき、不偏分散U^2は、次の式で求まります。

$$U^2 = \frac{\overbrace{(\text{個々のデータ} x_i - \text{標本平均} \bar{x})^2 \text{の総和}}^{\text{偏差}}}{\text{標本サイズ} - 1} = \frac{\overbrace{(x_1 - \bar{x})^2 + (x_2 - \bar{x})^2 + \cdots + (x_n - \bar{x})^2}^{\text{偏差}}}{n-1}$$

偏差平方和（変動）・・・偏差平方和（変動）

$$= \frac{1}{n-1} \sum_{i=1}^{n} (x_i - \bar{x})^2$$

計算を簡単にするために、下記の式で表すことがあります。

$$U^2 = \frac{1}{n-1} \left\{ \sum_{i=1}^{n} x_i^2 - \frac{1}{n} \left(\sum_{i=1}^{n} x_i \right)^2 \right\}$$

母分散は母集団に対して計算され、不偏分散は標本から計算されます。標本から計算される不偏分散は、母分散の不偏推定値となり、標本サイズが大きくなると母分散に収束します。標本の分散 $\sigma^2 = \frac{1}{n} \sum (x_i - \bar{x})^2$ の期待値は、母集団の分散 σ^2 より $\frac{n-1}{n}$ だけ小さく計算されています。したがって、標本分散 $\frac{1}{n} \sum (x_i - \bar{x})^2$ に $\frac{n}{n-1}$ をかけたら、期待値は母集団の分散 σ^2 と一致することになります。ということで、不偏分散を求めるには n でなく、$n-1$ で割ります。

標準偏差 データのばらつきを表す指標を**標準偏差**といい、データが平均値からどれくらい離れているかを示す指標です。標準偏差は、分散の平方根です。標準偏差が小さいほど、データが平均値に近いため、データのばらつきが小さいといえます。

母集団の標準偏差：$\sigma = \sqrt{\sigma^2}$

標本の標準偏差：$S = \sqrt{U^2}$

標準誤差 標本データをもとに推定される母集団の平均値の標準偏差を**標準誤差**といい、標本平均が母平均からどれだけ離れているかを示す指標です。通常、標本サイズが大きくなるほど、標準誤差は小さくなり、標本平均が母平均に近づく可能性が高まります。すなわち、推定された平均値の信頼度が高まります。標準誤差の推定は、母平均の信頼区間の計算や統計的仮説検定などにおいて重要な役割を果たします。

標準誤差：$SE = \dfrac{\text{標準偏差}}{\sqrt{n}} = \sqrt{\dfrac{U^2}{n}} = \dfrac{S}{\sqrt{n}}$

例題 11-4 ある医療施設に勤務するスタッフ 10 人について、健康診断の一環として総コレステロール値を測定した。測定した値（mg/dL）は以下のとおりである。平均値、標本の標準偏差、標準誤差を求めなさい。

総コレステロール値のデータ：180, 190, 200, 180, 210, 220, 190, 200, 210, 200

$$\text{平均値} \bar{x} = \frac{180 + 190 + 200 + 180 + 210 + 220 + 190 + 200 + 210 + 200}{10} = \frac{1980}{10} = 198 \text{ mg/dL}$$

$$標準偏差S = \sqrt{\frac{(180-198)^2 + (190-198)^2 + (200-198)^2 + \cdots + (200-199)^2}{10-1}}$$

$$= \sqrt{\frac{(-18)^2 + (-8)^2 + 2^2 + (-18)^2 + 12^2 + 22^2 + (-8)^2 + 2^2 + 12^2 + 2^2}{9}}$$

$$= \sqrt{\frac{1560}{9}} = \sqrt{173.3} = 13.164 \fallingdotseq 13.2 \ \mathrm{mg/dL}$$

$$標準誤差SE = \frac{13.2}{\sqrt{10}} = \frac{13.2}{3.1623} \fallingdotseq 4.17 \ \mathrm{mg/dL}$$

問 11-5 ある医療施設に勤務するスタッフ 10 人について、健康診断の一環としてトリグリセリド値を測定した。測定した値 (mg/dL) は以下のとおりである。平均値、標本の標準偏差、標準誤差を求めなさい。

中性脂肪値のデータ：150, 160, 140, 170, 155, 165, 180, 145, 175, 160

問 11-6 ある研究室の 20 歳代の学生スタッフ 10 人について、昼食 1 時間後の血糖値を測定した。測定した値 (mg/dL) は以下のとおりである。平均値、標本の標準偏差、標準誤差を求めなさい。

昼食 1 時間後の血糖値：120, 110, 130, 115, 125, 135, 140, 105, 125, 130

範囲と四分位数

範囲 データの最大値と最小値の差を**範囲**といいます。ただし、外れ値があると、大きくなりすぎてしまうという欠点があります。

範囲＝最大値－最小値

四分位数 データセットを小さい順に並べたとき、4 等分する位置の値を**四分位数**といいます。主に第 1 四分位数 (Q1)、第 2 四分位数 (Q2)、第 3 四分位数 (Q3) が使われます。

データを小さい順に並べたとき、

Q1：データセットの下から 25 ％の位置にある値 (25 パーセンタイル)

Q2：データセットの真ん中 50 ％の位置にある値 (中央値)

Q3：データセットの上から 25 ％の位置にある値 (75 パーセンタイル)

四分位範囲 データの中央 50 ％の範囲を表す尺度を**四分位範囲** (interquartile range; IQR) といい、第 1 四分位数から第 3 四分位数までの差として求められます。

IQR ＝ Q3－Q1

例題 11-5 ある研究で得られた 16 人分のトリグリセリド値 (mg/dL) である。範囲と四分位数を求めなさい。

トリグリセリド値のデータ：102, 135, 113, 140, 99, 131, 106, 142, 97, 129, 110, 138, 103, 125, 112, 136

解答

データを低い順に並べると、

97, 99, 102, 103, 106, 110, 112, 113, 125, 129, 131, 135, 136, 138, 140, 142

となります。最大値 142、最小値 97 なので、

範囲＝最大値－最小値＝142－97＝45 mg/dL

次に、データを下位半分と上位半分に分け、それぞれの中央値を求めます。

下位半分：97, 99, 102, 103, 106, 110, 112, 113

下半分の中央値 $Q1 = \dfrac{103+106}{2} = \dfrac{209}{2} = 104.5$ mg/dL

上位半分：125, 129, 131, 135, 136, 138, 140, 142

上半分の中央値 $Q3 = \dfrac{135+136}{2} = \dfrac{271}{2} = 135.5$ mg/dL

$Q2 = \dfrac{113+125}{2} = \dfrac{238}{2} = 119$ mg/dL

問 11-7 ある研究で得られた被験者 15 人の推算糸球体濾過量 (eGFR) のデータ $(\mathrm{mL/min/1.73m^2})$ である。範囲と四分位数を求めなさい。

eGFR のデータ：78, 62, 83, 68, 85, 73, 69, 92, 81, 70, 87, 65, 80, 72, 89

箱ひげ図

箱ひげ図は、データの中央傾向や分布の形状、外れ値の有無などを一目で把握できるため、統計的な解析やデータの比較に広く利用されています。

箱ひげ図 統計データの分布やばらつきを視覚的に表現するための図を**箱ひげ図**といいます。以下は、箱ひげ図の主要な要素です。

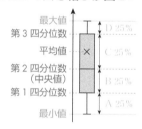

箱 箱（ボックス）はデータの第 1 四分位数 (Q1) から第 3 四分位数 (Q3) までの範囲を示します。箱の高さは四分位範囲 (IQR) を表し、データの中央 50 ％がこの範囲に収まっています。

中央値 箱の中央に引かれた線または棒はデータの中央値を示します。データの分布が正規分布であれば、中央値と平均値が近づきます。

ヒゲ 箱から伸びる線（ヒゲ）はデータの最小値から最大値までの範囲を示します。

外れ値 ヒゲから外れたデータ点は外れ値を表します。ヒゲの長さは通常、四分位範囲 (IQR) の 1.5 倍までとなっており、それを越える外れ値は点として描かれることがあります。

下限値 ＝ Q1－1.5×IQR   上限値 ＝ Q3＋1.5×IQR

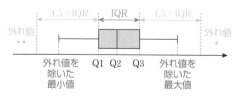

例題 11-6 例題 11−5 のデータを利用して、箱ひげ図を描きなさい。

解答

例題 11–5 から、Q1 = 104.5 mg/dL、Q2 = 119 mg/dL、Q3 = 135.5 mg/dL です。

また、最大値は 142 mg/dL、最小値は 97 mg/dL です。

四分位範囲 IQR = 135.5−104.5 = 31 mg/dL

下限値 = Q1−1.5 IQR = 104.5−1.5·31 = 58 < 97

上限値 = Q3+1.5 IQR = 135.5+1.5·31 = 182 > 142

したがって、外れ値はありません。

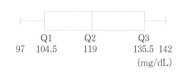

問 11-8 問 11-7 のデータを使用して箱ひげ図を描きなさい。

11.4 相関と回帰分析

相関 2つの変数がどれだけ関連しているかを測定する統計的手法を**相関**といいます。相関の強さは、相関係数によって表されます。

相関係数 変数間の線形関係の強さと方向を示し、主に相関係数 r が使われます。相関係数 r は無次元量で、−1 から 1 までの値をとります。

r が 1 に近い ➡ 正の相関が強い　　r が −1 に近い ➡ 負の相関が強い

r が 0 に近い ➡ ほぼ相関なし

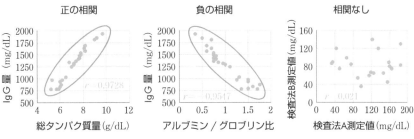

変数 x の分散 $S_x{}^2 = \dfrac{1}{n}\sum_{i=1}^{n}(x_i-\bar{x})^2 = \dfrac{1}{n}\left\{\sum_{i=1}^{n}x_i{}^2 - \dfrac{1}{n}\left(\sum_{i=1}^{n}x_i\right)^2\right\}$

変数 y の分散 $S_y{}^2 = \dfrac{1}{n}\sum_{i=1}^{n}(y_i-\bar{y})^2 = \dfrac{1}{n}\left\{\sum_{i=1}^{n}y_i{}^2 - \dfrac{1}{n}\left(\sum_{i=1}^{n}y_i\right)^2\right\}$

共分散（偏差の積の平均）$S_{xy} = \dfrac{1}{n}\sum_{i=1}^{n}(x_i-\bar{x})(y_i-\bar{y}) = \dfrac{1}{n}\sum_{i=1}^{n}x_i y_i - \bar{x}\,\bar{y}$

これらに基づく相関係数 r は、

相関係数 $r = \dfrac{\dfrac{1}{n}\sum_{i=1}^{n}(x_i-\bar{x})(y_i-\bar{y})}{\sqrt{\left(\dfrac{1}{n}\sum_{i=1}^{n}(x_i-\bar{x})^2\right)\left(\dfrac{1}{n}\sum_{i=1}^{n}(y_i-\bar{y})^2\right)}} = \dfrac{S_{xy}}{\sqrt{S_x{}^2 S_y{}^2}}$

例題 11-7　ある研究で、BMI（ボディマス指数）とHbA1cの関連性を調査するために、被験者10人について。BMIとHbA1cを測定した。測定した結果は以下のとおりである。この2変数の相関係数を求めなさい。

BMI (kg/m²)	26.5	23.1	25.7	20.9	31.2	24.8	22.3	30.1	21.6	33.4
HbA1c（%）	5.8	5.5	6.1	5.3	6.4	5.7	5.2	6.3	5.1	6.6

変数xの平均値$\bar{x} = \dfrac{26.5+23.1+25.7+20.9+31.2+24.8+22.3+30.1+21.6+33.4}{10} = \dfrac{259.6}{10} = 25.96$

変数xの分散$S_x^2 = \dfrac{(26.5-25.96)^2+(23.1-25.96)^2+\cdots+(33.4-25.96)^2}{10}$

$= \dfrac{0.54^2+(-2.86)^2+(-0.26)^2+(-5.06)^2+5.24^2+(-1.16)^2+(-3.66)^2+4.14^2+(-4.36)^2+7.44^2}{10}$

$= \dfrac{0.2916+8.1796+0.0676+25.6036+27.4576+1.3456+13.3956+17.1396+19.0096+55.3536}{10}$

$= \dfrac{167.844}{10} = 16.7844$

変数yの平均値$\bar{y} = \dfrac{5.8+5.5+6.1+5.3+6.4+5.7+5.2+6.3+5.1+6.6}{10} = \dfrac{58}{10} = 5.8$

変数yの分散$S_y^2 = \dfrac{(5.8-5.8)^2+(5.5-5.8)^2+\cdots+(6.6-5.8)^2}{10}$

$= \dfrac{0^2+(-0.3)^2+0.3^2+(-0.5)^2+0.6^2+(-0.1)^2+(-0.6)^2+0.5^2+(-0.7)^2+0.8^2}{10}$

$= \dfrac{0+0.09+0.09+0.25+0.36+0.01+0.36+0.25+0.49+0.64}{10} = \dfrac{2.54}{10} = 0.254$

共分散$S_{xy} = \dfrac{(26.5-25.96)(5.8-5.8)+(23.1-25.96)(5.5-5.8)+\cdots+(33.4-25.96)(6.6-5.8)}{10}$

$= \dfrac{0+0.858+(-0.078)+2.53+3.144+0.116+2.196+2.07+3.052+5.952}{10}$

$= \dfrac{19.84}{10} = 1.984$

相関係数$r = \dfrac{S_{xy}}{\sqrt{S_x^2 S_y^2}} = \dfrac{1.984}{\sqrt{16.7844 \cdot 0.254}} = \dfrac{1.984}{\sqrt{4.2632376}} = \dfrac{1.984}{2.065} = 0.961$

問 11-9　ある研究で、BMIと血清クレアチニン値の関連性を調査するために、被験者10人について、BMIと血清クレアチニンを測定した。測定した結果は以下のとおりである。相関係数を求めなさい。

BMI (kg/m²)	24.5	21.7	23.9	25.3	20.1	26.2	22.5	27.8	18.9	29.1
血清クレアチニン (mg/dL)	0.67	0.59	0.81	0.92	0.55	0.84	0.61	0.95	0.52	1.01

問 11-10 ある研究で、BMIとアディポネクチン値の関連性を調査するために、被験者 10人について、BMIとアディポネクチン値を測定した。測定した結果は以下のとおりである。相関係数を求めなさい。

BMI (kg/m^2)	26.1	21.3	24.9	29.7	22.8	28.3	20.5	27.6	23.4	30.5
アディポネクチン値 (ng/mL)	7.2	8.9	7.8	6.5	8.1	6.9	8.6	7.0	7.7	6.3

回帰分析

n個の変数xの標本データ $(x_1, x_2, \cdots, x_n)$ と変数yの標本データ $(y_1, y_2, \cdots, y_n)$ を散布図にプロットすると、変数xと変数yとの間に直線関係がみえてきます。**最小二乗法**では、観測値と回帰式で予測される値との残差（誤差の平方和）が最小になるようにパラメータ（傾きaと切片b）を選択します。回帰分析は、予測や因果関係の理解に役立ちます。

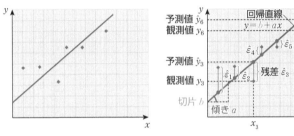

回帰分析 目的変数（従属変数）と説明変数（独立変数）の変数間の関係式を求め、1つの変数から他の変数を予測する統計手法を**回帰分析**といいます。回帰分析によって得られる数式は、**回帰式**と呼ばれ、回帰直線や回帰曲線の方程式でその関係を表現します。

基本的な回帰分析のモデルは、$y = ax + b$の形の線形回帰モデルです。

ここで、y：目的変数、x：独立変数、b：切片（$x = 0$でのyの値）、a：回帰係数です。

このaとbを求めることが回帰分析の目的です。代表的な最小二乗法を用いると、

$$回帰係数\, a = \frac{\dfrac{1}{n}\displaystyle\sum_{i=1}^{n}(x_i - \bar{x})(y_i - \bar{y})}{\dfrac{1}{n}\displaystyle\sum_{i=1}^{n}(x_i - \bar{x})^2} = \frac{S_{xy}}{S_x^2} \qquad 切片\, b = \bar{y} - a\bar{x}$$

共分散S_{xy}と変数xの分散S_x^2の計算式は、相関係数の計算と同じです。

例題 11-8 例題11-7のBMIとHbA1cのデータを利用して、回帰直線の回帰方程式を求めなさい。

 解答

例題11-7から、

変数 x の平均値 $\bar{x} = 25.96$

変数 y の平均値 $\bar{y} = 5.8$

変数 x の分散 $S_x^2 = 16.7844$

共分散 $S_{xy} = 1.984$

傾き $a = \dfrac{S_{xy}}{S_x^2}$ から、 $a = \dfrac{1.984}{16.7844} = 0.1182 \fallingdotseq 0.12$

切片 $b = \bar{y} - a\bar{x}$ から、

$b = 5.8 - 0.1182 \cdot 25.96 = 5.8 - 3.068472$

$\quad = 2.731528 \fallingdotseq 2.73$

したがって、求める回帰直線式は、 $y = 0.12x + 2.73$

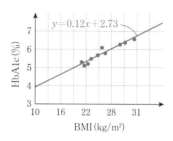

問 11-11 問 11-9 の BMI と血清クレアチニン値のデータを利用して回帰直線の回帰方程式を求めなさい。

問 11-12 問 11-10 の BMI とアディポネクチン値のデータを利用して回帰直線の回帰方程式を求めなさい。

11.5 推定と検定

　推定と検定は、統計学の基本的な手法です。推定は、母集団の母数を推定する方法であり、検定は、帰無仮説が正しいかどうかを判定する方法です。

推定　　　母集団のパラメータを標本統計量で推しはかることを**推定**といい、点推定と区間推定があります。

点推定　　母集団のパラメータを 1 つの値で推定することを**点推定**といいます。

　　　　　　たとえば、母集団の平均値を推定する場合は、標本平均値を点推定量として使用します。

区間推定　母集団のパラメータをある範囲で推定することを**区間推定**といいます。結果は「信頼区間」や「信頼率」と呼ばれ、医療統計では、主に 90、95 ％ が使われます。

　　　　　　「母集団から標本を取り出すことを 100 回実施（繰り返し無作為抽出）し、そのたびに 95 ％ 信頼区間を計算すると、そのうちの 95 個の信頼区間が母平均を含む」ことを意味します。「母平均が信頼区間の範囲に存在する確率が 95 ％ である」と誤解しやすいので注意してください。母平均は知られていないだけで、決まった値（定数）であり、確率変数ではありません。上記の例では、確率的に分布するのは 100 個の信頼区間（の範囲）であり、その中に母平均が「含まれる」か「含まれない」かのどちらか（存在する確率は 1 か 0）であり、その中間（0 ～ 1）ではありません。

　　　　　　この場合、95 ％ は確率でないので、信頼率とよびます。したがって、100 回中 95 回の頻度で信頼できるだろうと考えます。

母平均の区間推定 (母分散が既知の場合)

$$母平均の信頼区間 = 標本平均 \pm Z \times \underbrace{\frac{標準偏差}{\sqrt{n}}}_{標準誤差}$$

$$= \bar{x} \pm Z \times \underbrace{\frac{\sigma}{\sqrt{n}}}_{標準誤差}$$

$$= \bar{x} - Z \times \frac{\sigma}{\sqrt{n}} \leqq \mu \leqq \bar{x} + Z \times \frac{\sigma}{\sqrt{n}}$$

$$= \left[\bar{x} - Z \times \frac{\sigma}{\sqrt{n}}, \; \bar{x} + Z \times \frac{\sigma}{\sqrt{n}} \right]$$

ここで、$\bar{x}$ は標本平均、Z は標準正規分布の上側 $\frac{\alpha}{2}$ パーセンタイル、σ は標準偏差、n は標本サイズです。

95 % 信頼区間の場合、$Z = 1.96$

99 % 信頼区間の場合、$Z = 2.58$

母平均の区間推定 (母分散が未知の場合)

$$母平均の信頼区間 = 標本平均 \pm t_{n-1}\left(\frac{\alpha}{2}\right) \times \underbrace{\frac{標本標準偏差}{\sqrt{n}}}_{標準誤差}$$

$$= \bar{x} \pm t_{n-1}\left(\frac{\alpha}{2}\right) \times \underbrace{\frac{S}{\sqrt{n}}}_{標準誤差}$$

$$= \bar{x} - t_{n-1}\left(\frac{\alpha}{2}\right) \times \frac{S}{\sqrt{n}} \leqq \mu \leqq \bar{x} + t_{n-1}\left(\frac{\alpha}{2}\right) \times \frac{S}{\sqrt{n}}$$

$$= \left[\bar{x} - t_{n-1}\left(\frac{\alpha}{2}\right) \times \frac{S}{\sqrt{n}}, \; \bar{x} + t_{n-1}\left(\frac{\alpha}{2}\right) \times \frac{S}{\sqrt{n}} \right]$$

ここで、$\bar{x}$ は標本平均、$t_{n-1}\left(\frac{\alpha}{2}\right)$ は自由度 $n-1$ の t 分布の上側 $\frac{\alpha}{2}$ パーセンタイル、S は標本標準偏差、n は標本サイズです。

母比率の区間推定

$$母比率の信頼区間 = 標本比率 \pm Z \times \underbrace{\sqrt{\frac{標本比率(1-標本比率)}{標本サイズ}}}_{標準誤差}$$

$$= \hat{p} \pm Z \times \underbrace{\sqrt{\frac{\hat{p}(1-\hat{p})}{n}}}_{標準誤差}$$

$$= \hat{p} - Z \times \sqrt{\frac{\hat{p}(1-\hat{p})}{n}} \leqq \mu \leqq \hat{p} + Z \times \sqrt{\frac{\hat{p}(1-\hat{p})}{n}}$$

$$= \left[\hat{p} - Z \times \sqrt{\frac{\hat{p}(1-\hat{p})}{n}}, \; \hat{p} + Z \times \sqrt{\frac{\hat{p}(1-\hat{p})}{n}} \right]$$

ここで、$\hat{p}$ は標本比率、Z は標準正規分布の上側 $\dfrac{\alpha}{2}$ パーセンタイル、

n は標本サイズです。

95 % 信頼区間の場合、$Z = 1.96$

99 % 信頼区間の場合、$Z = 2.58$

 例題 11-9　ある大学で、陸上部員 30 人のヘモグロビン値を測定したところ、平均値は 15.0 g/dL、標本の標準偏差は 0.3 g/dL であった。このデータから、信頼度 95 % の信頼区間を求めなさい。

解答

まず、95 % の信頼区間を求めるために、必要な t 値を t 分布表から求めます。

自由度 $\nu = n-1 = 30-1 = 29$

$t_{29}(0.025) = 2.045$

次に、母平均の信頼区間の計算式を用いて、95 % の信頼区間 (CI) を計算します。

$$\text{母平均の信頼区間(CI)} = \bar{x} \pm t_{n-1}\left(\frac{\alpha}{2}\right) \times \frac{S}{\sqrt{n}}$$

$$= 15.0 \pm 2.045 \cdot \left(\frac{0.3}{\sqrt{30}}\right) = 15.0 \pm \frac{0.6135}{5.4772} = 15.0 \pm 0.11\,\text{g/dL}$$

答としては、95 % CI[14.89, 15.11] (g/dL)、14.89 ～ 15.11 g/dL、$14.89 \leqq \bar{x} \leqq 15.11$ (g/dL)、[14.89 g/dL 以上 15.11 g/dL 以下] という書き方もあります。

問 11-13　例題 11-7 の BMI と HbA1c のデータを利用して、信頼度 95 % の信頼区間を求めなさい。

問 11-14　ある研究で、アルコール依存症と γ-GTP の関連性について調査するために、男性被験者 20 人を対象に γ-GTP 値 (IU/L) を測定した。測定した結果は以下のとおりである。信頼度 95 % の信頼区間を求めなさい。

52, 71, 63, 94, 81, 60, 87, 105, 46, 88, 76, 82, 65, 107, 68, 95, 86, 57, 78, 83

 例題 11-10　ある新薬の臨床試験で、100 人の被験者に新薬 A を投与した。その結果、10 人に副作用が確認された。このデータから、副作用発現率の 95 % 信頼区間を求めなさい。

解答

標本の副作用発生率 $\hat{p} = \dfrac{10}{100} = 0.1$

標本サンプル $n = 100$

95 % 信頼区間の Z 値 $= 1.96$

したがって、信頼区間は、

$$母平均の信頼区間 = \hat{p} \pm Z\sqrt{\frac{\hat{p}(1-\hat{p})}{n}} = 0.1 \pm 1.96\sqrt{\frac{0.1(1-0.1)}{100}} = 0.1 \pm 1.96\sqrt{\frac{0.09}{100}}$$

$$= 0.1 \pm 1.96 \cdot \frac{0.3}{10} = 0.1 \pm 0.06 \ ([0.04, 0.16] \ または、[4\,\%, 16\,\%])$$

問 11-15 インフルエンザ治療薬の臨床試験において、新薬 A を投与された小児患者 40 人のうち、37 人に発熱の改善効果が確認された。このデータから、効果が期待される割合の 99 % 信頼区間と 95 % 信頼区間を求めなさい。

問 11-16 製薬会社 B が、ある新薬の有効性を検証するために、10 人の患者を対象とした臨床試験が行われた。その結果、6 人の患者が有効性を示したため、新薬の有効性は 60 % と推定された。この推定値から、有効性の 95 % 信頼区間を求めなさい。

検定 帰無仮説が正しいかどうかを判定する手法を**検定**といいます。

検定には、以下の 2 つの種類があります。

両側検定：帰無仮説と対立仮説のどちらかが、正しい可能性がある場合の検定

片側検定：帰無仮説と対立仮説のどちらかが、片方の方向にのみ正しい場合の検定

以下は、一般的な検定の手順です。

1. 帰無仮説と対立仮説の設定

帰無仮説 (H_0)：実験結果が偶然であると仮定され、たいていの場合、検定によって棄却されることを期待する仮説です。

対立仮説 (H_1)：帰無仮説が棄却されたときに、採択される仮説です。検定者が立証しようとする主張が含まれます。

(a) 両側検定のとき、

母平均 μ が特定の値 μ_0 に等しいと仮定した場合、　帰無仮説(H_0)：$\mu = \mu_0$（差がない）

母平均 μ が特定の値 μ_0 と異なると仮定した場合、　対立仮説 (H_1)：$\mu \neq \mu_0$（差がある）

(b) 片側検定の上側検定のとき、

母平均 μ が特定の値 μ_0 に等しいと仮定した場合、　帰無仮説(H_0)：$\mu = \mu_0$（差がない）

母平均 μ が特定の値 μ_0 より大きいと仮定した場合、対立仮説(H_1)：$\mu > \mu_0$

(c) 片側検定の下側検定のとき、

母平均 μ が特定の値 μ_0 に等しいと仮定した場合、　帰無仮説 (H_0)：$\mu = \mu_0$（差がない）

母平均 μ が特定の値 μ_0 より小さいと仮定した場合、対立仮説(H_1)：$\mu < \mu_0$

2. 有意水準の設定

有意水準 (α)：帰無仮説が棄却される基準となる確率のしきい値です。通常、0.05（5 %）が使用されます。有意水準を 0.05 とすると、帰無仮説を誤って棄却する確率は 5 % となります。つまり、100 回の検定を行った場合、5 回だけは、帰無仮説が正しいにもかかわらず、誤って棄却してしまうことになります。

3. 検定統計量の算出

検定統計量： 標本データから計算される統計量です。

4. 棄却域の決定

棄却域： 検定統計量がこの領域に入る場合、帰無仮説を棄却します。一方、検定統計量において、帰無仮説 (H_0) を棄却しない (採択する) 領域を**採択域**といいます。棄却域と採択域の境界となる値を**臨界値**といいます。

5. 確率 p 値の算出

p 値 検定統計量の値から計算され、帰無仮説が正しい場合にその値以上になる確率を **p 値 (有意確率)** といいます。

6. 検定統計量の評価と結論

検定統計量が棄却域に入る場合、帰無仮説が棄却されます。それ以外の場合は帰無仮説が採択されます。

7. 結論の解釈

帰無仮説が棄却された場合、対立仮説が支持されたとみなされます。有意確率 (p) < 有意水準 (α) (｜検定量｜ > 臨界値) ならば、帰無仮説を棄却し、「有意差がある」と結論づけます。

一方、$p > \alpha$ (｜検定量｜ < 臨界値) ならば、「有意な差があるのかないのか、どちらともいえない」または、「差がないことを否定できない」と結論づけます。ここで大切なことは、「有意差がない」と結論づけないことです。「有意差がない。したがって、同等である」という間違った結論づけが時折見受けられます。

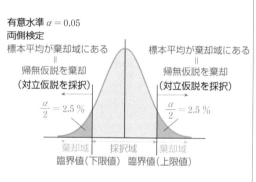

標準正規分布を使った z 検定 (母分散が既知の場合) における検定

- 標準正規分布を使った z 検定は、母分散が既知の場合に適用できる検定法です。
- z 値を用いることで、平均や比率の母集団パラメータについて仮説検定を行います。
- 検定には両側検定、上側検定、下側検定があり、仮説の立て方や判断基準が異なります。
- いずれの検定でも、有意水準に対応する臨界値を超えた z 値が得られた場合、帰無仮説を棄却して対立仮説を採択します。

母平均の検定

$$z = \frac{\bar{x} - \mu}{\sqrt{\dfrac{\sigma^2}{n}}}$$

母比率の検定

$$z = \frac{\hat{p} - p}{\sqrt{\dfrac{p(1-p)}{n}}}$$

ここで、$\bar{x}$は標本平均、μは母平均、σ^2は母分散、nは標本サイズ、pは母比率、$\hat{p}$は標本比率です。

両側検定

　有意水準を5％（1％）とした場合、$|z|$が1.96（2.58）より大きい（$|z|>1.96(2.58)$）とき、帰無仮説H_0を棄却します。

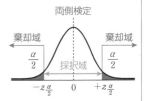

上側検定

　有意水準を5％（1％）とした場合、$|z|$が1.64（2.33）より大きい（$|z|>1.64(2.33)$）とき、帰無仮説H_0を棄却します。

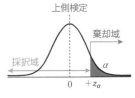

下側検定

　有意水準を5％（1％）とした場合、$|z|$が1.64（2.33）より大きい（$|z|>1.64(2.33)$）とき、帰無仮説H_0を棄却します。

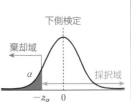

例題 11-11　ある薬の血圧下降効果を検証するため、医療研究機関が臨床試験を実施した。対象者30人に新薬あるいは偽薬（プラセボ）を3か月間投与し、収縮期血圧の変化量を調査した。過去のデータから、この期間で偽薬を投与された対象者の収縮期血圧の平均変化量は5 mmHgで、分散が3(mmHg)^{2}であることが分かっている。本試験の新薬投与群（15人）の収縮期血圧の平均変化量は13.2 mmHgであった。新薬の効果は偽薬を上回る血圧下降効果があるか、有意水準5％で検定しなさい。

解答

血圧下降なので、片側検定（上側検定）になります。

(a) 仮説を立てます。

帰無仮説（H_0）：新薬と偽薬の収縮期血圧の平均変化量に差がありません

対立仮説（H_1）：新薬の収縮期血圧の平均変化量は偽薬より大きいです

(b) 検定統計量zを求めます。

$$z = \frac{\bar{x}-\mu}{\sqrt{\dfrac{\sigma^2}{n}}} = \frac{13.2-5}{\sqrt{\dfrac{3}{15}}} = \frac{8.2}{\sqrt{0.2}} = \frac{8.2}{0.447} = 18.34$$

(c) 棄却域を決定し、確率pを求めます。

有意水準5％のとき、$z \geqq 1.64$が棄却域となりますので、H_0は有意水準5％で棄却され、対立仮説H_1が採択されます。

(d) 結論を決めます。

したがって、新薬の血圧下降効果は偽薬より大きいといえます。

答：有意水準5％で検定した結果、新薬の血圧下降効果は偽薬より大きいといえます。

問 11-17 ある病院で、新しい治療法が患者の回復期間に影響を与えるかどうかを調べるための研究が行われた。過去のデータによると、標準治療を受けた患者の回復期間の平均は30日で、分散は25（日）^{2}である。新しい治療法を受けた10人の患者の回復期間の平均は27日であった。このデータをもとに、新しい治療法が回復期間を短縮するかを有意水準は5％で検定しなさい。

例題 11-12 従来のがん治療薬による奏効率は50％である。新しいがん治療薬を100人に投与したところ、その奏効者は60人であった。5％水準で新薬の奏効率の優位性を検定しなさい。

新しいがん治療薬の奏効率が従来治療を上回るかを検定するので、片側検定（上側検定）になります。

(a) 仮説を立てます。

帰無仮説（H_0）：新薬の奏効率pは従来治療の奏効率50％以上でありません

対立仮説（H_1）：新薬の奏効率pは従来治療の奏効率50％を上回っています

(b) 検定統計量zを求めます。

新薬投与群で奏効者は60人ですから、

標本比率　$\hat{p} = \dfrac{60}{100} = 0.6$

$$z = \frac{\hat{p} - p}{\sqrt{\dfrac{p(1-p)}{n}}} = \frac{0.6 - 0.5}{\sqrt{\dfrac{0.5(1-0.5)}{100}}} = \frac{0.1}{\sqrt{\dfrac{0.25}{100}}} = \frac{0.1}{\sqrt{0.0025}} = \frac{0.1}{0.05}$$
$$= 2$$

(c) 棄却域を決定し、確率pを求めます。

有意水準5％のとき、$z \geqq 1.64$が棄却域となりますので、H_0は有意水準5％で棄却され、対立仮説が採択されます。

(d) 結論を決めます。

したがって、新薬は従来薬より奏効率が上回っているといえます。

答：有意水準5％で検定した結果、新しいがん治療薬は従来治療を上回っているといえます。

問 11-18 インフルエンザ感染症の入院率を減らすため、高齢者に新型ワクチンを導入した。過去5年間の入院率が12％である対象者1000人に新型ワクチンを接種したところ、入院患者は92人であった。有意水準5％で入院率抑制効果を検定しなさい。

問 11-19　新型インフルエンザワクチン接種後の重篤な副反応発生率について、許容範囲の上限を 0.8 ％と設定している。今回の臨床試験で 1000 人中 15 人に重篤な副反応がみられた。5 ％水準の両側検定で許容範囲内であるか検定しなさい。

---

t 分布を使った検定（母分散が未知の場合）における検定

　母分散が未知の場合には、t 検定を行います。その場合は、t 分布を使って 1 標本 t 検定を行います。実際の場面では、母分散は未知の場合がほとんどです。

　サンプルサイズが n の場合、検定統計量 t は自由度 $(n-1)$ の t 分布に従います。検定統計量 t を用いた検定のことを t 検定といいます。t 検定は、対象となるデータ値の母集団が正規分布をとることが前提条件となります。

$$t = \frac{\bar{x} - \mu}{\sqrt{\dfrac{U^2}{n}}}$$

ここで、$\bar{x}$ は標本平均、μ は母平均、U^2 は不偏分散、n はサンプルサイズです。

両側検定

　有意水準 α での検定では、t 値が $t_{n-1}\left(\dfrac{\alpha}{2}\right)$ より大きい $\left(t > t_{n-1}\left(\dfrac{\alpha}{2}\right)\right)$ とき、または、t 値が $-t_{n-1}\left(\dfrac{\alpha}{2}\right)$ より小さい $\left(t < t_{n-1}\left(\dfrac{\alpha}{2}\right)\right)$ とき、帰無仮説 H_0 を棄却し、対立仮説 H_1 を採択します。

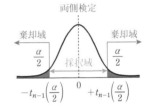

上側検定

　有意水準 α での検定では、t 値が $t_{n-1}(\alpha)$ より大きい $(t > t_{n-1}(\alpha))$ とき、帰無仮説 H_0 を棄却し、対立仮説 H_1 を採択します。

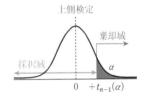

下側検定

　有意水準 α での検定では、t 値が $-t_{n-1}(\alpha)$ より小さい $(t < -t_{n-1}(\alpha))$ とき、帰無仮説 H_0 を棄却し、対立仮説 H_1 を採択します。

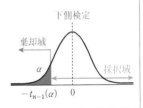

例題 11-13　A 病院で行われていたある手術の平均術後在院日数は過去のデータから 10 日であることがわかっている。新しい手技の導入によって、在院日数の短縮が可能か検証する目的で、新手技導入後の連続 30 例の平均術後在院日数を調査したところ、8.5 日（標本標準偏差は 2.6 日）であった。このデータから、有意水準 5 ％で新手技の有効性を検定しなさい。

解答

(a) 仮説を立てます。

帰無仮説 (H_0)：新しい手技と従来の手技による在院日数に差がありません

対立仮説 (H_1)：新しい手技は従来の手技より在院日数が短縮されます

(b) 検定統計量 t を求めます。

過去の平均術後在院日数：10 日

今回の平均術後在院日数：8.5 日

標準偏差が不明のため標本標準偏差を用いる

$$t = \frac{\bar{x} - \mu}{\frac{S}{\sqrt{n}}} = \frac{8.5 - 10}{\frac{2.6}{\sqrt{30}}} = -1.5 \cdot \frac{\sqrt{30}}{2.6} = -1.5 \cdot \frac{5.477}{2.6} = -3.160$$

(c) 棄却域を決定し、確率 p を求めます

自由度 $\nu = n - 1 = 30 - 1 = 29$ の t 分布の 5 ％点は、1.699 のため、帰無仮説が棄却され、対立仮説が採択されます。

(d) 結論を決めます。

したがって、新しい手技の導入によって在院日数が従来の手技より短縮されると結論づけられます。

答：有意水準 5 ％で検定した結果、新しい手技は従来の手技より在院日数が短縮されます。

問 11-20 A 地域の高血圧症患者の収縮期血圧は、平均値 156 mmHg、標準偏差 18 mmHg とされている。A 地域の K 病院に受診している高血圧症患者 36 人の収縮期血圧を測定したところ、平均値は 161 mmHg であった。このデータから、この病院に受診している患者の収縮期血圧は、地域の平均値と異なるといえるかどうか、有意水準 5 ％で検定しなさい。

問 11-21 ある製薬会社が開発した新型睡眠導入薬の効果検証として、不眠症患者を対象に臨床試験を実施した。過去のデータから、偽薬投与時の総睡眠時間の母平均値が 350 分であることがわかっている。新薬投与群 28 人の総睡眠時間は平均 378 分、不偏分散は 508.5(分)^2 であった。偽薬と比較して有意水準 5 ％で新薬の睡眠時間の延長効果に有意差があるか、検定しなさい。

統計学的過誤

統計学的仮説検定を行う際に、犯す可能性がある誤りを**統計学的過誤**といいます。統計学的過誤には、以下の2種類があります。

第一種過誤　帰無仮説が正しい（真）にもかかわらず、検定結果が帰無仮説を棄却してしまうことを**第一種過誤（偽陽性）**といいます。「αエラー」とも呼ばれます。第一種過誤の確率は、有意水準によって決まります。有意水準を0.05とすると、第一種過誤の確率は5％となります。

たとえば、新薬の効果がないにもかかわらず、誤って効果があると結論することです。

第二種過誤　帰無仮説が誤っているにもかかわらず、帰無仮説を棄却できないことを**第二種過誤（偽陰性）**といいます。「βエラー」とも呼ばれます。第二種過誤の確率は、有意水準と検出力（$1-\beta$）によって決まります。検出力とは、帰無仮説が誤っている場合に、帰無仮説を棄却する確率です。

たとえば、新薬の効果があるにもかかわらず、誤って効果がないと結論づけることです。

		真実	
		差がある	差がない
判断 （研究の結果）	差がある	正しい判断 $(1-\alpha)$ =真の陽性	第1種の過誤 （αエラー） =有意水準α =偽陽性
	差がない	第2種の過誤 （βエラー） =偽陰性	正しい判断 （検出力：$1-\beta$） =真の陰性

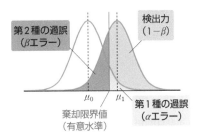

これらの過誤はトレードオフの関係にあり、第一種の誤りを減らすと、第二種の誤りが増加し、逆も同じです。統計的な検定を計画する際には、このバランスを考慮し、適切な有意水準や検出力を選択することが重要です。

問 1-1

(1) 2 (2) $\dfrac{3}{4}$ (3) 68

問 1-2

(1) 180 (2) 10 (3) 3 (4) 240

問 1-3

(1) 2 (2) 2 (3) 0 (4) x (5) $\dfrac{43}{30}$

問 1-4

(1) 3桁 (2) 5桁 (3) 3桁

問 1-5

(1) 59.1 (2) 1.9 (3) 1.9

(4) 1100(1.1×10^3) (5) 40000(4×10^4)

(6) 5.65×10^{-27}

問 1-6

(1) 0.028 g (2) 0.39 dL (3) 5.83×10^{-1} L

(4) 2.35×10^{-11} mol (5) 448 mL

(6) 0.005784 g(5.784×10^{-3} g)

問 1-7

(1) 1.5% (2) 0.132

(3) 3000 ppm(3×10^3 ppm) (4) 2.356 ppm

問 1-8

(1) 140 g (2) 111 mL (3) 252 g

(4) 14.8 mol/L

問 1-9

(1) 10% (2) 8 g (3) 12 g

問 1-10

(1) 1.002 または 1.001996

(2) 1.14 または 1.1449

(3) 9.36

(4) 0.997 または 0.997009

問 1-11

3.00 mol/L

問 1-12

3.00 mol/L

問 1-13

5 mL

問 1-14

80 mL

問 1-15

1.5 mL

問 1-16

14 g（全量）

問 1-17

9 g（全量）

国試問題にチャレンジ

問 1-1

2.

問 1-2

4.

問 1-3

325.3

問 1-4

150 mL

問 1-5

95 vol% のエタノールが 2210 mL と

5 w/v% クロルヘキシジンッグルコン酸塩

溶液が 120 mL 必要

問 1-6

0.038 mEq/mL

問 2-1

(1) 1 (2) 0.04 (3) 2.5 (4) 125

(5) $a^{\frac{1}{6}}$ (6) ab^3

問 2-2

(1) 4 (2) $\sqrt[4]{3}$ (3) 2 (4) $\sqrt[3]{7}$

問 2-3

(1) $a^{\frac{1}{2}}$ (2) $-3a^{-\frac{5}{4}}$ (3) $a^{-\frac{3}{4}}$ (4) $a^{-\frac{2}{3}}$

(5) $a^{\frac{5}{4}}$

問 2-4

(1) $\dfrac{1}{25}$ (2) 27 (3) $\dfrac{16}{25}$ (4) $\sqrt{10}$

(5) 2 (6) $2\sqrt[3]{2}$

問 2-5

(1) 5×10^{-3} (2) 2.0×10^5 (3) 4×10^{-10}

(4) 1.31×10^{-3}

問 2-6

(1) $3\sqrt{2}$ (2) $\sqrt[3]{e}$ (3) 12 (4) 1

(5) $\dfrac{9}{2}$

問 2-7

(1) 1 (2) $\dfrac{3}{4}$ (3) 10^6 (4) 2.94×10^4

(5) 2

問 2-8

(1) $10^{-0.3010}$ (2) $10^{-0.0970}$

問 2-9

求める式は、$y = 2^x$

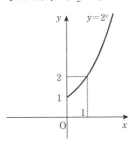

問 2-10

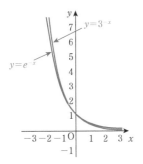

問 2-11

(1) $y = \left(\dfrac{1}{2}\right)^x$ のグラフを x 軸方向へ 1 だけ平行移動したグラフ

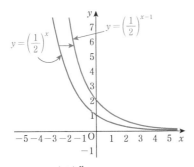

(2) $y = \left(\dfrac{1}{2}\right)^x$ のグラフを y 軸に関して対称移動した $y = 2^x$ のグラフを、さらに x 軸方向へ -1 だけ平行移動したグラフ

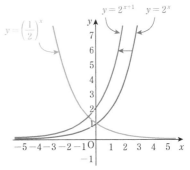

(3) $y = \left(\dfrac{1}{2}\right)^x$ のグラフを x 軸方向へ -1 だけ平行移動した $y = \left(\dfrac{1}{2}\right)^{x+1}$ のグラフを、さらに y 軸方向へ 2 平行移動したグラフ

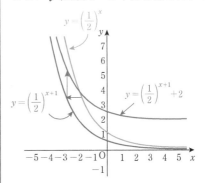

問 2-12

約 0.36 cm 低下する

国試問題にチャレンジ

問 2-1

$1.44 \times 10^3 \text{ m}^2 / \text{g}$

問 2-2

10.1

問 2-3

1.53×10^{37}

第 3 章　解答

問 3-1

(1) $\log_3 81 = 4$ (2) $\log_5 1 = 0$

(3) $\log_9 3 = \dfrac{1}{2}$ (4) $\log_{10} 0.01 = -2$

問 3-2

(1) $9^{\frac{1}{2}} = 3$ (2) $5^{-3} = \dfrac{1}{125}$

(3) $5^{\frac{1}{3}} = \sqrt[3]{5}$　(4)　$4^{-\frac{3}{2}} = \sqrt{\dfrac{1}{64}}$

問 3-3

(1)　32　(2)　16　(3)　0.01　(4)　$\dfrac{1}{25}$

(5)　$\dfrac{1}{5}$

問 3-4

(1)　3　(2)　$=-1$　(3)　-1　(4)　$\dfrac{3}{2}$

(5)　$-\dfrac{1}{2}$

問 3-5

(1)　$\dfrac{4}{3}$　(2)　$\dfrac{3}{4}$　(3)　4　(4)　2　(5)　24

(6)　$\dfrac{1}{2}$

問 3-6

(1)　-2　(2)　2　(3)　15　(4)　27

問 3-7

(1)　-0.2219　(2)　1.0791　(3)　-0.8451

(4)　-1.0458

問 3-8

(1)　5.15　(2)　-7.92　(3)　-5.82

問 3-9

　マグニチュード 7.3 のエネルギーは、6.9 のエネルギーの 4 倍

問 3-10

　24 桁、3.33×10^{23}

問 3-11

(1)　0.5　(2)　$-\dfrac{1}{3}$　(3)　2　(4)　1

問 3-12

(1)　-1.610　(2)　-0.6932　(3)　-0.5110

問 3-13

(1)　1　(2)　e　(3)　$\dfrac{1}{2}$　(4)　$\dfrac{3}{2}$

問 3-14

(1)　$y=\log_2 x$ のグラフを x 軸方向へ -2 だけ平行移動したもの。漸近線は $x=-2$

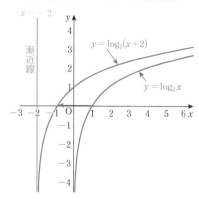

(2)　$y=\log_2 x$ のグラフを x 軸方向へ 1 だけ平行移動した $y=\log_2 (x-1)$ のグラフを、さらに y 軸方向へ 2 だけ平行移動したもの。漸近線は $x=1$

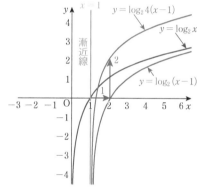

(3)　$y=\log_2 x$ のグラフを x 軸方向へ 1 だけ平行移動したもの。漸近線は $x=1$

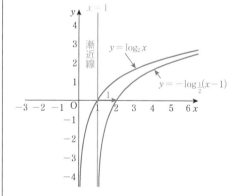

問 3-15

(1)

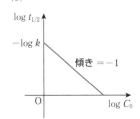

(2)

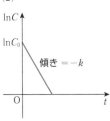

(3)

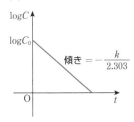

問 3-16

1.5

問 3-17

1.5

問 3-18

4.3

問 3-19

10

問 3-20

400 mg/dL

国試問題にチャレンジ

問 3-1

12

問 3-2

1

問 3-3

[分子形]: [イオン形]=1:16

問 3-4

[分子形]: [イオン形]=32:1

問 3-5

25 mg

問 3-6

9.7 h

第 4 章　解答

問 4-1

(1)

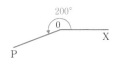

(2)

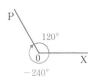

(3)

P

120°
0

−240°

X

(4)

$-730° = -360° \times 2 - 10°$

0
10°
X
P

−730°

問 4-2

② ④ ⑤

問 4-3

中心角	弧度法	度数法
半円	π	180°
半円の 2 等分	$\dfrac{\pi}{2}$	90°
半円の 3 等分	$\dfrac{\pi}{3}$	60°
半円の 4 等分	$\dfrac{\pi}{4}$	45°
半円の 6 等分	$\dfrac{\pi}{6}$	30°

問 4-4

(1) $\sin\dfrac{2}{3}\pi = \dfrac{\sqrt{3}}{2}$、

$\cos\dfrac{2}{3}\pi = -\dfrac{1}{2}$、$\tan\dfrac{2}{3}\pi = -\sqrt{3}$

(2) $\sin\dfrac{5}{4}\pi = -\dfrac{\sqrt{2}}{2}$、

$\cos\dfrac{5}{4}\pi = -\dfrac{\sqrt{2}}{2}$、$\tan\dfrac{5}{4}\pi = 1$

(3) $\sin(-\pi) = 0$、

$\cos(-\pi) = -1$、$\tan(-\pi) = 0$

(4) $\sin\dfrac{13}{6}\pi = \dfrac{1}{2}$、

$\cos\dfrac{13}{6}\pi = \dfrac{\sqrt{3}}{2}$、 $\tan\dfrac{13}{6}\pi = \dfrac{1}{\sqrt{3}}$

問 4-5

$\sin\theta = -\dfrac{1}{\sqrt{2}}$、 $\cos\theta = \dfrac{1}{\sqrt{2}}$、

$\tan\theta = -1$、 $\theta = \dfrac{7}{4}\pi$

問 4-6

第 3 象限 $\theta = -\dfrac{11}{4}\pi$

問 4-7

$\tan\theta + \dfrac{1}{\tan\theta} = \dfrac{\sin^2\theta + \cos^2\theta}{\sin\theta\cos\theta} = \dfrac{1}{\sin\theta\cos\theta}$

問 4-8

(1) $\sin\theta = \dfrac{\sqrt{15}}{4}$、 $\tan\theta = \sqrt{15}$

(2) $\sin\theta = \dfrac{5}{\sqrt{26}}$、 $\cos\theta = -\dfrac{1}{\sqrt{26}}$

問 4-9

(1) $-\dfrac{1}{2}$ (2) $-\dfrac{1}{2}$ (3) $-\dfrac{1}{\sqrt{2}}$

(4) $-\dfrac{1}{2}$ (5) $-\sqrt{3}$

問 4-10

a

問 4-11

(1) $y = \sin\theta$ のグラフを θ 軸に関して対称移動した $y = -\sin\theta$ のグラフを θ 軸方向へ $\dfrac{\pi}{6}$ 平行移動したグラフです。

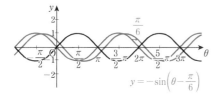

(2) $y = \cos\theta$ のグラフを θ 軸方向へ $-\dfrac{\pi}{3}$ 平行移動したグラフです。

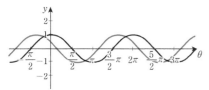

(3) $y = \tan\theta$ のグラフを θ 軸に関して対称移動した $y = -\tan\theta$ のグラフを θ 軸

方向へ $-\dfrac{4}{3}\pi$ 平行移動したグラフです。

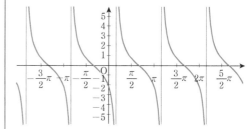

問 4-12

(1) $\dfrac{\sqrt{6}+\sqrt{2}}{4}$ (2) $\dfrac{\sqrt{2}-\sqrt{6}}{4}$

(3) $\dfrac{\sqrt{6}-\sqrt{2}}{4}$ (4) $2+\sqrt{3}$ (5) $-2-\sqrt{3}$

問 4-13

$\dfrac{\sqrt{2}-\sqrt{6}}{4}$

問 4-14

$\sin 2\theta = -\dfrac{240}{289}$、 $\sin\dfrac{\theta}{2} = \dfrac{5}{\sqrt{34}}$

問 4-15

(1) 0、 $\dfrac{\pi}{3}$、 $\dfrac{5}{3}\pi$ (2) $\dfrac{\pi}{6}$、 $\dfrac{5}{6}\pi$、 $\dfrac{3}{2}\pi$

問 4-16

(1) $2\sin\left(\theta + \dfrac{\pi}{6}\right)$ (2) $8\sin\left(\theta - \dfrac{5}{6}\pi\right)$

(3) $\sin\left(\theta - \dfrac{\pi}{6}\right)$

問 4-17

(1) $\dfrac{1}{4}$ (2) $\dfrac{\sqrt{2}}{2}$

第 5 章 解答

問 5-1

(1) $a_n = -\dfrac{3}{2}n + 2$、 $a_8 = -10$

(2) $a_n = (2-\sqrt{2})n + 2\sqrt{2} - 1$、
$a_8 = 15 - 6\sqrt{2}$

(3) $a_n = \dfrac{21}{2}n - 10$、 $a_8 = 74$

(4) $a_n = -3n + 60$、 $a_8 = 36$

(5) $a_n = 3n - 1$、 $a_8 = 23$

問 5-2

(1) 126 (2) 100 (3) -2542

(1) $a_n = -3 \cdot 2^{n-1}$、$a_6 = -96$

(2) $a_n = 2^{-n+9}$、$a_6 = 8$

(3) $a_n = 100 \cdot \left(\dfrac{1}{2}\right)^{n-1}$、$a_6 = \dfrac{25}{8}$

(4) $a_n = 2 \cdot (-3)^{n-1}$、$a_6 = -486$

問 5-4

(1) $\dfrac{25575}{128}$　(2) $\dfrac{9}{4}\{1-(-3)^n\}$

(3) $10 - \left(\dfrac{1}{10}\right)^{n-1}$

問 5-5

(1) $\displaystyle\sum_{i=1}^{n} x_i{}^2$　(2) $\displaystyle\sum_{i=1}^{n}(x_i - \bar{x})^2$

(3) $\displaystyle\sum_{i=1}^{n}(x_i - \bar{x})(y_i - \bar{y})$

問 5-6

(1) 105　(2) $n(2n+5)$

(3) $\dfrac{1}{3}n(n^2 + 3n - 16)$　(4) $3^n - 1$

問 5-7

(1) 0 に収束　(2) 正の無限大に発散

(3) 0 に収束　(4) 正の無限大に発散

問 5-8

(1) 負の無限大に発散　(2) $-\dfrac{1}{2}$ に収束

(3) 正の無限大に発散　(4) 0 に収束

(5) $\dfrac{1}{2}$ に収束　(6) 1 に収束

問 5-9

(1) 正の無限大に発散　(2) 0 に収束

(3) 振動

問 5-10

(1) 0 に収束　(2) 正の無限大に発散

(3) 振動　(4) 0 に収束　(5) 0 に収束

問 5-11

(1) 収束、$2\sqrt{2} - 2$　(2) 発散

(3) 発散　(4) 収束、$2a$

問 5-12

(1) 1.3495　(2) 0.8572　(3) 0.1823

国試問題にチャレンジ

問 5-1

2

問 5-2

$1.44\,\mathrm{g}$

問 5-3

ピーク値とトラフ値の差：15 μg /mL

維持投与量：0.735 g

第 6 章　解答

問 6-1

(1) 1　(2) $9 - 2h$

問 6-2

(1) -2　(2) 2　(3) $\dfrac{7}{12}$　(4) 4　(5) 2

(6) -1

問 6-3

(1) 0　(2) 9

問 6-4

(1) $6x - 4$

(2) $f'(-1) = -10$、$f'(-2) = -16$、
　　$f'(-3) = -22$

問 6-5

(1) $-12x^2 - 6x^{-3}$　(2) $x^{-\frac{1}{2}} + 4x^{-\frac{7}{3}}$

(3) $-\dfrac{1}{x^2} + \dfrac{2}{x^4}$

問 6-6

(1) $\dfrac{3}{2}\sqrt{x}$　(2) $-\dfrac{8}{3\sqrt[3]{x^5}}$

(3) $\dfrac{16}{3}\sqrt[3]{x} - \dfrac{1}{\sqrt{x^3}}$

問 6-7

(1) $4x + 1$　(2) $8x^3 - 6x^2 + 6x - 2$

(3) $-\dfrac{2(2x+1)}{(x^2 + x + 1)^2}$　(4) $\dfrac{11}{(2x+3)^2}$

(5) $\dfrac{4x}{(x^2+1)^2}$

問 6-8

$x < 0$、$x > 2$ のとき、$y' > 0$ で、y は増加

$0 < x < 2$ 　のとき、$y' < 0$ で、y は減少

問 6-9

(1) $2^x \ln 2 + 4(\ln 5)5^x$　(2) $-\dfrac{2}{x\ln 2}$

(3) $3\cos x + 4\sin x$　(4) $\ln x$

(5) $\dfrac{(x-2)e^x}{x^3}$　(6) $\cos^2 x - \sin^2 x\,(=\cos 2x)$

(1) $9.8t$ (2) $2e^t$ (3) $-2\cos t$

問 6-11

(1) $6(x+1)(x^2+2x+2)^2$ (2) $\dfrac{1}{\sqrt{2x-5}}$

(3) $-2xe^{-x^2}$ (4) $\dfrac{2x}{x^2+1}$

(5) $-3\sin(3x-\pi)$ (6) $\dfrac{2}{\cos^2(2x+1)}$

問 6-12

(1) $20(4x+3)^4$ (2) $-3(3x+5)^{-\frac{3}{2}}$

(3) $-\dfrac{5}{6\sqrt{(5x+2)^3}}$ (4) $-6x(2x^2+1)^{-\frac{5}{2}}$

(5) $\dfrac{6x^2}{\sqrt{x^3-1}}$ (6) $-\dfrac{3x}{\sqrt{(x^2+1)^3}}$

問 6-13

(1) $-20e^{-0.4x}$ (2) $\dfrac{1}{2}\sqrt{e^x}$ (3) $\dfrac{2}{2x+5}$

(4) $(-2x+3)e^{-x^2+3x}$ (5) $\dfrac{2x+1}{x^2+x+1}$

問 6-14

(1) $3\cos\left(3x+\dfrac{\pi}{2}\right)$ (2) $2x\sin(-x^2+\pi)$

(3) $\dfrac{6}{\cos^2(2x+1)}$

問 6-15

(1) $(2x+1)e^{2x}$ (2) $\dfrac{3}{x}(\ln x)^2$

(3) $2\cos x\sin x$

問 6-16

(1) $-2e^{-0.02t}$ (2) $-\dfrac{10^{\mathrm{pH}-\mathrm{p}K_a}\ln 10}{(1+10^{\mathrm{pH}-\mathrm{p}K_a})^2}$

問 6-17

(1) $f_x(x,\ y)=-2$、$f_y(x,\ y)=4$、

$dz=-2\,dx+4\,dy$

(2) $f_x(x,\ y)=\ln y$、

$f_y(x,\ y)=\dfrac{x}{y}+\ln y+1$、

$dz=(\ln y)dx+\left(\dfrac{x}{y}+\ln y+1\right)dy$

問 6-18

(1) $f_x(x,\ y)=\dfrac{\sqrt[3]{y^2}}{2\sqrt{x}}$、$f_y(x,\ y)=\dfrac{2\sqrt{x}}{3\sqrt[3]{y}}$、

$dz=\dfrac{\sqrt[3]{y^2}}{2\sqrt{x}}dx+\dfrac{2\sqrt{x}}{3\sqrt[3]{y}}dy$

(2) 4.04

第 7 章　解答

問 7-1

(1) $-\dfrac{2x^{-3}}{3}+C$ (2) $\dfrac{3}{2}x^{\frac{2}{3}}+4x+C$

(3) $2\sqrt{x^3}+C$ (4) $-\dfrac{2}{\sqrt[3]{x}}+C$

問 7-2

(1) $\dfrac{2^x}{\ln 2}+C$ (2) 5^x+C (3) $\dfrac{1}{4}\ln|x|+C$

(4) $\dfrac{3}{2}x^2-\dfrac{1}{3}\ln|x|+C$

(5) $e^x+\left(\dfrac{1}{e}\right)^x+C$ (6) $3e^x+2x+C$

問 7-3

(1) $-2\cos x-3\sin x+C$

(2) $-\dfrac{5}{3}\tan x+C$

問 7-4

(1) $t+C$ (2) $\ln|t|-\dfrac{1}{t}+C$

(3) $3e^t+C$ (4) $2\cos t+C$

問 7-5

(1) $\dfrac{2}{3}\sqrt{x^3}+2\sqrt{x}-\dfrac{2}{3}$ (2) e^x+2^x+1

問 7-6

(1) $\dfrac{1}{15}(3x-1)^5+C$

(2) $\dfrac{2}{15}\sqrt{(5x+2)^3}+C$

(3) $\sqrt{2x-1}+C$

(4) $-50e^{-0.2t}+C$

(5) $2\sqrt{e^t}+C$

(6) $\dfrac{1}{2}e^{2x}-2x-\dfrac{1}{2}e^{-2x}+C$

(7) $\dfrac{1}{2}\ln|2x-3|+C$

(8) $-2\ln|1-x|+C$

(9) $-\dfrac{1}{4}\cos(4x+\pi)+C$

(10) $-2\sin\left(-x+\dfrac{\pi}{3}\right)+C$

(11) $2\tan 2x+C$

問 7-7

(1) $\dfrac{1}{30}(x+2)^5(5x-2)+C$

(2) $\dfrac{2}{15}(x-1)(3x+2)\sqrt{1-x}+C$

(3) $\dfrac{1}{3}(x^2-3)^3+C$

(4) $-e^{-x^2}+C$

(5) $\ln(x^2-x+1)+C$

(6) $-\dfrac{1}{3}\cos^3 x+C$

問 7-8

(1) $-\dfrac{1}{2}(2x^2-3x+2)^{-2}+C$

(2) $\dfrac{2}{3}(x^2+1)\sqrt{x^2+1}+C$

(3) $\dfrac{1}{3}e^{x^3-1}+C$

(4) $\dfrac{1}{2}\ln(x^2+2x+4)+C$

(5) $\dfrac{1}{4}(\ln x)^4+C$

(6) $\dfrac{1}{3}\sin^3 x+C$

問 7-9

(1) $\dfrac{1}{4}(2x-1)e^{2x}+C$

(2) $\dfrac{1}{9}x^3(3\ln x-1)+C$

(3) $x\sin x+\cos x+C$

問 7-10

(1) $\dfrac{39}{4}$　(2) $\dfrac{417}{10}$　(3) $\dfrac{3}{2\ln 2}+\dfrac{2}{3}$

(4) $e+3$　(5) $\dfrac{1}{2}$

(6) $-6e+7$　(7) 2　(8) $\sqrt{3}-1$

問 7-11

(1) $\dfrac{1}{4}$　(2) $2(e-1)$　(3) $\dfrac{1}{2}\ln 3$　(4) 1

問 7-12

(1) $-\dfrac{26}{3}$　(2) $\dfrac{4}{3}$　(3) $\dfrac{1}{4}\left(1-\dfrac{1}{e^2}\right)$

(4) $\dfrac{1}{2}\ln 2$　(5) $\dfrac{1}{4}$　(6) $\dfrac{1}{\pi}$

問 7-13

(1) $\dfrac{243}{10}$　(2) $-\dfrac{4}{15}$　(3) $-\dfrac{3}{4}$　(4) 2π

問 7-14

(1) $-\dfrac{243}{20}$　(2) $-\dfrac{\pi}{2}-1$　(3) $e-2$

問 7-15

偶関数は 1.、3.、6.、奇関数は 2.、4.

問 7-16

(1) $\dfrac{28}{3}$　(2) $2e^3-2e^{-3}$　(3) 0

問 7-17

(1) $\dfrac{1}{2}$　(2) 4

問 7-18

30 L/h

問 7-19

$CL_{tot}=1.1\,\text{L/min}$、　$V_d=22\,\text{L}$

国試問題にチャレンジ

問 7-1

20 mg/h

問 7-2

50 L/h

問 7-3

5 L/h

問 7-4

100 L/h

問 7-5

2.3 L/h

問 7-6

$MRT_{粉末}=6\,\text{h}$、　$MRT_{液剤}=5\,\text{h}$

問 7-7

11 h

第8章　解答

問 8-1

(1) $y=-20e^{-0.1x}+C$

(2) 一般解　$y=\ln(1+\sin^2 x)+C$

　　特殊解　$y=\ln(1+\sin^2 x)+1$

問 8-2

(1) $y=Ce^{-x}$　(2) $y=Ce^{-x^3}$

(3) $\dfrac{x^2}{2}-y^2=C$　(4) $y=\dfrac{x}{1-Cx}$

(5) $y=Ce^{-x^2}-2$　(6) $y=\dfrac{C}{x+1}+2$

(7) 一般解　$y=\dfrac{1}{3x-C}$

　　特殊解　$y=\dfrac{1}{3x+1}$

(8) 一般解　$y=Ce^{-x^2+3x}$

　　特殊解　$y=3e^{-x^2+3x}$

問 8-3

(1) $y = x^2 + 1 + \dfrac{C}{x}$ (2) $y = e^x + \dfrac{1}{e^x} + \dfrac{C}{e^{2x}}$

(3) 一般解　$y = x^3 + Cx$

　　特殊解　$y = x^3 + 2x$

(4) $y = 1 + Ce^{-x^2}$

(5) 一般解　　$y = -2 + Ce^{4x}$

　　特殊解　　$y = 2e^{4x} - 2$

(6) 一般解　　　$y = 1 + Ce^{-\sin x}$

　　特殊解　　　$y = 1 + e^{-\sin x}$

問 8-4

ア

問 8-5

$0.25\,\mathrm{L \cdot mol^{-1} \cdot s^{-1}}$

問 8-6

(1) 1 次反応に従う　(2) 3 時間

(3) $0.231\,\mathrm{h^{-1}}$　(4) 99 %

問 8-7

$7.2\,\mathrm{\mu g/mL}$

国試問題にチャレンジ

問 8-1

10 日

問 8-2

$0.3465\,\mathrm{h^{-1}}$

問 8-3

消失半減期：0.861 h

定常状態に到達するまでに要する時間：

4.305 h

問 8-4

15 h

問 8-5

$[\mathrm{A}]:[\mathrm{B}] = 0.67 : 0.33$

第 9 章　解答

問 9-1

(1) $\vec{a} + 8\vec{b}$　(2) $-2\vec{a} - 5\vec{b}$

(3) $-\vec{a} + 7\vec{b}$　(4) $\dfrac{5}{3}\vec{a} + \vec{c}$

問 9-2

(1) $\overrightarrow{\mathrm{AG}} = \vec{a} + \vec{b} + \vec{c}$

$\overrightarrow{\mathrm{AI}} = \dfrac{1}{2}\vec{a} + \dfrac{1}{2}\vec{b} + \dfrac{1}{2}\vec{c}$

(2) (1)から、$\overrightarrow{\mathrm{AG}} = 2\,\overrightarrow{\mathrm{AI}}$ が成り立ちます
ので、3 点 A、I、G は同一直線上にある。

問 9-3

$\vec{a} = (3,\ 3)$　$|\vec{a}| = 3\sqrt{2}$

$\vec{b} = (-2,\ 0)$　$|\vec{b}| = 2$

$\vec{c} = (0,\ 3)$　$|\vec{c}| = 3$

$\vec{d} = (2,\ -4)$　$|\vec{d}| = 2\sqrt{5}$

問 9-4

(1) $(-3,\ 7)$　(2) $(1,\ -1)$　(3) $(4,\ -8)$

(4) $(5,\ -7)$　(5) $(8,\ -18)$

問 9-5

(1) $(11,\ -6,\ 2)$　(2) $(9,\ 9,\ -20)$

(3) $(-13,\ 12,\ -10)$

問 9-6

(1) $\overrightarrow{\mathrm{AB}} = (-3,\ 4)$、$|\overrightarrow{\mathrm{AB}}| = 5$

(2) $\overrightarrow{\mathrm{BC}} = (0,\ 1)$、$|\overrightarrow{\mathrm{BC}}| = 1$

(3) $\overrightarrow{\mathrm{CA}} = (3,\ -5)$、$|\overrightarrow{\mathrm{CA}}| = \sqrt{34}$

問 9-7

(1) $\overrightarrow{\mathrm{AB}} = (5,\ -2,\ -6)$、$|\overrightarrow{\mathrm{AB}}| = \sqrt{65}$

(2) $\overrightarrow{\mathrm{BC}} = (-2,\ -1,\ 0)$、$|\overrightarrow{\mathrm{BC}}| = \sqrt{5}$

(3) $\overrightarrow{\mathrm{CA}} = (-3,\ 3,\ 6)$、$|\overrightarrow{\mathrm{CA}}| = 3\sqrt{6}$

問 9-8

$\vec{c} = -3\vec{a} - 4\vec{b}$

問 9-9

$\vec{d} = \dfrac{5}{3}\vec{a} - \dfrac{2}{3}\vec{b} - \dfrac{5}{3}\vec{c}$

問 9-10

(1) -18　(2) 18　(3) 0

問 9-11

(1) $\vec{a} \cdot \vec{b} = -26$、$\theta = \pi$

(2) $\vec{a} \cdot \vec{b} = 2\sqrt{3}$、$\theta = \dfrac{\pi}{6}$

(3) $\vec{a} \cdot \vec{b} = 3$、$\theta = \dfrac{\pi}{4}$

(4) $\vec{a} \cdot \vec{b} = 0$、$\theta = \dfrac{\pi}{2}$

問 9-12

(1) 行列 B は 3×2 型行列

　　行列 C は 2 次正方行列

(2) 行列 A の(2, 2)成分は 0

　　行列 C の(2, 2)成分は -2

(3) $x=-2$　$y=-1$　$z=-2$

問 9-13

(1) $\begin{pmatrix} 1 & -1 & -7 \\ -1 & 5 & -1 \\ 2 & 4 & 0 \end{pmatrix}$

(2) $\begin{pmatrix} 1 & -5 & 7 \\ -3 & 5 & 5 \\ 6 & -4 & -6 \end{pmatrix}$

(3) $\begin{pmatrix} 2 & -6 & 0 \\ -4 & 10 & 4 \\ 8 & 0 & -6 \end{pmatrix}$

(4) $\begin{pmatrix} -2 & 12 & -21 \\ 7 & -10 & -13 \\ -14 & 12 & 15 \end{pmatrix}$

(5) $\begin{pmatrix} 4 & -16 & 14 \\ -10 & 20 & 14 \\ 20 & -8 & -18 \end{pmatrix}$

(6) $\begin{pmatrix} -3 & 19 & -35 \\ 11 & -15 & -21 \\ -22 & 20 & 24 \end{pmatrix}$

問 9-14

(1) $\begin{pmatrix} 7 \\ -4 \end{pmatrix}$　(2) $\begin{pmatrix} 3 & -7 \\ -5 & -1 \end{pmatrix}$

(3) $\begin{pmatrix} -6 & 6 \\ -2 & 2 \end{pmatrix}$　(4) $\begin{pmatrix} 3 & 4 & -8 \\ 9 & 4 & 8 \end{pmatrix}$

(5) $\begin{pmatrix} -7 & -3 & 2 \\ -1 & -1 & -7 \\ -6 & -1 & 8 \end{pmatrix}$

問 9-15

(1) $AB = \begin{pmatrix} 8 & 6 \\ 18 & 6 \end{pmatrix}$, $BA = \begin{pmatrix} 17 & -9 \\ -1 & -3 \end{pmatrix}$

したがって、$AB \neq BA$

(2) $(AB)C = \begin{pmatrix} 0 & 28 \\ 30 & 48 \end{pmatrix}$, $A(BC) = \begin{pmatrix} 0 & 28 \\ 30 & 48 \end{pmatrix}$

したがって、$(AB)C = A(BC)$

(3) $A(B+C) = \begin{pmatrix} 14 & 10 \\ 39 & 6 \end{pmatrix}$,

$AB+AC = \begin{pmatrix} 14 & 10 \\ 39 & 6 \end{pmatrix}$

したがって、$A(B+C) = AB+AC$

問 9-16

(1) 逆行列は存在し、$A^{-1} = \begin{pmatrix} 0 & 1 \\ 1 & 0 \end{pmatrix}$

(2) 逆行列は存在し、$B^{-1} = \begin{pmatrix} -2 & -1 \\ \dfrac{7}{2} & \dfrac{3}{2} \end{pmatrix}$

(3) 逆行列は存在しません。

(4) 逆行列は存在し、

$$D^{-1} = \begin{pmatrix} \dfrac{k}{k^2+1} & \dfrac{1}{k^2+1} \\ -\dfrac{1}{k^2+1} & \dfrac{k}{k^2+1} \end{pmatrix}$$

問 9-17

(1) $x=2$、$y=3$　(2) $x=1$、$y=-1$

問 9-18

(1) 7　(2) 0　(3) -17　(4) 3

問 9-19

(1) $x=-2$、$y=-2$

(2) $x=-1$、$y=2$、$z=0$

第10章　解答

問 10-1

(1) 120　(2) 9900　(3) 10　(4) 105

問 10-2

(1) 120 通り　(2) 24 通り　(3) 48 通り

問 10-3

(1) 0.23 (23 %)　(2) 0.30 (30 %)

(3) 0.70 (70 %)

問 10-4

(1) 0.16 (16 %)　(2) 0.13 (13 %)

問 10-5

0.1 %

問 10-6

0.9994

問 10-7

4

問 10-8

0.8

問 10-9

(1) $\mu = 100$ 、 $\sigma = 8.7$

(2) $\mu = 150$ 、 $\sigma = 10$

問 10-10

X	0	1	2	3	4	計
$P(X)$	$\dfrac{16}{81}$	$\dfrac{32}{81}$	$\dfrac{24}{81}$	$\dfrac{8}{81}$	$\dfrac{1}{81}$	1

問 10-11

(1) 0.475　(2) 0.4495　(3) 0.00486

問 10-12

(1) 0.34134　(2) 0.21186　(3) 0.03429

問 10-13

0.159（15.9 %）

問 10-14

(1) 0.291（29.1 %）　(2) 0.230（23.0 %）

問 10-15

(1) 36.74 kg、70.06 kg　(2) 3 人

国試問題にチャレンジ

問 10-1

9.0 %

第 11 章　解答

問 11-1

(1) 順序尺度　(2) 比尺度　(3) 名義尺度

(4) 間隔尺度　(5) 間隔尺度

問 11-2

階級 (mmHg) 以上　未満	階級値 (mmHg)	度数 (人)
110 ～ 115	112.5	1
115 ～ 120	117.5	4
120 ～ 125	122.5	10
125 ～ 130	127.5	7
130 ～ 135	132.5	7
135 ～ 140	137.5	1

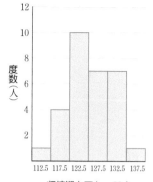

収縮期血圧（mmHg）

問 11-3

平均値 = 128 mmHg

中央値 = 129 mmHg

問 11-4

平均値 = 201.7 mg/dL

中央値 = 200 mg/dL

問 11-5

平均値 = 160 mg/dL

標準偏差 = 12.9 mg/dL

標準誤差 = 4.1 mg/dL

問 11-6

平均値 = 123.5 mg/dL

標準偏差 = 11.1 mg/dL

標準誤差 = 3.5 mg/dL

問 11-7

範囲 = 30 mL/min/1.73 m²

Q1 = 69 mL/min/1.73 m²

Q2 = 78 mL/min/1.73 m²

Q3 = 85 mL/min/1.73 m²

問 11-8

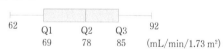

62　Q1　Q2　Q3　92
　　69　78　85　（mL/min/1.73 m²）

問 11-9

$r = 0.94$

問 11-10

$r = -0.98$

問 11-11

$y = 0.0520x - 0.5005$

問 11-12

$y = -0.243x + 13.7$

問 11-13

BMI の信頼度 95 ％の信頼区間：

$26.0 \pm 3.1 \, \text{kg/m}^2$

または、95 ％CI$[22.9, 29.1]$ （kg/m^2）

HbA1c の信頼度 95 ％の信頼区間：

$5.8 \pm 0.4 \, \%$

または、95 ％CI$[5.4 \, \%, 6.2 \, \%]$

問 11-14

$77.2 \pm 7.9 \, \text{IU/L}$

または、95 ％CI$[69.3, 85.1]$ （IU/L）

問 11-15

0.925 ± 0.107

または、99 ％CI$[0.818, 1.032]$

問 11-16

0.6 ± 0.3 または、95 ％CI$[0.3, 0.9]$

問 11-17

$Z = -1.90 < -1.64$ですので、新しい治療法が回復期間を短縮するといえます。

問 11-18

$Z = -2.718 < -1.96$ですので、新型ワクチンの入院率抑制効果があるといえます。

問 11-19

$Z = 2.482 > 1.96$ですので、許容範囲内を上回っているといえます。

問 11-20

$t = -1.67 > -2.030$ですので、K 病院の患者における収縮期血圧の平均値は、A 地域の収縮期血圧の平均値と異なるとはいえません。

問 11-21

$t = 6.570 > 2.052$ですので、新型睡眠導入薬の睡眠時間延長効果と偽薬投与時の効果とに差があるといえます。

....

t 分布表には、必要な自由度がない場合があります。そのような場合は、以下の補間法を用いて、必要な t 値を推定することができます。

求めたい自由度を ν とします。t 分布表にある ν の最も近い小さい自由度を ν_1 とし

ます。次に、t 分布表にある ν_1 より大きい自由度を ν_2 とします。そして、ν_1 に対応する値を t_1、ν_2 に対応する値を t_2 とします。つまり、$\nu_1 < \nu < \nu_2$ の関係が成り立ちます。

(1) 逆数補間法：t 分布表に自由度 ν の値がないときは、表にあるその前後の自由度の逆数を使って補間します。このとき、ν に対応する t 値は以下の式で計算できます。

$$\frac{1}{\nu} = \frac{1}{\nu_1} \cdot p + \frac{1}{\nu_2} (1-p)$$

$$t = t_1 \cdot p + t_2 \cdot (1-p)$$

たとえば、自由度 $\nu = 35$ での両側 5 ％有意水準の t 値を求めるとします。t 分布表から $\nu_1 = 30$ のときの $t_1 = 2.042$、$\nu_2 = 40$ のときの $t_2 = 2.021$ を式に代入すると、

$$\frac{1}{35} = \frac{1}{30} \cdot p + \frac{1}{40} (1-p) = \frac{p+3}{120}$$

$$p = 0.4286$$

$$t = 2.042 \cdot 0.4286 + 2.021 \cdot (1-0.4286)$$
$$= 0.8752 + 1.1548 = 2.030$$

と求められます。

(2) 線形補間法：必要な自由度と近い 2 つの自由度における t 値を調べ、補間によって推定します。このとき、ν に対応する t 値は以下の式で計算できます。

$$t = t_1 + \frac{(t_2 - t_1)(\nu - \nu_1)}{\nu_2 - \nu_1}$$

たとえば、自由度 $\nu = 35$ での両側 5 ％有意水準の t 値を求めるとします。t 分布表から $\nu_1 = 30$ のときの $t_1 = 2.042$、$\nu_2 = 40$ のときの $t_2 = 2.021$ を式に代入すると、

$$t = 2.042 + \frac{(2.021 - 2.042)(35 - 30)}{40 - 30}$$

$$= 2.042 + \frac{-0.021 \cdot 5}{10} = 2.031$$

と求められます。この値は近似値ですが、補間によって求めた自由度35の t 値になります。

補間法は簡便ですが、近似値を与えるだけですので、重要な場合は EXCEL や R などの統計ソフトで正確に計算することをお勧めします。

付表 1　標準正規分布表

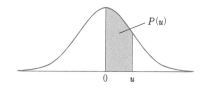

u	0.00	0.01	0.02	0.03	0.04	0.05	0.06	0.07	0.08	0.09
0.0	0.00000	0.00399	0.00798	0.01197	0.01595	0.01994	0.02392	0.02790	0.03188	0.03586
0.1	0.03983	0.04380	0.04776	0.05172	0.05567	0.05962	0.06356	0.06749	0.07142	0.07535
0.2	0.07926	0.08317	0.08706	0.09095	0.09483	0.09871	0.10257	0.10642	0.11026	0.11409
0.3	0.11791	0.12172	0.12552	0.12930	0.13307	0.13683	0.14058	0.14431	0.14803	0.15173
0.4	0.15542	0.15910	0.16276	0.16640	0.17003	0.17364	0.17724	0.18082	0.18439	0.18793
0.5	0.19146	0.19497	0.19847	0.20194	0.20540	0.20884	0.21226	0.21566	0.21904	0.22240
0.6	0.22575	0.22907	0.23237	0.23565	0.23891	0.24215	0.24537	0.24857	0.25175	0.25490
0.7	0.25804	0.26115	0.26424	0.26730	0.27035	0.27337	0.27637	0.27935	0.28230	0.28524
0.8	0.28814	0.29103	0.29389	0.29673	0.29955	0.30234	0.30511	0.30785	0.31057	0.31327
0.9	0.31594	0.31859	0.32121	0.32381	0.32639	0.32894	0.33147	0.33398	0.33646	0.33891
1.0	0.34134	0.34375	0.34614	0.34849	0.35083	0.35314	0.35543	0.35769	0.35993	0.36214
1.1	0.36433	0.36650	0.36864	0.37076	0.37286	0.37493	0.37698	0.37900	0.38100	0.38298
1.2	0.38493	0.38686	0.38877	0.39065	0.39251	0.39435	0.39617	0.39796	0.39973	0.40147
1.3	0.40320	0.40490	0.40658	0.40824	0.40988	0.41149	0.41309	0.41466	0.41621	0.41774
1.4	0.41924	0.42073	0.42220	0.42364	0.42507	0.42647	0.42785	0.42922	0.43056	0.43189
1.5	0.43319	0.43448	0.43574	0.43699	0.43822	0.43943	0.44062	0.44179	0.44295	0.44408
1.6	0.44520	0.44630	0.44738	0.44845	0.44950	0.45053	0.45154	0.45254	0.45352	0.45449
1.7	0.45543	0.45637	0.45728	0.45818	0.45907	0.45994	0.46080	0.46164	0.46246	0.46327
1.8	0.46407	0.46485	0.46562	0.46638	0.46712	0.46784	0.46856	0.46926	0.46995	0.47062
1.9	0.47128	0.47193	0.47257	0.47320	0.47381	0.47441	0.47500	0.47558	0.47615	0.47670
2.0	0.47725	0.47778	0.47831	0.47882	0.47932	0.47982	0.48030	0.48077	0.48124	0.48169
2.1	0.48214	0.48257	0.48300	0.48341	0.48382	0.48422	0.48461	0.48500	0.48537	0.48574
2.2	0.48610	0.48645	0.48679	0.48713	0.48745	0.48778	0.48809	0.48840	0.48870	0.48899
2.3	0.48928	0.48956	0.48983	0.49010	0.49036	0.49061	0.49086	0.49111	0.49134	0.49158
2.4	0.49180	0.49202	0.49224	0.49245	0.49266	0.49286	0.49305	0.49324	0.49343	0.49361
2.5	0.49379	0.49396	0.49413	0.49430	0.49446	0.49461	0.49477	0.49492	0.49506	0.49520
2.6	0.49534	0.49547	0.49560	0.49573	0.49585	0.49598	0.49609	0.49621	0.49632	0.49643
2.7	0.49653	0.49664	0.49674	0.49683	0.49693	0.49702	0.49711	0.49720	0.49728	0.49736
2.8	0.49744	0.49752	0.49760	0.49767	0.49774	0.49781	0.49788	0.49795	0.49801	0.49807
2.9	0.49813	0.49819	0.49825	0.49831	0.49836	0.49841	0.49846	0.49851	0.49856	0.49861
3.0	0.49865	0.49869	0.49874	0.49878	0.49882	0.49886	0.49889	0.49893	0.49896	0.49900
3.1	0.49903	0.49906	0.49910	0.49913	0.49916	0.49918	0.49921	0.49924	0.49926	0.49929
3.2	0.49931	0.49934	0.49936	0.49938	0.49940	0.49942	0.49944	0.49946	0.49948	0.49950
3.3	0.49952	0.49953	0.49955	0.49957	0.49958	0.49960	0.49961	0.49962	0.49964	0.49965
3.4	0.49966	0.49968	0.49969	0.49970	0.49971	0.49972	0.49973	0.49974	0.49975	0.49976
3.5	0.49977	0.49978	0.49978	0.49979	0.49980	0.49981	0.49981	0.49982	0.49983	0.49983
3.6	0.49984	0.49985	0.49985	0.49986	0.49986	0.49987	0.49987	0.49988	0.49988	0.49989
3.7	0.49989	0.49990	0.49990	0.49990	0.49991	0.49991	0.49992	0.49992	0.49992	0.49992
3.8	0.49993	0.49993	0.49993	0.49994	0.49994	0.49994	0.49994	0.49995	0.49995	0.49995
3.9	0.49995	0.49995	0.49996	0.49996	0.49996	0.49996	0.49996	0.49996	0.49997	0.49997
4.0	0.49997	0.49997	0.49997	0.49997	0.49997	0.49997	0.49998	0.49998	0.49998	0.49998

例：$P(0 \leqq z \leqq 1.75) = 0.45994$（1.7 の行と 0.05 の列がクロスするところの値）

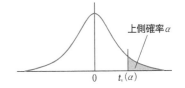

上側確率α

0　　$t_\nu(\alpha)$

ν ＼ α	0.1	0.05	0.025	0.01	0.005	0.001	0.0005
1	3.078	6.314	12.706	31.821	63.657	318.309	636.619
2	1.886	2.920	4.303	6.965	9.925	22.327	31.599
3	1.638	2.353	3.182	4.541	5.841	10.215	12.924
4	1.533	2.132	2.776	3.747	4.604	7.173	8.610
5	1.476	2.015	2.571	3.365	4.032	5.893	6.869
6	1.440	1.943	2.447	3.143	3.707	5.208	5.959
7	1.415	1.895	2.365	2.998	3.499	4.785	5.408
8	1.397	1.860	2.306	2.896	3.355	4.501	5.041
9	1.383	1.833	2.262	2.821	3.250	4.297	4.781
10	1.372	1.812	2.228	2.764	3.169	4.144	4.587
11	1.363	1.796	2.201	2.718	3.106	4.025	4.437
12	1.356	1.782	2.179	2.681	3.055	3.930	4.318
13	1.350	1.771	2.160	2.650	3.012	3.852	4.221
14	1.345	1.761	2.145	2.624	2.977	3.787	4.140
15	1.341	1.753	2.131	2.602	2.947	3.733	4.073
16	1.337	1.746	2.120	2.583	2.921	3.686	4.015
17	1.333	1.740	2.110	2.567	2.898	3.646	3.965
18	1.330	1.734	2.101	2.552	2.878	3.610	3.922
19	1.328	1.729	2.093	2.539	2.861	3.579	3.883
20	1.325	1.725	2.086	2.528	2.845	3.552	3.850
21	1.323	1.721	2.080	2.518	2.831	3.527	3.819
22	1.321	1.717	2.074	2.508	2.819	3.505	3.792
23	1.319	1.714	2.069	2.500	2.807	3.485	3.768
24	1.318	1.711	2.064	2.492	2.797	3.467	3.745
25	1.316	1.708	2.060	2.485	2.787	3.450	3.725
26	1.315	1.706	2.056	2.479	2.779	3.435	3.707
27	1.314	1.703	2.052	2.473	2.771	3.421	3.690
28	1.313	1.701	2.048	2.467	2.763	3.408	3.674
29	1.311	1.699	2.045	2.462	2.756	3.396	3.659
30	1.310	1.697	2.042	2.457	2.750	3.385	3.646
40	1.303	1.684	2.021	2.423	2.704	3.307	3.551
60	1.296	1.671	2.000	2.390	2.660	3.232	3.460
120	1.289	1.658	1.980	2.358	2.617	3.160	3.373
∞	1.282	1.645	1.960	2.326	2.576	3.090	3.291

上側確率αと自由度νを表の上と左の見出しから拾い、対応するt値を読み取ります。

付表 3　常用対数表

	0	1	2	3	4	5	6	7	8	9
1.0	0.0000	0.0043	0.0086	0.0128	0.0170	0.0212	0.0253	0.0294	0.0334	0.0374
1.1	0.0414	0.0453	0.0492	0.0531	0.0569	0.0607	0.0645	0.0682	0.0719	0.0755
1.2	0.0792	0.0828	0.0864	0.0899	0.0934	0.0969	0.1004	0.1038	0.1072	0.1106
1.3	0.1139	0.1173	0.1206	0.1239	0.1271	0.1303	0.1335	0.1367	0.1399	0.1430
1.4	0.1461	0.1492	0.1523	0.1553	0.1584	0.1614	0.1644	0.1673	0.1703	0.1732
1.5	0.1761	0.1790	0.1818	0.1847	0.1875	0.1903	0.1931	0.1959	0.1987	0.2014
1.6	0.2041	0.2068	0.2095	0.2122	0.2148	0.2175	0.2201	0.2227	0.2253	0.2279
1.7	0.2304	0.2330	0.2355	0.2380	0.2405	0.2430	0.2455	0.2480	0.2504	0.2529
1.8	0.2553	0.2577	0.2601	0.2625	0.2648	0.2672	0.2695	0.2718	0.2742	0.2765
1.9	0.2788	0.2810	0.2833	0.2856	0.2878	0.2900	0.2923	0.2945	0.2967	0.2989
2.0	0.3010	0.3032	0.3054	0.3075	0.3096	0.3118	0.3139	0.3160	0.3181	0.3201
2.1	0.3222	0.3243	0.3263	0.3284	0.3304	0.3324	0.3345	0.3365	0.3385	0.3404
2.2	0.3424	0.3444	0.3464	0.3483	0.3502	0.3522	0.3541	0.3560	0.3579	0.3598
2.3	0.3617	0.3636	0.3655	0.3674	0.3692	0.3711	0.3729	0.3747	0.3766	0.3784
2.4	0.3802	0.3820	0.3838	0.3856	0.3874	0.3892	0.3909	0.3927	0.3945	0.3962
2.5	0.3979	0.3997	0.4014	0.4031	0.4048	0.4065	0.4082	0.4099	0.4116	0.4133
2.6	0.4150	0.4166	0.4183	0.4200	0.4216	0.4232	0.4249	0.4265	0.4281	0.4298
2.7	0.4314	0.4330	0.4346	0.4362	0.4378	0.4393	0.4409	0.4425	0.4440	0.4456
2.8	0.4472	0.4487	0.4502	0.4518	0.4533	0.4548	0.4564	0.4579	0.4594	0.4609
2.9	0.4624	0.4639	0.4654	0.4669	0.4683	0.4698	0.4713	0.4728	0.4742	0.4757
3.0	0.4771	0.4786	0.4800	0.4814	0.4829	0.4843	0.4857	0.4871	0.4886	0.4900
3.1	0.4914	0.4928	0.4942	0.4955	0.4969	0.4983	0.4997	0.5011	0.5024	0.5038
3.2	0.5051	0.5065	0.5079	0.5092	0.5105	0.5119	0.5132	0.5145	0.5159	0.5172
3.3	0.5185	0.5198	0.5211	0.5224	0.5237	0.5250	0.5263	0.5276	0.5289	0.5302
3.4	0.5315	0.5328	0.5340	0.5353	0.5366	0.5378	0.5391	0.5403	0.5416	0.5428
3.5	0.5441	0.5453	0.5465	0.5478	0.5490	0.5502	0.5514	0.5527	0.5539	0.5551
3.6	0.5563	0.5575	0.5587	0.5599	0.5611	0.5623	0.5635	0.5647	0.5658	0.5670
3.7	0.5682	0.5694	0.5705	0.5717	0.5729	0.5740	0.5752	0.5763	0.5775	0.5786
3.8	0.5798	0.5809	0.5821	0.5832	0.5843	0.5855	0.5866	0.5877	0.5888	0.5899
3.9	0.5911	0.5922	0.5933	0.5944	0.5955	0.5966	0.5977	0.5988	0.5999	0.6010
4.0	0.6021	0.6031	0.6042	0.6053	0.6064	0.6075	0.6085	0.6096	0.6107	0.6117
4.1	0.6128	0.6138	0.6149	0.6160	0.6170	0.6180	0.6191	0.6201	0.6212	0.6222
4.2	0.6232	0.6243	0.6253	0.6263	0.6274	0.6284	0.6294	0.6304	0.6314	0.6325
4.3	0.6335	0.6345	0.6355	0.6365	0.6375	0.6385	0.6395	0.6405	0.6415	0.6425
4.4	0.6435	0.6444	0.6454	0.6464	0.6474	0.6484	0.6493	0.6503	0.6513	0.6522
4.5	0.6532	0.6542	0.6551	0.6561	0.6571	0.6580	0.6590	0.6599	0.6609	0.6618
4.6	0.6628	0.6637	0.6646	0.6656	0.6665	0.6675	0.6684	0.6693	0.6702	0.6712
4.7	0.6721	0.6730	0.6739	0.6749	0.6758	0.6767	0.6776	0.6785	0.6794	0.6803
4.8	0.6812	0.6821	0.6830	0.6839	0.6848	0.6857	0.6866	0.6875	0.6884	0.6893
4.9	0.6902	0.6911	0.6920	0.6928	0.6937	0.6946	0.6955	0.6964	0.6972	0.6981
5.0	0.6990	0.6998	0.7007	0.7016	0.7024	0.7033	0.7042	0.7050	0.7059	0.7067
5.1	0.7076	0.7084	0.7093	0.7101	0.7110	0.7118	0.7126	0.7135	0.7143	0.7152
5.2	0.7160	0.7168	0.7177	0.7185	0.7193	0.7202	0.7210	0.7218	0.7226	0.7235
5.3	0.7243	0.7251	0.7259	0.7267	0.7275	0.7284	0.7292	0.7300	0.7308	0.7316
5.4	0.7324	0.7332	0.7340	0.7348	0.7356	0.7364	0.7372	0.7380	0.7388	0.7396
5.5	0.7404	0.7412	0.7419	0.7427	0.7435	0.7443	0.7451	0.7459	0.7466	0.7474

	0	1	2	3	4	5	6	7	8	9
5.6	0.7482	0.7490	0.7497	0.7505	0.7513	0.7520	0.7528	0.7536	0.7543	0.7551
5.7	0.7559	0.7566	0.7574	0.7582	0.7589	0.7597	0.7604	0.7612	0.7619	0.7627
5.8	0.7634	0.7642	0.7649	0.7657	0.7664	0.7672	0.7679	0.7686	0.7694	0.7701
5.9	0.7709	0.7716	0.7723	0.7731	0.7738	0.7745	0.7752	0.7760	0.7767	0.7774
6.0	0.7782	0.7789	0.7796	0.7803	0.7810	0.7818	0.7825	0.7832	0.7839	0.7846
6.1	0.7853	0.7860	0.7868	0.7875	0.7882	0.7889	0.7896	0.7903	0.7910	0.7917
6.2	0.7924	0.7931	0.7938	0.7945	0.7952	0.7959	0.7966	0.7973	0.7980	0.7987
6.3	0.7993	0.8000	0.8007	0.8014	0.8021	0.8028	0.8035	0.8041	0.8048	0.8055
6.4	0.8062	0.8069	0.8075	0.8082	0.8089	0.8096	0.8102	0.8109	0.8116	0.8122
6.5	0.8129	0.8136	0.8142	0.8149	0.8156	0.8162	0.8169	0.8176	0.8182	0.8189
6.6	0.8195	0.8202	0.8209	0.8215	0.8222	0.8228	0.8235	0.8241	0.8248	0.8254
6.7	0.8261	0.8267	0.8274	0.8280	0.8287	0.8293	0.8299	0.8306	0.8312	0.8319
6.8	0.8325	0.8331	0.8338	0.8344	0.8351	0.8357	0.8363	0.8370	0.8376	0.8382
6.9	0.8388	0.8395	0.8401	0.8407	0.8414	0.8420	0.8426	0.8432	0.8439	0.8445
7.0	0.8451	0.8457	0.8463	0.8470	0.8476	0.8482	0.8488	0.8494	0.8500	0.8506
7.1	0.8513	0.8519	0.8525	0.8531	0.8537	0.8543	0.8549	0.8555	0.8561	0.8567
7.2	0.8573	0.8579	0.8585	0.8591	0.8597	0.8603	0.8609	0.8615	0.8621	0.8627
7.3	0.8633	0.8639	0.8645	0.8651	0.8657	0.8663	0.8669	0.8675	0.8681	0.8686
7.4	0.8692	0.8698	0.8704	0.8710	0.8716	0.8722	0.8727	0.8733	0.8739	0.8745
7.5	0.8751	0.8756	0.8762	0.8768	0.8774	0.8779	0.8785	0.8791	0.8797	0.8802
7.6	0.8808	0.8814	0.8820	0.8825	0.8831	0.8837	0.8842	0.8848	0.8854	0.8859
7.7	0.8865	0.8871	0.8876	0.8882	0.8887	0.8893	0.8899	0.8904	0.8910	0.8915
7.8	0.8921	0.8927	0.8932	0.8938	0.8943	0.8949	0.8954	0.8960	0.8965	0.8971
7.9	0.8976	0.8982	0.8987	0.8993	0.8998	0.9004	0.9009	0.9015	0.9020	0.9025
8.0	0.9031	0.9036	0.9042	0.9047	0.9053	0.9058	0.9063	0.9069	0.9074	0.9079
8.1	0.9085	0.9090	0.9096	0.9101	0.9106	0.9112	0.9117	0.9122	0.9128	0.9133
8.2	0.9138	0.9143	0.9149	0.9154	0.9159	0.9165	0.9170	0.9175	0.9180	0.9186
8.3	0.9191	0.9196	0.9201	0.9206	0.9212	0.9217	0.9222	0.9227	0.9232	0.9238
8.4	0.9243	0.9248	0.9253	0.9258	0.9263	0.9269	0.9274	0.9279	0.9284	0.9289
8.5	0.9294	0.9299	0.9304	0.9309	0.9315	0.9320	0.9325	0.9330	0.9335	0.9340
8.6	0.9345	0.9350	0.9355	0.9360	0.9365	0.9370	0.9375	0.9380	0.9385	0.9390
8.7	0.9395	0.9400	0.9405	0.9410	0.9415	0.9420	0.9425	0.9430	0.9435	0.9440
8.8	0.9445	0.9450	0.9455	0.9460	0.9465	0.9469	0.9474	0.9479	0.9484	0.9489
8.9	0.9494	0.9499	0.9504	0.9509	0.9513	0.9518	0.9523	0.9528	0.9533	0.9538
9.0	0.9542	0.9547	0.9552	0.9557	0.9562	0.9566	0.9571	0.9576	0.9581	0.9586
9.1	0.9590	0.9595	0.9600	0.9605	0.9609	0.9614	0.9619	0.9624	0.9628	0.9633
9.2	0.9638	0.9643	0.9647	0.9652	0.9657	0.9661	0.9666	0.9671	0.9675	0.9680
9.3	0.9685	0.9689	0.9694	0.9699	0.9703	0.9708	0.9713	0.9717	0.9722	0.9727
9.4	0.9731	0.9736	0.9741	0.9745	0.9750	0.9754	0.9759	0.9763	0.9768	0.9773
9.5	0.9777	0.9782	0.9786	0.9791	0.9795	0.9800	0.9805	0.9809	0.9814	0.9818
9.6	0.9823	0.9827	0.9832	0.9836	0.9841	0.9845	0.9850	0.9854	0.9859	0.9863
9.7	0.9868	0.9872	0.9877	0.9881	0.9886	0.9890	0.9894	0.9899	0.9903	0.9908
9.8	0.9912	0.9917	0.9921	0.9926	0.9930	0.9934	0.9939	0.9943	0.9948	0.9952
9.9	0.9956	0.9961	0.9965	0.9969	0.9974	0.9978	0.9983	0.9987	0.9991	0.9996

編者紹介

小林 賢（こばやし まさる）　医学博士
1980 年　北里大学大学院衛生学研究科修了
2016 年　日本薬科大学教授
現 在　日本薬科大学特任教授

熊倉隆二（くまくらりゅうじ）
1975 年　上智大学理工学部卒業
元 日本薬科大学講師

著者紹介

岩﨑祐一（いわさきゆういち）　工学修士
1977 年　埼玉大学大学院工学研究科修了
元 日本薬科大学講師

上田晴久（うえだはるひさ）　薬学博士
1974 年　星薬科大学大学院薬学研究科修了
現 在　星薬科大学名誉教授
元 日本薬科大学教授

齋藤 博（さいとう ひろし）　博士（薬学）
2002 年　東京薬科大学大学院薬学研究科修了
現 在　日本薬科大学准教授

佐古兼一（さ こ けんいち）　博士（薬学）
1999 年　東京薬科大学大学院薬学研究科修了
現 在　日本薬科大学准教授

NDC499　　203p　　26cm

わかりやすい薬学系の数学・統計学演習（やくがくけいのすうがく・とうけいがくえんしゅう）

2024 年 4 月 23 日 第 1 刷発行

編 者　小林 賢（こばやし まさる）・熊倉隆二（くまくらりゅうじ）
著 者　岩﨑祐一（いわさきゆういち）・上田晴久（うえだはるひさ）・齋藤 博（さいとう ひろし）・佐古兼一（さ こ けんいち）
発行者　森田浩章
発行所　株式会社 講談社
　　　　〒 112-8001　東京都文京区音羽 2-12-21
　　　　　販 売　(03) 5395-4415
　　　　　業 務　(03) 5395-3615

KODANSHA

編 集　株式会社 講談社サイエンティフィク
　　　　代表 堀越俊一
　　　　〒 162-0825　東京都新宿区神楽坂 2-14　ノービィビル
　　　　　編 集　(03) 3235-3701
本文データ制作　株式会社エヌ・オフィス
印刷・製本　株式会社ＫＰＳプロダクツ

わかりやすい薬学系の数学・統計学入門	小林 賢ほか／編	岩﨑祐一ほか／著	定価 3,520 円
わかりやすい薬学系の数学・統計学演習	小林 賢ほか／編	岩﨑祐一ほか／著	定価 3,300 円
わかりやすい薬学系の統計学入門 第 2 版	小林 賢ほか／編	井上俊夫ほか／著	定価 3,300 円
わかりやすい薬学系の数学入門	都築 稔／編		定価 3,080 円
わかりやすい薬学系の数学演習	小林 賢ほか／編	岩﨑祐一ほか／著	定価 2,640 円
わかりやすい薬学系の化学入門	小林 賢ほか／編	杉田一郎ほか／著	定価 3,080 円
わかりやすい薬学系の物理学入門	小林 賢ほか／編	安西和紀ほか／著	定価 3,080 円

医歯薬系のための生物学	小林 賢／編著	定価 4,840 円
スタートアップ 服薬指導	大井一弥／編著	定価 2,640 円
がんばろう薬剤師	髙村徳人／著	定価 1,980 円
みんなの医療統計	新谷 歩／著	定価 3,080 円
みんなの医療統計 多変量解析編	新谷 歩／著	定価 3,080 円
高齢者の服薬支援 総合力を活かす新知識と実践	秋下雅弘・倉田なおみ／編	定価 3,080 円
薬学系の基礎がため 化学計算	和田重雄・木藤聡一／著	定価 1,980 円
薬学系の基礎がため 有機化学	和田重雄・木藤聡一／著	定価 1,980 円
好きになる薬理学・薬物治療学	大井一弥／著	定価 2,420 円
好きになる生物学 第 2 版	吉田邦久／著	定価 2,200 円
好きになる分子生物学	多田富雄／監修　萩原清文／著	定価 2,200 円
好きになる解剖学	竹内修二／著	定価 2,420 円
好きになる解剖学 Part2	竹内修二／著	定価 2,200 円
好きになる漢方医学	喜多敏明／著	定価 2,420 円
好きになる微生物学	渡辺 渡／著	定価 2,200 円
好きになる解剖学 Part3	竹内修二／著	定価 2,420 円
好きになる免疫学 第 2 版	山本一彦／監修　萩原清文／著	定価 2,420 円
好きになる薬理学・薬物治療学	大井一弥／著	定価 2,420 円
休み時間の薬理学 第 3 版	丸山 敬／著	定価 2,200 円
休み時間のワークブック 薬理学	柳澤輝行・小橋 史／著	定価 2,200 円
休み時間の微生物学 第 2 版	北元憲利／著	定価 2,420 円
休み時間の生物学	朝倉幹晴／著	定価 2,420 円
休み時間の解剖生理学	加藤征治／著	定価 2,420 円
休み時間の生化学	大西正健／著	定価 2,420 円
休み時間の免疫学 第 3 版	齋藤紀先／著	定価 2,200 円
休み時間の分子生物学	黒田裕樹／著	定価 2,420 円
休み時間の細胞生物学 第 2 版	坪井貴司／著	定価 2,420 円
休み時間の感染症学	齋藤紀先／著	定価 2,420 円

※表示価格には消費税(10%)が加算されています.

2024 年 1 月現在

講談社サイエンティフィク　https://www.kspub.co.jp/

MEMO